常见病中西医结合诊疗常规

陈林　等主编

吉林科学技术出版社

图书在版编目（CIP）数据

常见病中西医结合诊疗常规 / 陈林等主编. -- 长春：
吉林科学技术出版社，2022.9
ISBN 978-7-5578-9532-7

Ⅰ．①常… Ⅱ．①陈… Ⅲ．①常见病—中西医结合疗
法 Ⅳ．①R45

中国版本图书馆 CIP 数据核字(2022)第 118184 号

常见病中西医结合诊疗常规

主　　编	陈　林等	
出 版 人	宛　霞	
责任编辑	张　凌	
封面设计	史晟睿	
制　　版	张灏一	
幅面尺寸	185mm×260mm	
开　　本	16	
字　　数	292 千字	
印　　张	11	
印　　数	1-1500 册	
版　　次	2022 年 9 月第 1 版	
印　　次	2023 年 3 月第 1 次印刷	

出　　版　吉林科学技术出版社
发　　行　吉林科学技术出版社
地　　址　长春市福祉大路 5788 号
邮　　编　130118
发行部电话/传真　0431—81629529　　81629530　　81629531
　　　　　　　　　　81629532　　81629533　　81629534
储运部电话　0431-86059116
编辑部电话　0431-81629510
印　　刷　三河市嵩川印刷有限公司
书　　号　ISBN 978-7-5578-9532-7
定　　价　44.00 元

编委会

（按姓氏笔画排序）

王　东　中国人民解放军陆军第 79 集团军医院

王洪波　东营市河口区中医院

刘志强　潍坊市潍城区望留中心卫生院

许　鹏　莱西市日庄中心卫生院

苏子涵　黑龙江省齐齐哈尔市龙江县第一人民医院

李雅鹏　河北省张家口市张北县医院

陈　林　济宁市汶上县次邱卫生院

高帅军　河北省张家口市张北县医院

薛榆彦　烟台市蓬莱区小门家镇于家庄卫生院

作者简介

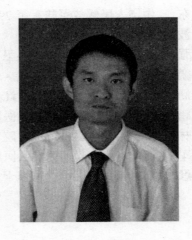

陈林，男，1979年出生，毕业于山东力明科技职业学院中西医结合专业，2007年至今任次邱卫生院中医科主治医师。曾于济宁第一人民医院进修中医胃肠专业2年。从事中医科临床工作13余年。近年来，一直致力于"脾胃病治疗"课题的研究。临床上，对中医科各种常见病、多发病的诊断与治疗有丰富经验，对脾胃疾病的治疗有着独到见解，尤擅长中药治疗脾胃病方法、脾胃疾病的治疗。

前　言

  中医药学在我国历史悠久，是我国人民几千年来同疾病斗争的经验积累，它对于我国民族的生存和发展有着巨大的贡献。西医学在欧洲古代医学的基础上，紧密依靠自然科学的发展，逐步形成了现代的医学科学。早在隋唐时期，中外医学就有所交流，直到明、清时期，随着西医学不断传入我国，使我国医药体系长期存在着两种不同的学术体系。在医学实践中，两种医学各自发展、互相渗入、互相结合、取长补短，逐渐形成了新的医学模式——中西医结合医学。随着中西医结合研究的深入，对临床常见疾病的认识和治疗取得了一定进步。

  本书在编写过程中参阅了大量相关书籍及国内外相关文献，力求内容新颖、简明实用。由于编委会人员水平有限，加之时间仓促，书中疏漏和错误之处在所难免，希望广大读者给予批评指正。

编者

2021 年 11 月

前言

目　录

第一章　概　述

一、中西医结合的概念

"中西医结合"的科学定义、准确内涵，还缺乏权威性的定论。就其概念、含义而言，可包括两个方面，一是我国卫生工作方针政策的管理学范畴的概念，二是我国医学的学术范畴的概念。陈士奎同志认为："中西医结合的定义可定为，综合运用中医药学与现代医药学的理论与方法以及在中西医结合研究中，不断创造的中西医结合理论与方法，研究人体结构与功能、人体与环境、自然与社会关系等，探索并解决人类健康、疾病及生命问题的一门医学。"（见《积极推动学科建设，促进中西医发展》，《中国中医药报》1995 年 5 月 19 日第 3 版）这主要是从学术方面提出了中西医结合的基本内容、方式与目的。韦黎同志在《中国医药学报》1995 年第 2 期的《中西医结合定义的研究》一文中认为："中、西医工作者相互合作，中、西医学术相互配合，以提高临床疗效为目的的实践过程，谓之中西医结合。"主要从临床实践的角度，提出了中西医结合的概念。

中西医结合一词，在不同层次的概念框架中，具有不同的性质和指向。中西医结合与中西医结合医学是两个有不同含义的概念，中西医结合医学就是综合统一中、西医药学知识，创造新医药学。根据我国中西医结合医学研究进展以及构成一门学科概念的三要素—科学理论、研究方法及研究对象或研究任务，其定义为"中西医结合医学是综合运用中、西医药学理论与方法以及在中、西医药学互相交叉综合运用中产生的新理论、新方法，研究人体系统结构与功能、人体系统与环境系统、自然与社会关系等，探索并解决人类健康、疾病及生命问题得科学"（陈士奎《中西医结合相关概念的探讨》见《中国中医药报》2004 年 9 月 27 日第 5 版）。因此，中西医结合概念的外延还包括中西医结合方针、事业、人才、机构、方法、医学模式等。

二、结合医学的概念

在 1997 年第一次世界中西医结合大会上，提出了"结合医学"这一名词概念，被一些专家、学者广泛的关注。结合医学是指把世界各国、各民族的传统医学与现代医学综合统一起来，从而创造的一种新医学。狭义的结合医学是单指某一个国家或民族的传统医学与现代医学结合起来的新医学的简称，广义的结合医学包括世界各国、各民族的结合医学。结合医学的定义为：是综合运用传统医学与现代医学理论、知识和方法以及在其综合运用中创造的新理论、新方法，研究人体系统结构与功能、人体系统与环境系统、自然与社会关系等，探索并解决人类生命、健康和疾病防治问题的一门科学。世界各国、各民族把传统医药与现代医药结合起来防治疾病，保护和增进人类健康，均属于结合医学范畴。

就全球范围而言，结合医学是指现代医学与传统医学的结合，或现代医学与西方目前通称的补充医学或替代医学的结合，其内涵是比较广泛的。对我们中国而言，中西医结合医学便属于结合医学范畴。中西医结合除了现代医学与中医药学结合外，还应该包括现代医学与各民族医学如蒙医学、藏医学、维医学和傣医学等的结合。结合医学概念具有实用性、兼容性和扩延性。其发展成为未来的一种把全世界的传统医药与现代医药学融合为一体的新医药学。实现人类医学史上的一次大综合，尚需长期的研究和知识积累，这必将是一个漫长的历史过程。因此，结合医学与中西医结合医学一样，都是通向未来新医学的过渡性概念。

中国是世界上最早提出结合医学概念的国家。早在 1956 年，毛主席就提出了中医中药知识要和西医西药知识相结合为人民健康服务的思想，形成了中西医结合的初步概念。印度在 20 世纪 80 年代初期也提出了结合医学概念的国家，尝试进行现代医学与印度传统医学的结合，举办了印度结合医学杂志。美国的国际结合医学杂志是 20 世纪 90 年代中期左右才开始发行的，主编是毕业于哈佛大学医学院，对传统医学情有独钟，被称为美国"自然医学之父"的亚利桑那大学教授安德鲁斯•威尔。英国也有补充医学杂志，实际上也是结合医学杂志。结合医学的兴起是时代的选择。从结合医学的发展情况看来，结合医学（包括中西医结合医学）的国际性趋势依然是势不可挡，这是时代前进的必然。回顾一下中国传统医药学几千年的发展史，我们会发现，中国传统医药学是在长期临床实践中发展起来的带有浓郁传统文化色彩的一门医学，在保障中华民族繁衍昌盛方面，做出了不可磨灭的历史性的贡献，确实值得我们自豪。现在时代前进了，我们已经进入了经济全球化、科学技术全球化、信息技术全球化的时代，日新月异的医药科学进步信息可以指日可待，学科交叉进步成为一大趋势。传统医药学在其发展过程中也吸收了一些外来医药学的经验。

三、中西医结合的科学意义

中西医结合不仅是我国一贯强调的卫生工作方针，也是我国卫生事业的一大特点，对我国医药学乃至世界医药学具有重大科学意义。

（一）中西医结合是我国卫生事业的需要

在中国既有中医又有西医的历史条件下，必须从中国和世界的历史、现状和未来着眼，准确把握当前的时代特点和任务，发扬中医药学，丰富现代医药学。在学术及临床实践中，发挥两种医学的长处，探讨中西医结合的理论与方法，提高防病治病能力，提高医药学术水平，促进中西医结合工作的开展，为人民健康事业做贡献。

（二）中西医结合是一项科学实践

自 16 世纪以来，中西医结合汇通思想的产生及发展算起来已经 350 多年，在党和政府的指引下有组织、有领导地开展中西医的有机结合，先后经过很多代人的艰苦不懈的努力。在这样长的一个历史阶段，经历众多学者的坚持不懈地研究，这是一个伟大的科学实践活动。祖国医药学是一个富含瑰宝的伟大珍藏。数以万计的中草药更是世界无双的药学宝库，中华民族无数医学先辈取得的卓越理论造诣和丰富临床经验更是令人叹服，中西医药学虽然是两种医学体系，但都是研究同一事物、同一实体和同一目的。中西医结合研究所取得高于西医又高于中医的临床疗效，就代表了我国人民治疗疾病最大的、根本的利益，中西医结合所产生的新理论、新思维和新疗法其目的是发展具有我国特色的医学科学，使其雄立于世界医学之林，成为一颗灿烂的明珠。

（三）中西医结合是医学发展新事物

中西医结合的目的就是在继承、发扬、整理、提高的前提下，把中医中药的知识和西医西药的知识结合起来。其目的有二：一是继承发扬中医药学；二是发展具有我国特色的新医药学。在现阶段可以是一个新的学派或学科，是在两种医学体系之间，取两者之长，相互渗透交叉，逐步融会贯通，达到极大地促进医学的繁荣和进步的目的，不断取得高于单一中医或西医的临床疗效，最终发展成具有中国特色的结合医学。中西医结合可以实现优势互补，中医的长恰恰是西医的短，而中医的短却往往是西医的长，故可互补而臻完美。如中医的整体恒动观与西医的局部分析论互补，中医的辨证治疗与西医的辨病治疗互补，中医的方药系统调节与西药的对因治疗作用互补，还有西医的数据化标准化与中医的模糊观互补，西医的生物医学模式与中医的社会心理医学模式互补等。双方一旦有机融合，有可能实现质的飞跃而形成新的医学体系。有人说中西医结合昭示了人类医学的发展方向，是不无道理的。在医学发展史上这可以说是两种医学体系的有机融合，而孕育出一个崭新的既继承了原有体系的精华，又在原有体系上推陈出新而大加发扬的新事物。这是一个科学创举的过程。

(四)中西医结合是医学科学发展的需要

中医是古代哲学思想与临床经验相结合的结晶，叙述语言较古奥，有的剂型服法繁琐不够方便，难以为现代人所喜闻乐见；中草药、中成药也未达到出口的规范而难以与世界接轨，这些则有望通过与西医结合而得到解决。如实验研究方法，是所有学科进行科研必用的方法，中医也不能例外。中草药的毒性、致癌因素的作用等必须通过动物实验来验证，故科学实验是中医由自然哲学形态向实验科学形态转化进而实现规范化的必由之路。目前已有很多中医医院、中医药院校及科研单位正在大力加强实验室建设，并通过实验取得确凿的数据，显示了中西医结合在科研上的成效。

首先要正视中西医两大体系间的巨大差异，但更应强调两者的同一性，两者的范畴都属医学，研究对象都是人，两者的目标都是为了防病治病、维护人类健康。其次，现代医学发展遇到许多悬而未决的难题，如恶性肿瘤、动脉粥样硬化(AS)、心脑血管疾病、艾滋病(AIDS)等，这给中医药切入这些领域留下发展空间。"旧病未克，新症层出"，单纯的中医、单纯的西医都遇到前所未有的挑战，人类必须寻找更新更好的方法加以对付，这是驱动中西医结合的动力。

(五)中西医结合是诊治疾病的需要

中西医结合临床疗效的提高，为防治疾病提供了高质量水平的服务，反映了我国医疗卫生工作的现代化发展方向之一。中西医结合人员也是我国整个卫生工作的一支重要的新生力量，具有强大的生命力、充满朝气及活力。根据最新的民意调查，对2748位公民提出，最愿接受(最喜欢)的医疗方法是什么？调查问卷回答结果是最喜欢西医者276位，最喜欢中医者515位，而最喜欢中西医结合治疗方法的为1957位。另一项对3747位"最喜欢的医生"民意测验中，最喜欢中医者741位，最喜欢西医者426位，最喜欢中西医结合医生者为2580位。从一个侧面可以看到广大的社会客观需求。中西医结合近半个多世纪以来历经风雨，仍蓬勃发展正是因为根植于广大人民群众，"中医好、西医好、中西医结合更好"已经成为最普遍、最朴实、最一致的选择。

在国内中西医结合之所以受到许多病人的欢迎正是由于疗效，在西方国家目前也出现类似情况。例如，美国把西医以外的医学称为替代医学，其中主要包括草药、针灸、按摩、气功、瑜伽等。据2004年夏天美国国家卫生院替代医学中心报道，对美国50个州成年人的抽样调查结果显示，在2002年的12个月中成年人有36.0%用过替代医学，其中55%的人的理由是替代医学与常规西医治疗合用能增进健康。由于中西医结合是一个新生事物，在其产生发展进程中自然会存在不少认识上的分歧。在学术领域内突出反映的有两种倾向：一是民族虚无主义的态度，认为中医药学不够科学，已经过时；另一种是保守、固步自封的观点，缺乏与时俱进的态度，认为应用现代医学的方法，不能研究中医，甚至认为多年来中西医结合妨碍了中医药学的发展。这两种认识都是有偏差的，不够客观，若是从辩证唯物主义的观点来看，中西医结合也是与疾病做斗争所形成的。

四、中西医结合的主要成就

在党的中西医结合方针指引下，中西医结合事业取得了可喜的成绩。

(一)中西医结合的医疗、教育事业取得了发展

全国各地新增了一些具有一定特色的新型医院和研究所，即中西医结合医院与中西医结合研究所，有的中西医结合医院跨入"三甲医院"行列。现在全国有省市级中西医结合医院39所，各级政府批准的中西医结合医院47家，其中有三级甲等中西医结合医院14家，成为我国重要的中西医结合临床基地，中西医结合研究院所17个，在基层还成立了一些中西医结合的专科、专病医院，在北京、上海、同济等医科大学，设立有中西医结合研究所。

据统计，从1958－1995年年底，全国共培养了5800多名中西医结合人才。国家教委自确定招收中西医结合研究生以来，相继在全国设立了29个博士点、87个硕士点，还有博士后流动站5个，培养了大量中西医结合的硕士生、博士生。20世纪50年代中期，我国创办西医离职学习中医班，培养西学中人才，开创了中西医结合研究；20世纪80年代随着中西医结合事业发展，开展中西医结合研究不仅有西学中人员，而且有中学西人员。20世纪90年代一些中医高等医学院校创办了五年制或三年制中西医结合系(或专业)，1998年起，在多个中医药院校先后举办了七年制中西医结合专业，北京、上海、广州等中医药大学开办了双学位的西医学习中医班，部分医学院校设立了中西医结合系或中西医结合专业。由此可见，以国家举办为主体、民办为补充的各种形式中西医结合医疗机构及教育体系稳步建立，并得到了发展。

(二)中西医结合科研工作取得了丰硕成果

在广大中医、中西医结合人员的共同努力下，取得了一大批科研成果，有些研究成果居世界领先地位，如针麻、针刺镇痛原理的研究，促进了神经化学和神经生理学的发展，在国内外得到了充分的重视和赞誉。中西医结合治疗肿瘤、心脑血管病、血液病、肾脏疾病以及妇科、内科、眼科、皮肤科等疾病都不同程度地取得了可喜成果，中西医结合抢救多脏器衰竭、治疗急腹症，中西医结合治疗骨折、烧伤等都处于国际领先水平。中国科学院人类基因组中心杨焕明教授指出：基因组学是中医药学现代化的一个切入点。因中药复方配伍治病一般认为是多靶点起作用，通过可包容成千上万基因或蛋白质的生物芯片等技术，测定治疗前后的基因表达谱及蛋白质谱，可能揭示通过哪些靶点起作用。蛋白质组学为中医药研究带来了新的曙光，特别是对中医证本质的研究。最近，我国中西医结合学者提出了今后中医药研究的五点思路：证候与基因组的相关性研究；证候与蛋白质组的研究；体质与易感基因的研究；中药药理与基因及蛋白质组学研究；中医辨证论治的个体化治疗模式与疾病基因多态性关系的研究。这些思路的实施将有力推动中西医在深层次的结合。

抗击SARS，中西医结合再立新功。2003年SARS袭击了32个国家和地区，中国内地

感染者 5327 例，占世界的 60%以上。全球 SARS 病死率为 9.5%，中国内地为 6.5%。中国内地效果之所以好，重要因素之一是中医药介入了非典治疗过程，中西医配合治疗发挥了特殊作用。从抗击 SARS 看中医药的比较优势，一是降低了死亡率，二是降低了治疗成本，三是基本无后遗症。中医治疗 SARS 的作用与意义得到了世界卫生组织(WHO)高度评价。WHO 专家认为，中医药挽救了大量 SARS 患者的生命；在预防和恢复期治疗方面，迄今西医尚无针对性治疗方法，中医有其独到之处；中西医结合治疗 SARS 是安全的，潜在效益很大；要总结中医药治疗 SARS 成功经验，提炼出带规律性的方法来，为其他国家提供参考。

(三)中西医结合研制的新药不断地问世

中西医结合研究中药材、炮制加工、单味药有效活性成分、中药复方的药学作用原理及配伍机制、中药制型改革及新型制剂等方面，都做了大量工作，取得了一些公认的科研成果，如由中药青黛研制提取出来的抗白血病新药靛玉红，由中药五味子降酶作用研究到治疗慢性肝功能不良的新药联苯双酯，由川芎的活血化瘀作用研究到防治心脑血管病的新药川芎嗪，由中药青蒿治疗疟疾，研究出闻名世界抗恶性疟新药青蒿素等。纳米中药是指运用纳米技术制造的，粒径小于 100nm 的中药有效成分、有效部位、原药及其复方制剂，其赋予中药许多新奇的功能。如生物利用度提高，组织靶向性增强，具有缓释作用，呈现新的药效等等。纳米中药所具有的新功能可在临床中解决许多疑难问题，应用前景将十分广阔。纳米中药的发展必将成为新时代中医药研究的新时尚，是中药跨入现代化的又一转折点。

(四)中西医结合专著及中西医结合新理论、新经验的不断涌现

近年来，中西医结合研究的基础学科及临床学科的专著的陆续出版，反映了我国 40 多年来中西医结合研究成果和最新发展，介绍了我国中西医结合在理论和临床实践方面的研究成就和现状，展望了中西医结合研究的前景，如自 20 世纪 80 年代起由中国中西医结合研究会组织全国各地中西医专家、学者，编写的"《中西医结合研究丛书》"，包括《虚证研究》《血瘀证及活血化瘀研究》等等，这部丛书不仅有利于我国中西医结合科学研究、医疗卫生和教育事业的改革和发展，促进我国医药卫生事业的现代化，还有利于中医学与国际接轨，促进国际学术交流。通过中西医结合研究，不断产生医学新认识、新观点，并不断创造新理论、新概念。如"病证结合"诊断及宏观辩证与微观辨证相结合诊断理论；"辨病析态""生理性肾虚""病理性肾虚""显性证""潜隐证""急性血瘀证""陈旧性血瘀证""血瘀证临界状态""急虚证"等中西医结合基础理论概念；"瘀滞期阑尾炎""蕴热期阑尾炎""毒热期阑尾炎""小儿感染后脾虚综合征"等新病名概念及"动静结合、筋骨并治""菌毒并治"等中西医结合治疗学新概念。展示着中西医结合研究可以创造新的医学理论概念并孕育着中西医结合系统理论的诞生。

(五)中西医结合学术研究不断发展

从 1981 年成立中国中西医结合学会以来，各地先后成立了相应的中西医结合分会，并根据医学基础和临床的专业分科，组建了有各种专业特点的中西医结合专业委员会。中国中西医结合学会成立了急腹症、骨伤科、妇产科、儿科、急救医学、虚证与老年医学、眼科、耳鼻咽喉科、皮肤性病、医学影像学、养生学与康复医学、肿瘤、呼吸病、心血管疾病、精神疾病、消化系统疾病、泌尿外科、神经科、活血化瘀、肝病、肾病、周围血管病、风湿类疾病、糖尿病、血液学、大肠与肛门疾病、疮疡、微循环、四诊研究、中药、基础理论研究、烧伤、心身医学、管理及外语等 35 个专业委员会，使中西医结合学术交流蓬勃发展。自 1981 年《中国中西医结合杂志》创办（目前已发行中、日、英文版）以来，《中国中西医结合外科杂志》《中西医结合实用临床急救》《中国中西医结合耳鼻咽喉科杂志》《中国骨伤》杂志以及各专业委员会和省、市中西医结合学会主办的《中国中西医结合风湿病杂志》《中国中西医结合脾胃病杂志》《中西医结合肝病杂志》《中西医结合肿瘤杂志》《中西医结合皮肤性病杂志》《中西医结合眼科杂志》《中西医结合研究》《浙江中西医结合杂志》《深圳中西医结合杂志》等 14 种学术期刊陆续创办。中西医结合学术刊物的不断创办，标志着中西医结合学术繁荣发展。从而活跃了中西医结合的学术气氛，提高了学术水平，推动了中西医结合的临床、科研、预防、教学等工作。

五、中西医结合与中医药现代化

中医药学是我国医学科学的特色，也是中华民族优秀的传统文化的重要组成部分，为中华民族的繁衍昌盛做出了巨大的贡献。中医药学几千年的发展史就是一部不断继承前人成果，并充分吸收时代先进科学技术和知识，逐步丰富和发展自身的历史，也是在不断适应社会发展，满足社会医疗需求的氛围中求发展的历史。在科学技术高度发达的今天，中医药的发展具有了良好机遇和优越条件，但也面临前所未有的竞争压力。1997 年，《中共中央国务院关于卫生改革与发展的决定》明确提出了"实现中医药现代化"的战略目标。这为中医药事业的发展提出了更高的要求，同时也展现了广阔美好的前景。

传统医学和现代医学都是研究防治人体疾病的科学，它们之间必然有整合和交叉。因此，将二者结合起来进行研究，互相学习，取长补短，是学科发展的必然。20 世纪 20 年代初期，从哈佛归来的"哈佛三杰"陈寅恪、汤用彤、吴宓三位国学大师就倡导"昌明国粹，融汇新知"。中国传统医学界理当自强，应该反省发展历程，承古传今，而不是泥古不化，在尊重中国历史和文化的前提下，面对现实，崇尚人文精神和科学精神的结合、医师道德观和中西医学这一科学技术的结合，做到继承和发展创新相结合。另外，我们提倡中西医结合，并不是说中西医结合是中医药发展的唯一模式，现阶段我们提倡中医药的发展要多种模式并存，即纯粹以传统医学为本体的发展模式、中西医结合发展模式、多学科交叉发展模式、传统医学与传统医学间不同理论和技术的结合模式等。总之，传统中医药只有确认多元化继承和发展的模式，才会有强大的生命力。

进入 21 世纪，生物科学、基因工程、纳米技术等新成果不断涌现，中医药学与自然科学的交融已成为历史的必然。由于人类生存环境和自然条件的变化，人类疾病谱发生了改变，慢性非感染性疾病成为影响人类健康的重要方面，人们的健康观念和医疗需求也发生了很大的变化。近些年来，中医药引起了国际社会越来越多的关注，人们面对疾病谱的变化和环境污染以及化学药品不良反应、耐药性的影响，寄希望于中医药发挥特色优势，来解决这些棘手的问题。由于文化背景的不同，中医药的传播与交流受到了一定的影响。中医药要想走向世界，被各国人民所接受，就必须具备符合国际上通用的解释语言、名词术语、检测方法和质控标准。只有实现中医药现代化，才能加速中医药国际化的进程，更好地为全人类得健康服务。以上可见，中医药现代化不仅仅是自身发展的问题，更是时代的要求和历史发展得必然，也是国际社会和人类健康的需要。

　　科学现代化是我国社会主义的"四化"建设的一个重要方面，实现"四化"，科学技术是关键。作为医学科学的中医药学，就应随着我国的"四化"建设，实现中医现代化，使中医药学跟上时代发展的步伐。准确的中医现代化概念、中医现代化的前景以及怎样去实现中医现代化，需要在实践中不断探索。但是，中医现代化不等于中西医结合，两者有联系，又有区别。中医药现代化，就是在中医药学理论指导下，既保持和发扬中医药优势和特色，又要运用现代科学技术来研究、阐明中医学，反映时代科学发展水平。中西医之间，相互补充，共同发展。在实践过程中，以传统中医药理论和丰富的临床实践为基础，遵循"与时俱进"的思想，既继承传统中医药理论的精华，又不断创新，借鉴现代医学、生物学、信息科学理论和国内外天然药物的研究成果。要善于吸收和借鉴现代科学发展的先进思路和方法，运用现代新技术创造出比较完整的具有中医特色的科学研究的方法体系。多学科融合，多种技术结合，形成具有时代特色的中医药理论体系。

　　中医药现代化是一个漫长的发展渐进过程，需要国家的重视、社会的关心，更需要几代中医药工作者的不懈努力，提高认识，大胆实践，走出一条中医药健康快速发展的路子来。再者，中医现代化不单纯是科学技术现代化，还应包括中医药人才的现代化，设备条件的现代化以及管理工作现代化。这一系列研究与发展过程，就是中医药现代化。中医药现代化首先应中医现代化，不是中西医结合化，更不是西医化。应该说，中西医结合是中医现代化的一个部分。中西医结合可以在按照两种不同医学的理论与实践，取长补短，提高医疗技术水平，促进医学发展的同时，促进中医现代化。中医、西医、西学中人员，均应团结协作，共同为实现中医现代化做出贡献。

第二章　中西医结合发展史

中医药学在我国已有悠久的历史，是我国人民几千年来同疾病做斗争的经验积累，它对于我国民族的生存和发展有着巨大的贡献。西医学是在欧洲古代医学基础上发展起来的，近二三百年来，紧密依靠自然科学的发展，逐步形成了现代的医学科学。就中外医学交流而言，可追溯到隋唐，从汉末佛教大量输入中原，隋唐时达到了高峰，印度传统医学及药物也随之进入了中国，直到明、清时期，随着西医学不断传入我国，使我国医药科学存在着两种不同的医药学术体系，在医学实践中，在两种不同医学各自发展过程中，形成了互相渗入，甚则互相结合，互相取长补短的过程，这就是中西医结合发展史。

一、中西医结合的渗入萌芽阶段

中西医结合应该是从西医学理论体系传入我国而起始的。大约于明万历年间，有位意大利人叫利玛窦，他著有《西国记法》，传入我国，这可称为西方医学传入我国的第一部有关医学内容的医学书籍，书中有一部分叙述神经学的医学内容。在明代天启元年（1621年），有日耳曼人叫邓玉函，来到我国澳门，做了第一次解剖手术，邓还到大陆内地，常以西药为人治病，并与当时上层贵族来往密切，并得到相互信任，邓曾与山东捷县人进士毕拱辰结为良友。毕拱辰还为邓所译医学著作《人身说概》作序，他说："闻邓先生，淹贯博学，慧解灵通，足遍天下。"毕兼通中医药，邓向毕学习中国医药，研究本草80余种。就在这时期，涉及医药内容的《人身图说》《性学桷述》《空际格致》《灵言蠡勺》《主制群征》等著作传入我国，这些书籍，虽不是单纯医籍，其中一部分或大部分涉及西医学的解剖学、病理学、治疗学、药物学等内容，与当时我国医学相比，大为逊色，但这些欧洲古时期的医学知识内容，仍一定程度上影响了我国医学界。如清代医家汪昂吸收西医神经学知识，明确提出脑主记忆之说，汪昂在《本草备要》辛夷中论述："吾乡金正希先生尝语曰，人之记性，皆在脑中。小儿喜忘者，脑未满也；老人健忘者，脑渐空也。凡人外见一物，必有一形影留于脑中。昂按：今人每记忆往事，必闭目上瞪而思索之，此即凝神于脑之意也，不经先生道破，人皆习焉而不察矣。"金正希系明末崇祯进士，精于西学，知当时传入我国西医学神经学知识，转告于汪昂，由此可见，西医学之神经学范围有关脑主记忆的功能学说传入我国，对我国医学产生了一定的影响。

随着西医学解剖学知识传入我国，尤其是《人身说概》《人身图说》等译著，影响了当时的我国医家，肯定西医解剖学知识"非华人之所未逮"，提出自己新的见解。如清道光年间医家陈定泰说："余乃以洋图之绘，考证于王清任先生之说及古代传入脏腑经络图。"辑成《医谈传真》二卷，提出了"九脏九窍二经二络"之说。解剖学知识渗入我国的同时，西医学中的制药技术亦传入并影响到我国。如西医学炼制药露之方法，传入并借鉴使用炼制多种中药药露。清赵学敏在《本草拾遗》书中称"凡物之有质者，皆可取露，露乃物质之精华，其法始于大西洋传入中国"。该书载有金银花露、薄荷露、玫瑰露、佛手露等20余种，药露功效独特，"可以泽肌润体，去发腥腻，散胸膈郁气""时医多有用药露者，取其清冽之气，可以疏渝灵府，不似汤剂之腻滞肠膈也"。由此可见，赵学敏受西洋医学影响是明显的。

16 世纪初，随着西医西药的传入，随后开始开办医院诊所及医学教育，公元 1827 年英国传教士郭雷枢在澳门设立诊所，1834 年美国传教士伯驾在广州办起博济医院。据统计，1876 年外国人在中国设立的教会医院有 16 处，诊所 24 处，到 1905 年教会医院有 166 处，诊所 241 处。同时还开办了教会医药学校，如北京美办"协和医学堂"，长沙美办"湘雅医学专门学校"，上海英办"圣约翰大学医科"，上海德办"同济德文医学堂"，奉天沈阳日办"南满医学堂"。到 1911 年辛亥革命为止，已有二三十所，这些西洋医院、医药学校的开办，使我国逐步形成西医西药体系，将西洋医药知识传入我国，这一方面是西方文化侵略，影响我国文化及中医药学发展，但另一方面，随着西医西药知识的传入，许多中医药人员接受了西医学知识，以彼之所长，补我之不足，不分畛域，择善而从，实开后来中西医汇通论得先声，为中西医结合的萌芽。

二、中西医结合的汇通互参阶段

自从西方医学传入我国之后，我国一些医家接受西方医学之说，接受科学真理，从彼之长，补我之短，唐宗海、张锡纯等医家，提出了"折中归一""衷中参西"等中西医汇通互参之论点。虽然由于历史条件的限制，中西医汇通之说未取得明显成就，但勇于接受新知识，接受西方医学的新经验、新技术、新论点，实为中西医结合的尝试与先声。各医家根据自己的不同时期、不同认识，提出自己的不同观点。清末医家唐宗海提出了"折中归一"之论点，主张"保存中说，西说为证"。唐氏《中外医书四种合刻·中西医解自叙》说："同是人也，同是心也，西医亦有所长，中医岂无所短。盖西医初出，未尽周详；中医沿讹，率多差谬。因集《灵》《素》诸经，兼中西医之义解之，不存疆域异同之见，但求折中归一也。"在这种"折中归一"思想指导下，唐氏牵强附会地将中西医之间某些生理现象硬行比照，唐宗海认为："西医谓心有出血管导血出，又有回血管导血入，西医名管，中医名脉，二者一也。"还认为："西医谓心有左右两房，生血由左房出，有运血管由内达外，然后入回血管，由外返内，复入于心，由右房入，又由左房出，循环不休，西医此说，即《内经》(《皇帝内经》)'营周不休，五十而复大会'之实迹也，所谓'阴阳相贯，如环无端'也。"此外，唐氏还认为西医说苦胆汁乃肝血所生，中医说肝气化生胆汁，并不相悖。凡此种种，唐宗海看来，中西医理一致，不难汇通。实为强相比附，并不汇通，或说其汇而未至通也。

张锡纯氏在唐宗海中西汇通、强相比附基础上，主张在生理、病理、药理等方面衷中参西。他亦认为，西医主张人之神明在脑，而《素问·脉要精微论》曰："头者，精明之府"。神明与精明似同义也，即"中西之说皆涵盖其中也"，中医所谓心主神明，即"神明之体藏于脑，神明之用发于心也"。张氏还认为，西医所说脑充血就是《内经》所说的厥证，《内经》谓："血之与气，并走于上，则为大厥，气反则生，气不反则死。"夫所谓厥者，即昏厥眩仆之谓也。大厥之证，既由于气血相并上走，其上走之极，必至脑充血可知，此非中西之理相同乎。至谓气反则生，气不反则死者，盖气反则血随气下行，所以可生；若其气上走不反，血必愈随之上行，其脑中血管可以破裂，出血不止，犹可望其生乎？细绎《内经》之文，原与西人脑充血之议论句句符合，此不可谓不同也。张锡纯认为，中药、西药，不应相互抵牾，不要畛域之见存于其间，应相济为用。他认为："西医用药在局部，是重在病之标也；中医用药求原因，是重在病之本也。究之标本原宜兼顾。若遇难治之证，以西药治其标，以中药治其本，则奏效必捷，而临证亦确有把握。"张锡纯在中西药配合使用方面也有自己独特见解，如西药阿司匹林与石膏配合使用，可谓中西药结合的有益尝试。他认为，阿司匹林"其药善解温病初得，然解表甚效，而清里不足，恒有服之周身得汗，因其里热未清，而病不愈者。若于其正出汗时，急用生石膏两杵煎汤，乘热饮之，则汗出愈多，而热亦遂清，或用石膏所煎之汤送服阿司匹林，汗出后亦无不愈者"。

恽树珏、陆彭年等医家，在中西汇通思想指导下，继续将中西医之理论进行联系、对照，尤其是对脏腑之解剖位置、形态、功能等方面加以比较，研究之异同，恽氏则主张改进中医，认为"改进中医，整理学术，是欲使退化之中医进步，欲使零乱之学术整齐"，并主张"断不能使中医同化于西医，只能取西医学理补助中医，可以借助他山，不能援儒入墨"。陆氏主张中医科学化，他认为，"今用科学以所求其实效，解释其已知者，进而发明其未知者，然后不信国医可以信，不知国医可以知，然合国医之特长，可以公布于世界医学界，而世界医学界可以深此而有长足进步"。总之，中西医在这一时期，诸多医家接受西医知识，主张中西医之间，取长补短，中西药物配合使用，这是中西医结合的尝试。

三、中西医结合的实验研究阶段

从 20 世纪 50 年代末开始，不少医务工作者，积极运用现代科学方法研究中医，继承与发扬中医。例如，早在 20 世纪 50 年代就有人应用杠杆式脉搏描记仪，试图通过机械能作用，直接描记高血压弦脉波形；继又以酒石酸钾钠压电晶片为换能器的脉搏描记器，将中医寸、关、尺的脉搏，通过换能器加以放大描记，初步确定了中医弦脉、滑脉、平脉等特征图形。随后，通过探索研制或借鉴各种精确敏感的仪器，从病理形态学、细胞学、生物化学、免疫学、血液流变学等方面，进行四诊、证候、治法、脏象、经络、气血等实质的研究，进行中医动物实验模型的研究，使中西医结合研究进入实验研究阶段。

1960 年上海第一医学院脏象专题研究组总结了临床实践中运用辨证论治的体会，发现在西医理论中相关不大的 6 种疾病(功能性子宫出血、支气管哮喘、妊娠中毒症、红斑性狼疮、冠状动脉粥样硬化、神经衰弱)都有肾虚证的病理出现，经过补肾治疗，效果满意。例如无排卵性功能性子宫出血，按"脾不统血"用归脾汤治疗，未能改善月经周期及卵巢功能，基于任、冲二脉不固的基础源于肾虚，改用滋补肾阴法则治疗，结果使 73%病人有排卵现象；支气管哮喘补肾法治疗的 3 年随访，80%取得显著疗效，与对照组 20%显著好转率形成明显差异。按照中医学理论，肾主藏精，奉养五脏六腑，成为全身调养的中心，对肾虚的不同病种的病人进行检测，发现只要符合肾阳虚的见证，其 24 小时尿-17 羟皮质类固醇含量普遍低于正常值，这样从西医神经体液系统的内在联系，证明异病同治的物质基础。继此以后，对中医肾的实质进行一系列实验研究。提示：①异病同治原理，对不同疾病呈现同一肾虚证时，可应用相同的补肾法进行治疗。②肾阳虚证物质基础是神经内分泌系统中一种隐潜性变化。③肾阳虚患者有下丘脑-垂体靶腺轴不同层次、不同性质的功能紊乱，主要环节属下丘脑，具体表现有甲状腺轴、性腺轴、生长激素等功能低下。④免疫功能低下。⑤自由基、脂质代谢紊乱。⑥某些微量元素失衡，微循环变化异常。上述肾虚实质的实验研究带动脾虚实质、心气虚实质、血瘀证实质等一系列实验研究。随着脏腑证候实质的实验研究，继而进行证候实验模型研究，促进了中西医结合工作的开展。

　　此外，结合脏象、证候等实质的实验研究，进行了一系列方药实验研究，现以生脉散的实验研究为例，就可略见一斑。生脉散出自李东垣《内外伤辨惑论》，具有气充脉复，即益气生津、复脉固脱之功效。19世纪中期，温病学家倡导用本方治暑热元气受伤之证，20世纪50年代末至60年代初，使用本方治疗风心病及肺心病的心力衰竭病人，随后又用于感染性休克、心衰以及冠心病等心血管病人。

　　通过临床实验指标观察，生脉散具有改变心功能及心脏血流动力学作用，使冠心病、心肌梗死的心电图得到改善。20世纪70年代微循环学说及血液流变学等血流动力学得到发展，临床及实验研究表明，生脉散能加强心肌收缩，降低心肌氧耗，增加心排血量，改善左心功能，说明冠心病、心绞痛患者心气虚的实质与不同程度的心功能不全有关。20世纪80年代随着现代医学的发展，认识到冠心病、心绞痛、心肌梗死的病人均有瘀血存在，因而检测血小板聚集、前列腺素等方面的指标，认识到心气虚是冠心病之本，血瘀是该病之标。实验研究表明，生脉散有抗血小板聚集、释放功能的作用，影响前列腺素代谢，抑制前列腺素（PGI_2）的合成。20世纪80年代末，随着分子生物学发展，现代医学在这方面取得了很大进展，这时又进行cAMP、心肌细胞膜酶及有机离子等方面实验研究，随后又开展RNA含量研究（mRNA、tRNA、rRNA），进一步说明生脉散能影响心肌细胞的生物氧化、电子传递系统以及相关酶系统，甚至影响到遗传基因，能提高心肌细胞的DNA的合成率。从生脉散的作用机制研究可以看出，不断接受现代医学的新技术，促进中西医结合研究工作的发展，使中西医结合研究更具科学性、先进性。

第三章　中西医结合的研究思路探讨

随着中西医结合研究的深入，人们越来越感到，中西医结合研究若要有所创新，必须具备正确的思路和遵循正确的方法。在此，仅以某些领域里的临床与研究的思路、方法、途径进行探讨。

一、辨病与辨证相结合是初步途径

辨病与辨证的结合是临床开展中西医结合的最为普遍的形式。

(一)证与病的概念

证不只是一个症状或一个综合征，而是对产生疾病的各方面因素和条件的概括，这些因素结合不同体质表现为各种不同的证。中医的辨证既分析了病变的部位(脏腑辨证)、原因(病因辨证)，又分析了它的性质(八纲辨证)等，最后归纳成比症状更接近于疾病本质的"证"，它是致病后机体的一种反应状态。一种症型可见于不同疾病的某个阶段，辨证就是去认识疾病发展过程中某个阶段的具体规律，或者说是对致病后机体的反应状态的属性进行判断；而一旦确定了病变的属性，就能按照中医理论进行针对性的治疗。因此，不管是什么病，凡是出现相同的"证"，就可用同样的治法去处理；而同一种病，在不同阶段或因体质不同，出现不同的证，就要采取不同方法治疗。这也就是"同病异治，异病同治"的道理。

(二)中医辨证与西医辨病相结合

中医、西医是在不同历史条件下发展起来的两种医学理论体系，对病人和疾病这同一个客体，其思维方式、认识手段和应对措施都不同。两者从不同的侧面来观察，以不同的方法来分析，用不同的理论来归纳人体的生理与病理变化，用不同的方法来治疗。它们各自往往注意了一个侧面而忽视了另一个侧面，因此各有所长，也各有所短，中医辨证与西医辨病相结合为相互取长补短提供了基础。在临床上辨病与辨证的具体步骤似以先辨病、后辨证(除非病的诊断未明)为妥。因为明确的病理变化常有其针对性的治疗，如胃溃疡既有良性溃疡，又有癌性溃疡，其早期症状差别往往不明显，在辨病上的出入(辨别的正确与否)，可能带来论治上的不同，会直接影响预后。

(三)辨证分型的优缺点

辨病与辨证相结合中，最常用的方法是先诊断是什么病，以后再加以辨证分型，按型论治，如溃疡病常分为气滞型、虚寒型、痰饮型、血瘀型，中医对各个证型都有针对性地治则与方法，比单按西医辨病采用止酸解痉为好。同时也比单按辨证治疗要好。因为其他疾病，如慢性胆囊炎也有气滞型，不同病的气滞证就可以采用略有区别的治法，溃疡病的气滞证若于疏肝理气药里加入制酸药，如乌贼骨、煅瓦楞，效果就会更好。同样，慢性胆囊炎的气滞型若于疏肝理气药里加入利胆药，如郁金、金钱草，效果也会更好些。中医的辨证分型所反映的是患者病变本质的差异，分型目的主要是能对每一个类型给予最有针对性的治疗。例如有单位将 100 例慢性肝炎分为 3 种类型，都用丹参注射液治疗中西医结合临床 4 个疗程，不用其他治肝炎药物，按统一标准考核，结果气滞血瘀型 63 例中显效者 51 例(占 80.9%)，而肝脾湿热型 18 例中，显效者仅 2 例(占 11.1%)；肝肾阴虚型 19 例中，显效者亦仅 5 例(占

26.3%)。说明这一治疗方案最适合气滞血瘀型的患者，且与丹参具有活血化瘀作用也有关，若能通过辨证分型，对肝脾湿热型与肝肾阴虚型，同样给予针对性的方药，则对整个慢性肝炎的疗效就会有所提高。

(四)中西医病理观点上的结合

中西医病理观点上的结合，较之病证结合更进一步，无论对中西医理论的融合，还是对临床实践的指导，都有更大的意义。例如无黄疸型迁延性肝炎或慢性肝炎，在辨证上多有肝郁气滞或气滞血瘀，用西医的病理改变能很好地解释引起这些证候的原因：肝细胞炎性肿胀以致肝内血流不畅，肝脾肿大，两胁疼痛。这时中医以化瘀理气治疗能收到较好效果，这样，我们对中医慢性肝炎肝郁气滞或气滞血瘀的病变本质，特别是他们的病理改变有了比较明确的认识。再如，当迁延性肝炎或慢性肝炎兼有活动性变化时，实验室检查有转氨酶升高，而患者的中医证型或多或少伴有"热"证或"肝阴不足"的表现，这时采用清热与养阴结合的治疗收效较为明显。从病理改变来认识，肝炎活动期肝细胞损伤引起的转氨酶升高，与临床上中医"热"证或"肝阴不足"证有密切的联系。通过这样从病理观点上的辨病与辨证结合，我们对活动期的无黄疸型肝炎大体上就可确立清热、养阴、理气、化瘀的治疗原则，再结合中医理论对肝病的基本认识和患者具体临床表现处方用药。由于肝炎之病邪属性是湿热，而肝又属刚脏，喜阴柔而忌热性药物，肝炎发展多数有肝阴暗伤或热邪耗阴的表现，因此可选用柔肝养肝之品。病理层面的辨病与辨证的中西医结合，可以帮助我们较深入地了解中医不同辨证分型的本质，确立正确的治疗原则和采取合适的治疗方法。

(五)舍证从病、舍病从证

临床上也有病与证从表面来看是矛盾的，在辨病与辨证结合的时候，有时须舍证从病，有时须舍病从证。

1. 舍证从病

例如辨病为急性肾盂肾炎，辨证为下焦湿热，理应采用清热(清热解毒药大多有抗菌消炎作用)利湿(利湿药多为利尿排毒)。在应用清热利湿药后，下焦湿热证如尿频、尿路灼热感已不明显，由于清热药的寒性而胃肠略有不适，按辨证此时湿热证已消失，应停用清热利湿药而改用健脾理气药，但这样原来的肾盂肾炎就会很快的复发，所以这时必须"舍证从病"，坚持原有清热利湿治疗，再加用对症治标的健脾理气药，或加用西药，以减少胃肠道不良反应。在尿常规检查、尿培养阴性后1～2周才停清热利湿药。在这一过程中，急性肾盂肾炎的发热、尿频、腰痛、苔黄、脉数是外在的现象，而实验室检查显示的脓尿、菌尿，才真正反映疾病的本质，只有坚持把脓尿、菌尿肃清，急性肾盂肾炎才有可能不转成慢性。

2. 舍病从证

上消化道出血是内科常见的急症，西医采用各种止血药物治疗。消化道出血后由于陈旧血液停留，大便隐血转阴时间长，吸收热也较多，往往还有轻度氮质潴留，但西医从胃肠动力学认识出发，不愿意用泻药去除陈血，唯恐胃肠蠕动增加，反而激动胃或十二指肠溃疡引起再出血。中医辨证则不然，呕血是胃火旺而上逆，黑便是瘀血内留，瘀血不去则胃中之热仍可上逆，复旦大学附属华山医院对19例上消化道出血并经胃肠钡餐检查证实为胃及十二指肠溃疡的患者，仿古医家的三黄泻心汤(此处泻心即泻火之意)选用以生大黄为主(生大黄、白及各1.5g，每天吞服2～3次)的止血逐瘀法治疗，并与16例以西药止血的对照组患者比较。结果显示，中医止血逐瘀法既能迅速有效地止血，又能及时排除瘀血，使大便隐血转阴时间缩短，有助于临床判断出血是否仍在继续，这就是"舍病从证"的例子。

二、中西医理论指导下的结合

中西医结合不外乎取中医之所长，取西医之所长，或取中、西医之所长。在结合的过程中，离不开两种医学体系理论的指导作用。

(一)取中医之所长(即侧重以中医理论指导结合)

中医理论具有高度的概括性，容易接触到事物的共性，并着重以运动的观点，从整体上去认识人与疾病的关系，这些都是它的长处。例如对急性胰腺炎(水肿型)，西医治疗的主要目的是减少胰腺分泌，使之得到休息，用阿托品之类药物抑制副交感神经，直接减少胰腺分泌，同时胃肠蠕动与消化液分泌也减少，间接减少了对胰腺的刺激；为使胰腺和胃肠的绝对休息，还要采用禁食措施，插上胃肠减压管，患者在疾病的痛苦之上还要加上治疗措施带来的痛苦。同样是对水肿型的急性胰腺炎，中医根据患者腹部剧痛，舌苔黄腻等临床表现，辨证为湿热壅滞，腑气不通，不通则痛。中医采用的方法是主动积极促使胰腺和胃肠的功能在正常的运转中逐步得到恢复，与西医使胰腺、胃肠休息静止的概念恰恰相反。急腹症中肠梗阻、胆管梗阻、尿路梗阻、阑尾梗阻，均为管道组织病变，都可按中医"六腑以通为用"的理论为指导进行中西医结合治疗，这方面天津南开医院进行了大量实践，使不少病人免于手术和胃肠减压治疗的痛苦和不适，疗效也有明显提高。

(二)取西医之所长(即侧重以西医理论指导结合)

西医理论开始来自形态学的观察和功能学的实验研究，对疾病发生发展的认识比较深刻，治疗措施就针对性强，这是它的长处。例如 ABO 型新生儿溶血症系一种血型抗原免疫后产生的溶血性贫血，由母子间血型不合引起，在妊娠过程中胎盘损伤，胎儿 A 型或 B 型抗原通过胎盘刺激母体产生抗 A 或抗 B 的抗体，此抗体通过胎盘绒毛膜进入胎儿血液循环引起溶血，严重时甚至死亡。该病在同一孕妇所生的新生儿中间常反复出现。按中医传统，妇女一旦怀孕严格禁忌活血化瘀药物，因为从辨证用药的观点看，活血化瘀药可致堕胎。但北京首都医院从该院以活血化瘀药改善免疫性白细胞减少症的经验中受到启发，意识到这一治法具有抑制抗体的作用，可能适用于 ABO 型新生儿溶血症，于是在曾有新生儿溶血症病史的产妇怀孕 4 个月后，大胆地持续应用活血化瘀药物(用益母草、当归尾、川芎、木香做成丸药)直至分娩，结果 16 名产妇服药前后分娩情况对比显示，服药前新生儿发病率为 76.9%，新生儿存活率为 45%；服药后新生儿发病率为 26.3%，而新生儿存活率则为 100%，且无一例有后遗症。做抗体测定的 10 例次中，显示服药后抗体下降者 6 例次。当然，活血化瘀药不能用于一般孕妇。

(三)取中、西医之所长(即按中、西医理论各自的长处进行结合)

中西医可以贯穿在诊断或治疗上的各个阶段，可以在病理生理层面上吸取中西医之所长；也可以在疾病发展的不同阶段分别采用中西医之所长；也可以在制订中医处方时体现中西医之所长。例如西医对溃疡病的形成，认为与胃酸分泌过多，或者胆汁反流等因素有关，总之是胃黏膜的屏障功能受到损害。在胆汁反流患者中，胃肠道逆蠕动使幽门括约肌舒缩功能紊乱，胆汁反流入胃，中西医结合临床破坏了胃黏膜的屏障，导致胃窦炎、胃溃疡的形成。西医发现甘草的衍生物－甘珀酸(生胃酮)具有保护胃黏膜屏障免受胆汁反流的损害,但单用此药溃疡龛影消失率不高,且有潴钠引起的水肿、高血压等不良反应。中医认为溃疡病是肝胃不和,以致胃失和降,继而出现虚寒、寒热夹杂、痰饮、血瘀等证型,但以往采取辨证分型治疗龛影消失率也只有 30%左右。北京西苑医院综合了中西医各自对溃疡病发病机制和治疗药物作用的认识,在处方上既重用甘草来保护胃黏膜免受胆汁反流作用,又分型论治以改善胃肠的分泌与动力学紊乱,纠正胆汁反流,使胃得以和降。按此原则对 100 例胃与十二指肠溃疡病进行治疗,使龛影消失率达 78%,仅 3 例患者出现轻度水肿和血压升高,取得了既高于中医,又高于西医的疗效。

疾病的发生和发展多具有阶段性,不同的阶段各有其主要矛盾,针对不同的矛盾,按照中、西医之所长,采用不同的方法加以解决。以往对肝硬化腹水的治疗中西医都用利尿方法,结果腹水消退后容易复发。对于肝硬化腹水,中西药物各有长处,西药利尿作用迅速,见效快,可以采用有针对性的利尿药物先消退腹水;而中药按辨证采用活血化瘀、健脾理气、清热利湿,改善肝脏功能和机体整体状况,使腹水不再复发。采用这样的中西医结合治疗比单用中药或西药都好,达到了中西医药取长补短的目的。

三、宏观辨证和微观辨证相结合

临床依靠望、闻、问、切四诊这种直观的诊察方法收集的信息进行辨证称为宏观辨证。这种辨证通常只注重患者外在的症候及宏观形态或功能的改变,其实任何外在的表现或宏观改变必然有其微观的物质基础,中医的"证"同样如此。微观辨证是指临床上收集辨证素材的过程中引进现代科学,特别是现代医学的先进技术,发挥它们长于在较深入层次上认识机体的结构、代谢、功能的特点,将各种实验室检查结果充实到中医的辨证体系中,弥补宏观辨证对病变观察失之笼统的不足,更完整、准确、本质地阐明证的物质基础,也更有利于指导疾病的治疗。宏观辨证和微观辨证相结合,也有利于对一部分"无病有证"的人群开展有的放矢地保健预防工作。在完全正常的健康人和西医所明确诊断的病人之间,存在着一大批处于亚健康的人群,他们有这样那样的症状,但按西医看是"无病可认",而在中医看来却是"有证可辨",也"有药可治"。他们或处于病变前期,或存在隐匿病变,或病后还存在一些后遗症,这时就可以发挥宏观辨证的长处,在尚不能检测出具体辨病的时候,根据中医理论对患者脏腑阴阳气血津液的失衡状态做出判断,并给予相应的治疗。

随着现代科学检测方法的普遍应用,老中医也在借助微观的信息来充实临床辨证用药的思路。如上海某名老中医在诊治眼科疾病时,用检眼镜(眼底镜)观察到眼底视网膜呈鲜红色甚至出血,这时治宜清热凉血法;如眼底苍白,则治宜温法;眼底黄斑部水肿,则治宜利水法。另一位名老中医在诊治慢性萎缩性胃炎时,参照胃镜观察到胃黏膜有红、白色相间的病变,就于处方中加入活血化瘀药;胃黏膜活检发现有肠上皮化生等病变,则加入软坚消积类药物,通过这些微观的诊察手段大大扩展了望诊的视野,扩大了宏观辨证的范畴。

中医的"证"有客观的微观物质基础,这已在肾的研究中得到了证明。随着现代科学的进展,我们对人体的形态和功能的研究越来越深入。20 世纪 60 年代初原上海医科大学在对肾阳虚患者的研究中,率先从众多的指标中发现肾阳虚患者尿 17-羟皮质类固醇值低下,证实他们肾上腺皮质功能偏低。以后随着美替拉酮(甲吡酮,Su-4885)试验的应用,间接了解到肾阳虚患者垂体功能也有减退。至 20 世纪 70 年代，放射免疫分析法得到广泛应用，微量激素的测定成为可能，特别在下丘脑的释放激素促甲状腺释放激素(TRH)、黄体生成素释放激素(LHRH)等能够人工合成并用于诊断后，利用这些高灵敏度的检测方法，揭示肾阳虚证不仅下丘脑—垂体—肾上腺皮质轴存在功能紊乱。而且在其他两条内分泌轴，即下丘脑—垂体—甲状腺与性腺轴也有不同环节、不同程度的隐潜性功能变化存在。研究人员根据上述事实，推论肾阳虚证的主要发病环节可能是下丘脑(或更高中枢)调节功能的紊乱。对肾虚证本质微观研究的成果进一步应用于延缓衰老研究，通过对中青年肾阳虚证患者与老年人做神经内分泌功能的对比研究，观察到中青年肾阳虚症患者的甲状腺与性腺轴的功能与年长他们 20～30 岁的老年人的情况极其相似、说明中青年出现肾阳虚证外貌时，他们机体的下丘脑的衰老钟调节功能可能已提前衰退。从临床表现看，中医辨证为肾虚的中青年其外貌是一派未老先衰的症状，如腰酸耳鸣、脱发齿摇、胫酸膝软、性功能减退等，相对于中青年这种"病理性肾虚"，老年人的自然衰老可以看作是"生理性肾虚"，临床实践证明，补肾治疗对老年人衰退的功能和衰老症状有一定的改善作用，这同样显示了微观辨证对临床的指导意义。

明、清以来中医治疗支气管哮喘的理论是"发时治肺，未发治肾"，说明中医在临床实践中通过以方药测证，已认识到补肾有预防哮喘发作的作用。在对哮喘患者的内分泌功能研究中，发现患者即使无肾虚的临床表现，其肾上腺皮质也有类似肾阳虚的隐潜性变化，即微观辨证仍将其归于肾阳虚范畴。临床上采用温阳片(温补肾阳法)治疗 284 例不论有无肾虚证候，但每年有季节性发作的哮喘患者，取得明显效果。实验研究表明温阳片不但提高下丘脑—垂体—靶腺轴的神经内分泌功能；还可提高抑制性 T 细胞的功能来抑制发作季节血清 IgE 的升高，说明补肾的温阳片预防哮喘的作用与其对神经内分泌及免疫功能的调控有密切关系，再次证实了微观辨证的科学意义。

输尿管结石历来归属于中医五淋中"石淋"，其发病原理如《诸病源候论》所说："诸淋皆由肾虚而膀胱热也。"既然尿石症因为肾虚积热、热灼津液，按急则治其标的原则应先予清热，使热从下焦而出，这就是通常治疗尿石症的清利之法。但此法对于输尿管结石嵌顿以后伴有肾积水症患者的疗效并不佳。中医传统的宏观辨证不能判断患者是否已形成肾积水，而用微观手段如静脉肾盂造影、核素肾图就能确诊。在肾积水患者中，相当一部分有面目虚浮、腰胀痛、怕冷、夜尿多、大便溏薄等肾阳虚证的某些症状，当然并非每个患者都有上述症状，也并非都具有典型肾阳虚症状。但总的说来，输尿管结石患者肾积水形成之后，多数症候由阴虚之热象转为阳虚之寒象。由于肾积水日久会损害肾功能，故西医对此主张积极的手术治疗。而中西医结合专家则在实践中将微观辨证和宏观辨证论治结合起来，采用温肾利水法治疗，经对 100 例输尿管结石嵌顿性肾积水患者观察，治愈率(结石排出、积水消失)为 71%，疗效满意，又免除了患者手术的痛苦。

哮喘患者通过微观辨证发现其存在轻微的或潜在的肾上腺皮质功能低下，用补肾的温阳片可纠正其神经内分泌及免疫功能的紊乱并预防哮喘的季节性发作，因此被认为是隐性肾阳虚；输尿管结石嵌顿性肾积水症由于微观辨证有水液积聚、肾功能受损，用温肾利水法可排石消水，亦考虑属于隐性肾阳虚，这些例子都说明微观辨证在辨识疾病发展过程中仅有微观变化而未能形成临床宏观改变时，对识别所谓隐性的"证"有非常积极的意义。中医以前用补益心脾、大补气血法治疗慢性再生障碍性贫血(简称"再障")，疗效并不比中西医结合临床满意。在了解到这种贫血是骨髓造血功能的障碍后，再仔细审视患者的证候，并运用中医肾主骨生髓，肾藏精，精血同源的理论指导，改用补肾法治疗，疗效就有所提高。近年，河北廊坊中医院在做造血干细胞的培养后，发现再生障碍性贫血患者的贫血在微观表现上有不同发病机制，并可用以指导中药的应用。如单纯造血干细胞缺乏者，可用温肾益髓法；细胞、体液免疫异常者，可用滋补肾阴合凉血解毒法；造血微循环异常者，除补肾以外，须加养血活血药。根据骨髓造血微循环的异常而辨证分型，加强了临床用药的针对性，进一步提高了疗效。

　　当然微观辨证并不能取代宏观辨证，但可以弥补宏观辨证用肉眼来观察事物方法之不足，微观辨证是对宏观辨证的发展和提高。在微观辨证和宏观辨证不断紧密结合的过程中，可以使辨证论治提高到一个新的水平。

第四章　心　包　炎

心包炎是常见的心包疾病，由多种因素引起。心包炎可以单独存在，但更多的还是全身疾病的一部分，或由邻近组织器官疾病蔓延而来。心包炎临床上分为急性和慢性两种，前者常伴有心包渗液，后者又以慢性缩窄性心包炎多见。急性心包炎由于能自愈或被原发疾病的症状所掩盖，故临床上能诊断出的急性心包炎（0.07%～0.1%）远较尸检时发现的（2%～6%）为低，男、女之比为 3：1。慢性缩窄性心包炎在国内的发病率占心脏病的 1.25%～1.60%，占各种心包炎的 20.7%，患者发病年龄以 20～30 岁最多，10～20 岁次之，男多于女，其比例约为 1.5：1。

心包炎尚无特定中医病名与其相对应，临床上仍以病位、结合病性或以主证而确立中医诊断，可属于中医学"心痛""胸痹""悬饮""支饮"等范畴。

第一节　病　因　病　机

(一)中医

1.病因

中医认为本病，病因有外邪入侵、心包损伤、久病痰饮内生、瘀血痹阻等。

(1)外邪入侵：外邪之中又以风、热、湿、毒以及痨虫为常见。外邪犯肺，心肺同居上焦，肺既受邪，常殃及于心，首犯心包，而发本病。

(2)久痹入心：风寒湿邪反复侵袭肌肤、关节、脉络发而为痹，久痹入心，心阳受累肾阳不足，水饮内停心包，发为本病。

(3)心包损伤：刀枪等锐器刺伤心包，心包受损，不能统血，血液内停，或冠脉介入治疗时损伤冠脉，瘀血溢于脉外，停留心包，引发本病。

(4)久病心衰、肾衰等：心肾阳气不足，阳气不足，脾阳亦见亏虚，水液代谢失调，停聚心包，发为本病。

2.病机

以上各种病因可致湿热浸淫，脾肾阳虚，水液代谢失调，水湿瘀血内停而发为本病。主要机制如下。

(1)湿热浸淫：风、湿、热、毒等外邪入侵，适逢素体脾气虚弱，或体质湿热，湿热之邪内舍于心，心包受邪，发为此病。

(2)血瘀内停：心包受到外力侵袭，心包内血脉受损，血液溢于脉外，变为瘀血，变为本病。

(3)心阳不足，阳虚水泛：痹证或胸痹、心悸等病日久，损及肾阳，脾阳，终可致心脾肾阳虚弱，阴寒内生，阳虚水液不能运化，内停心包，发为本病。

(4)痰饮内停：各种疾病后期，肺脾均伤，肺为水之上源，脾主运化水谷，二脏功能失常，则水液代谢紊乱，停积于内，停留于心包则为本病。

本病的中医病机特点为心气心阳不足，肺失宣降，脾失运化，肾不化水，水饮内停，病位在心，涉及肺、脾、肾。

(二)西医

西医学认为心包炎常是某种疾病的部分表现或并发症，可被原发病的临床症状所掩盖。病因很多，大致可归纳为感染性与非感染性两大类。

1.感染性心包炎

可分为结核性、化脓性(葡萄球菌、绿脓杆菌等)、病毒性(柯萨奇B病毒、流感病毒、埃可病毒等)、真菌性(组织胞浆菌、诺卡菌、酵母菌等)。

2.非感染性心包炎

可分为急性非特异性、肿瘤性、创伤性、放射性、急性心肌梗死或主动脉瘤破裂、尿毒症性、黏液性水肿、胆固醇性、乳糜性等。心包的肿瘤，原发性者较少，如间皮瘤；继发性者较多，肺癌易转移至心包引起心包积液。

此外还有可能与过敏或自身免疫有关的心包炎，如风湿性(风湿热、系统性红斑狼疮、类风湿关节炎、结节性多动脉炎、硬皮病等)心包炎、心脏损伤后综合征(心肌梗死后综合征、心包切开后综合征)、药物(肼屈嗪、普鲁卡因胺、抗凝治疗、异烟肼、青霉素、米诺地尔等)引起者。

由于抗生素的广泛应用，从相对发病率来看，化脓性心包炎、风湿性心包炎已有所减少，而病毒性心包炎、肿瘤性心包炎明显增多，在我国仍以结核性心包炎常见，西方国家则以急性非特异性心包炎为多。

急性炎性反应时，在壁层与脏层之间产生由纤维蛋白、白细胞及少许内皮细胞组成的渗出物，液体无明显增加时为急性纤维蛋白性心包炎(干性)；当渗出物中的水分增多时，称为渗液性心包炎(湿性)，多为浆液纤维蛋白性，液量100～500mL，呈黄而清的液体，但也可多达2～3L。干性者可转为湿性者，渗出液也可为脓性或血性。当渗液迅速积聚和(或)渗液量超过一定的水平时，心包内压力急剧上升，妨碍了心室舒张和充盈，使心排血量降低，动脉收缩压下降；同时心包内压力的增高也影响血液回流到右心，使静脉压升高，这些改变造成了急性心脏压塞。急性炎症过后，部分病例出现心包纤维性瘢痕组织形成，进而广泛粘连、增厚、钙化，壁层与脏层融合在一起。钙的沉着使心包更为增厚和僵硬，即成缩窄性心包炎。如果缩窄是由脏层造成，心包腔内仍有渗液，即为渗液缩窄性心包炎，心脏活动受到限制，心肌可以萎缩，心包组织学改变为非特异性；另外，整个心脏和大血管出口处均受到压迫，心房和心室舒张期充盈受阻，由于心脏充盈减少，心排血量下降，导致反射性心动过速以维持心排血量。由于同样原因，典型者表现为体循环瘀血，静脉压升高和液体潴留。

第二节　临床表现

(一)症状

1.急性心包炎

除原发疾病的表现外，心包炎本身还有以下常见症状。

(1)心前区痛：多见于急性非特异性和感染性心包炎，在结核性及肿瘤性心包炎则不明显。它是最初出现的症状，可轻可重。轻者仅为胸闷，重者呈缩窄性或尖锐性痛。常局限在心前区或胸骨后，可放射至颈部、左肩、左臂、上腹部；呼吸、咳嗽和左侧卧位时加重，变换体位或吞咽时可更明显，坐位及前倾位时减轻。

(2)呼吸困难：是心包渗液时最突出的症状。心包填塞时，可有端坐呼吸、呼吸表浅而快、身躯前倾、发绀、浮肿、乏力、烦躁不安，甚至休克征象。呼吸困难是由肺瘀血、肺或支气管受压所致。

(3)全身症状：发热，与心前区痛同时出现，并有畏寒、汗出、干咳、嘶哑、吞咽困难、烦躁不安、呕逆等，有时与原发病的症状难以区别。

2.慢性心包炎

多起病隐匿，常见于急性心包炎后数月至数十年，典型表现为体循环瘀血，静脉压升高和液体潴留。有不同程度的呼吸困难、腹部膨胀、乏力、肝区疼痛、头晕、食欲不振、体重减轻。极少数病例起病初始症状为心慌，或为水肿。

(二)体征

1.急性心包炎

(1)心包摩擦音：是纤维蛋白性心包炎的特异征象。为抓刮样、粗糙的高频音，颇似踩雪音，位于心前区，以胸骨左缘第3、第4肋间最明显，前俯坐时易听到，与杂音不同，它不出现在心音之后，而是盖过心音，较心音为表浅，更接近耳边，呈收缩期、舒张期双相性。一般存在数天至数周，有时只存在数小时。在心包渗液时，如心包两层之间还有些粘连，则仍可听到此音。

(2)渗液性心包炎当积液量在200~300mL以上时可有下列体征：①心绝对浊音界向两侧增大并随体位而变化。②心尖冲动消失或微弱，位于心浊音界左内方。③心音低而遥远，心率增快；少数可听见心包叩击音。④Ewart征：即背部左肩胛角下呈浊音、语颤增强和可闻及支气管呼吸音，为大量积液时心脏被推移向后，压迫左后下肺，造成压缩性肺不张所致。⑤Rotch征：胸骨右缘第3~6肋间出现实音。⑥颈静脉怒张、肝大、下肢水肿、腹水等。

(3)心脏压塞征：颈静脉怒张，静脉压显著增高；动脉收缩压下降，舒张压不变，脉压减小，重者休克；奇脉(又名吸停脉)，即吸气时脉搏搏动幅度明显下降，是对心包积液的诊断有特异性价值的体征，单纯性缩窄性心包炎通常无奇脉，若缩窄性心包炎出现奇脉者，提示心包内仍有积液或合并有慢性肺部疾患。

(4)大量心包渗液即心包填塞征：呼吸困难、心动过速及奇脉。如心包渗液缓慢增加，则血压正常；如迅速增加，尤其是血性液体，则常见：①血压突然下降或休克。②颈静脉显著怒张，Kussmaul征阳性(吸气时颈静脉更怒张)。③心音低弱、遥远等。称Bech三联征。

2.慢性心包炎

(1)心脏受压表现：颈静脉充盈、怒张，肝瘀血性肿大，腹水，胸腔积液，下肢水肿者可发展到全身水肿，伴四肢肌肉慢性萎缩。少数病人有Kussmaul征和Fried-reich征(颈静脉只在心脏舒张早期塌陷)。本病腹水较周围水肿出现得早，且多属大量。迟早发胸腔积液。

(2)心脏体征：心尖冲动不易触及，心浊音界正常或稍增大，心音减低，50%可闻及异常的舒张早期心音，发生在第2心音(A2)后0.09~0.12秒，呈拍击性质，称心包叩击音。心前区有时可听到舒张中期隆隆样杂音，类似房室瓣狭窄，常见于房室瓣处的缩窄。心动过速，心律一般为窦性心律，晚期病人可出现心房纤颤，动脉压减低，脉压变小；35%有奇脉。

(三)常见并发症

心包炎常见的并发症主要有心律失常、心力衰竭等。

第三节 实验室和其他辅助检查

(一)实验室检查

感染性者常见白细胞计数增加及血沉增快等；化脓性者心包积液外观呈脓性，涂片或培养可查出致病菌。

(二)X 线

心包积液量小于 250mL 时，可无明显异常，积液量大于 250mL 时，心脏阴影向两侧普遍性增大，呈烧瓶形或梨形，心缘正常轮廓消失；心影形状随体位而改变，卧位时心底增宽；心脏搏动减弱或不见。上腔静脉影增宽，右侧心膈角呈锐角。肺野清晰有助于与心力衰竭鉴别。慢性心包炎心影正常或轻度增大，心影可呈三角形或球形，左右心缘变直，上腔静脉影增宽，大多数缩窄性心包炎可见到心包钙化，常呈不规则的环状。如缩窄局限于房室沟，可伴双房扩大。X 线透视或 T 波摄影可见心脏搏动减弱或消失。心血管造影能显示各心腔的大小和在心动周期中形态的变化，从而估计心包的厚度和缩窄的程度。计算机断层摄影对心包增厚具有相当高的分辨率，若心包壁层只增厚 0.5～2cm，图像曲线呈现致密组织现象，可提示增厚。磁共振成像可分辨心包增厚以及有无缩窄存在。

(三)心电图

急性心包炎的心电图改变主要因心外膜下心肌受累而引起：①除 avR 导联外，普遍导联 ST 段弓背向下抬高，T 波高尖。②数小时至数周后，ST 段回到基线，T 波平坦或倒置。③T 波改变常持续数周至数月，后渐恢复正常，有时仍留轻度异常。④心包渗液时可有 QRS 波低电压。⑤心脏压塞或大量渗液时可见电交替(心脏在渗液中悬浮摆动)。⑥无病理性 Q 波。⑦心律失常多为窦性心动过速、房性期前收缩或房颤。慢性心包炎心电图呈非特异性改变，QRS 波低电压，T 波低平或倒置。P 波可呈双峰或增宽。

(四)超声心动图检查

准确、安全、简单，可在床边进行。正常心包腔内可有 20～30mL 的液体起润滑作用，超声心动图常难以发现。如整个心动周期均有心脏后液性暗区，则心包内至少有 50mL 液体，可确诊为心包积液。舒张末期右心房和右心室受压出现塌陷现象是诊断心脏压塞的敏感而特异的征象。慢性心包炎超声心动图具有以下特点：①心包增厚，可呈双线或多条平行线，但此乃增益依赖性，并不可靠。②左室后壁舒张运动平坦，运动小于 1mm。③室间隔矛盾运动。④心室舒张期扩张幅度逐渐减少至消失。⑤上、下腔静脉和肝静脉扩张，伴呼吸运动受限。⑥双房或单房扩大。

(五)磁共振成像

能清晰地显示心包积液的容量和分布情况，并可分辨积液的性质，如非出血性渗液大都是低信号强度；尿毒症、外伤、结核性液体内含蛋白和细胞较多，可见中或高强度的信号。

(六)心包穿刺

适用于了解心包填塞程度及通过心包积液的生化、培养、细胞学分析等进行心包积液的病因学诊断，心包积液测定腺苷脱氨基酶（ADA）活性≥30U/L，对诊断结核性心包炎具有高度特异性。

（七）心包活检

主要指征是病因不明而持续时间较长的心包积液，通过心包组织学、细菌学等检查以明确病因。

（八）右心导管检查

慢性心包炎时本检查有以下特点：①右心房、右心室、肺毛细血管楔嵌压升高。②右心房压力曲线呈 M 型或 W 型，由增高的 a、V 波和加深的 Y 波和正常的 X 波形成。③右心室收缩压轻度升高，并呈下陷高原波形。

（九）心音图

于心尖部及胸骨左缘第 3、4 肋间可录得心包叩击音的波形，该波形在缩窄性心包炎中发生率约为 70%。

第四节　诊　断　要　点

（一）急性心包炎

（1）有心前区疼痛和（或）呼吸困难、心动过速、发绀、腹水、浮肿、腹痛、奇脉等征。

（2）心前区心包摩擦音；或心浊音界向双侧扩大，心尖冲动与心浊音界不相称，位于心浊音界左内方；心音低而遥远。

（3）心电图有典型 ST 段和 T 波的改变，和（或）超声心动图发现心包积液，及（或）X 线发现心脏呈烧瓶样等改变。

具有上述第 2、3 项任一项，参考第 1 项即可诊断，但往往不能明确其病因，此时需结合各急性心包炎病因类型的特征，以及心包穿刺、心包活检等以进一步明确其病因，为治疗提供参考。风湿性、结核性、化脓性以及非特异性心包炎是急性心包炎常见的 4 种情况。

（二）慢性心包炎

（1）有体循环瘀血体征，如颈静脉怒张、肝大、腹水等，而无显著心脏扩大或心瓣膜杂音时，应考虑本病。

（2）若过去有急性心包炎病史，体检见心脏搏动减弱，可闻及心包叩击音，脉压小，再结合 X 线、心电图、右心导管等检查，诊断不困难。

第五节　鉴　别　诊　断

（一）急性心肌梗死

急性非特异性心包炎胸痛剧烈时，应与急性心肌梗死相鉴别。前者起病前常有上呼吸道感染史，疼痛因呼吸、咳嗽或体位改变明显加剧，早期出现心包摩擦音，血清谷草转氨酶、乳酸脱氢酶和肌酸磷酸激酶正常，心电图无病理性 Q 波；后者发病年龄较大，常有心绞痛或心梗病史，心包摩擦音出现于病后 3～4 天，心电图有病理性 Q 波、弓背向上的 ST 段抬高和 T 波倒置等改变，常有严重的心律失常和心脏传导阻滞，并有心肌酶学的动态改变。

（二）其他疾病

出现心包积液时，应与扩张型心肌病相鉴别，后者心界虽也有扩大，但心音清晰，无奇脉，超声检查无液平面，不难区别；当出现心包填塞症状时，应与右心衰竭的体循环瘀血相鉴别，后者心尖冲动位置与心浊音界相一致，无心音遥远，无奇脉，超声波无液平面，与本病有别。

第六节　治　疗

心包炎形成原因复杂多样，因此首先要做病因治疗，根据不同的病因给予不同的治疗，例如因感染引起者，应确定其致病菌，然后给予相应的治疗。对症治疗也是心包炎的重要治疗，例如胸痛的治疗、心包填塞的解除等。对于积液量不多者，可以单独中医辨证治疗，效果满意且不会发生激素的不良反应，无积液渗出反跳现象；对于大量心包积液出现心包填塞，以及缩窄性心包炎心包缩窄严重影响心功能及血液循环者，则应中西医结合治疗，待病情缓解之后再用中药进行调理以巩固疗效。

（一）辨证治疗

心包炎的治疗以急性期治标、慢性期治本或标本兼治为原则。根据心包炎不同的病因、不同的临床表现，可以分为下列 7 个基本证型，然后根据不同的证型给予不同的治疗。大体上急性期以清热解毒、涤痰逐饮为主；慢性期以温阳逐饮、涤痰活血为主。

1. 外邪犯心

证候特点：发热，心悸，胸痛，胸闷，咳嗽气短，全身骨节酸痛，烦躁汗出，舌红苔黄腻或白腻，脉浮数或滑数或结代。

治法：疏风清热，宣肺开胸。

推荐方剂：银翘散加减。

基本处方：金银花、连翘各 15g，牛蒡子、淡竹叶、桔梗各 12g，芦根 20g，荆芥、薄荷（后下）各 6g，甘草 6g，黄芩 18g，赤芍 15g，丹参 20g。每天 1 剂，水煎服。

加减法：风热偏盛者加桑叶、菊花以疏风清热各 12g；湿邪偏重者加木防己 15g、薏苡仁 30g 利湿；痰热壅盛者加浙贝母、瓜蒌仁各 15g 清热化痰；伤阴明显者去淡竹叶，并加沙参、麦门冬各 15g 以养阴生津。

2. 热毒壅心

证候特点：身热凛寒，胸闷，胸痛，心悸怔忡，咳嗽气急，持续不缓，舌红苔黄，脉数有力。

治法：清热解毒，活血止痛。

推荐方剂：仙方活命饮加减。

基本处方：白芷 8g，当归尾 10g，皂角刺 8g，穿山甲 10g，乳香 6g，没药 6g，浙贝母 15g，赤芍 15g，连翘、金银花 15g，天花粉 18g，蒲公英 25g，甘草 6g。每天 1 剂，水煎服。

加减法：肝火偏盛者加黄芩、柴胡、龙胆草各 10g 以清肝泻火；热伤阴津见口干烦热者加生地黄、玄参、麦门冬各 15g 以养阴生津。

3.痨虫疰心

证候特点：午后低热，五心烦热，心悸气短，动则加剧，咳嗽，痰中带血，自汗或盗汗，身倦懒言，舌红少津，脉细数或兼促结代。

治法：养阴清热，补虚杀虫。

推荐方剂：月华丸加减。

基本处方：生地黄、熟地黄各12g，天门冬15g，麦门冬12g，沙参15g，茯苓、山药各15g，百部15g，阿胶(另烊)12g，三七末(冲)3g，川贝末(冲)3g。每天1剂，水煎服。

加减法：肺阴亏虚者，去熟地黄、茯苓，加玉竹、百合各20g滋补肺阴；痰中带血丝可去熟地黄、茯苓，加仙鹤草20g、侧柏叶15g、白及15g等宁血止血；低热可去熟地黄、阿胶，酌加银柴胡12g、地骨皮18g、青蒿(后下)10g以清热除蒸。

4.湿热蕴心

证候特点：发热，胸痛，心悸，气急，关节红肿热痛，口干口苦，烦闷不安，小便黄赤，舌红，苔黄浊或腻，脉象滑数。

治法：清热利湿，宣痹复脉。

推荐方剂：宣痹汤合生脉散加减。

基本处方：木防己15g，蚕沙12g，连翘15g，黄檗12g，赤芍12g，薏苡仁30g，牡丹皮12g，忍冬藤25g，太子参20g，麦门冬15g，五味子6g，甘草6g。每天1剂，水煎服。

加减法：兼气滞血瘀者加桃仁12g、丹参20g、红花15g以活血化瘀；关节疼痛剧烈，加老桑枝30g、香附15g、秦艽15g以通痹止痛。

5.湿浊淫心

证候特点：胸痛，或胸闷气憋，呃逆喘息，痰多，不能平卧，头昏心悸，肢体浮肿，小便短少，舌苔腻，脉濡滑或滑数。

治法：利湿蠲饮，开胸通阳。

推荐方剂：葶苈大枣泻肺汤合苓桂术甘汤加减。

基本处方：葶苈子、大枣各12g，茯苓皮30g，生姜皮、瓜蒌皮各15g，桂枝12g，白术15g，白芥子10g，车前子、泽泻各15g，甘草6g。每天1剂，水煎服。

加减法：兼气短乏力者加黄芪、党参各20g补气；兼血瘀见心胸疼痛明显、胁下有痞块、舌质紫黯者，加桃仁12g、延胡索15g、三七末(冲服)3g活血祛瘀；伴腹胀纳呆、口淡无味者，加橘皮12g、砂仁(后下)12g、莱菔子15g以行气健脾消食。

6.痰热陷心

证候特点：身热面赤，胸闷胸痛，呼吸急促，咳咯黄痰，便秘，尿黄，舌红苔黄腻，脉象滑数。

治法：清热化痰，开胸散结。

代表方剂：小陷胸汤加味。

基本处方：黄连9g，大黄6g，竹茹12g，法半夏12g，牡丹皮12g，柴胡12g，瓜蒌皮15g，赤芍15g，麦门冬15g，金银花15g，甘草6g。每天1剂，水煎服。

加减法：热盛者加黄芩15g、鱼腥草25g清热；痰盛者加桔梗15g、浙贝母15g除痰；心胸翳痛者加丝瓜络18g、延胡索15g、三七末(冲服)3g以活血通络止痛。

7. 瘀血结心

证候特点：心前区刺痛，心悸怔忡，胸闷气短，喘息不能平卧，夜间加剧，甚者持续不缓；或伴口唇青紫，胁下痞块，舌质青紫晦暗，脉沉或涩，或结代。

治法：活血化瘀，通络止痛。

推荐方剂：血府逐瘀汤合失笑散加减。

基本处方：桃仁 12g，赤芍 15g，生地黄 15g，桔梗 12g，丹参 15g，当归 9g，川红花 6g，柴胡 12g，枳实 10g，五灵脂、蒲黄各 10g，甘草 6g。每天 1 剂，水煎服。

加减法：伴肝气郁结，情志不遂，或胁下痞块者，加延胡索、郁金各 12g 疏肝理气止痛；瘀甚胸痛者加延胡索 15g、三七末(冲服)3～7g 活血止痛；心悸怔忡明显者加酸枣仁 18g、生龙齿(先煎)20g 以宁心定悸；夹痰者加瓜蒌皮 15g，薤白、法半夏各 12g 以化痰宽胸。

(二)其他治疗

1. 中成药使用方法

(1)清开灵注射液：40mL 加入 5%葡萄糖注射液 250mL 中，静脉滴注，每天 1 次。

(2)穿琥宁注射液：400mg 加入 5%葡萄糖注射液 250mL 中，静脉滴注，每天 1 次。

(3)鱼腥草注射液：40mL 加入 5%葡萄糖注射液 250mL 中，静脉滴注，每天 1 次。

(4)抗病毒口服液：每次 1 支，每天 3 次。

(5)双黄连口服液：每次 1 支，每天 3 次。

以上 5 种药适用于心包炎外邪犯心、热毒壅心、湿热蕴心、痰热陷心等证型。

(6)百部丸每次 1 丸，每天 3 次。

(7)大补阴丸每次 1 丸，每天 3 次。

以上 2 种药适用于心包炎痨虫疰心者。

(8)川芎嗪注射液 80mg 加入 5%葡萄糖注射液 250mL 中，静脉滴注，每天 1 次。

(9)三七末(冲服)每次 3g，每天 3 次。

(10)复方丹参片每次 3 片，每天 3 次。

以上 3 种药适用于心包炎瘀血结心者。

2. 体针

(1)取心俞、巨阙、肾俞、脾俞、丰隆、气海为主穴，取委阳、三焦俞为配穴。补法行针，留针 15 分钟，中间捻针 2～3 次。每天 1 次，7 天为 1 疗程。适用于本病湿浊淫心、咳逆喘息者。

(2)选穴心俞、巨阙、膈俞、内关、郄门、尺泽、天池、大陵、神门、曲泽、复溜、水泉、阴陵泉、水道等，每次选用 6～7 个穴。平补平泻法行针，得气后留针 15 分钟，中间捻针 2～3 次，每天或隔天 1 次，10 次为 1 个疗程。适用于本病湿浊淫心者。

(3)取穴大椎、曲池，泻法行针，得气后捻转 3 次，共留针 20 分钟。每天 1 次，5 天为 1 个疗程。用于本病发热明显者。

(4)取穴厥阴俞、心俞、膻中、内关等，平补平泻法行针，得气后留针 15～20 分钟，其间捻转 3～5 次。每天 1 次，10 次为 1 个疗程。适用于本病心阴虚者。

(5)取穴天突、心俞、巨阙、内关、列缺、丰隆、膻中、气海等，每次 4～6 个穴，泻法行针，得气后留针 20 分钟，其间捻转 5 次。每天 1 次，7 次为 1 个疗程。适用于痰热陷心患者。

(6)取内关、神门、心俞、厥阴俞为主穴；取素髎、大椎、关元、足三里为配穴。主穴每次取 2 个穴，配穴每次取 1～2 个穴，交替使用。用补法或平补平泻法，得气后留针 5～20 分钟。每天或隔天 1 次，7 次为 1 个疗程。适用于心包炎湿浊淫心、心阳不振者。

(7)取心俞、巨阙、心平(少海穴下 3 寸)或厥阴俞、膻中，内关，加配膈俞或血海，进针后刮针 2 分钟，四肢胸腹得气后留针 20 分钟。每天或隔天 1 次，10 次为 1 个疗程。适用于心包炎瘀血结心者。

3. 耳穴疗法

(1)取皮质下、内分泌、神门、交感、肾等穴，或取压痛敏感点，采用埋针或胶布固定王不留行籽，每天按压 3～4 次，每次 5 分钟，保留 3 天后换针或换药。适用于心包炎湿浊淫心者。

(2)取肺、心、神门、肾上腺等穴，埋针，或胶布固定王不留行籽，每天按压 2～3 次，每次 5 分钟，保留 3～5 天。适用于本病湿浊淫心、痰热陷心者。

(3)取交感、神门、胸、内分泌等穴，使用方法同上，适用于心包炎瘀血结心者。

4. 气功疗法

开始可练静功，如放松功、虚明功等，也可配合摩胸呵字气功，或理心导气功。恢复期练通任督导引功。据体力而定，不可过劳。

5. 推拿疗法

按心俞、内关、膻中、鱼际以及灵墟(左)、屋翳(左)、天池(左)等穴。

6. 理疗疗法

可取心俞、脾俞、肾俞、巨阙、气海等穴，频谱仪弱刺激远距离照射，每次 15～20 分钟，每天 1～2 次，有利于痰饮之消散、胸阳之振达、脉络之通畅。适用于心包炎湿浊淫心、瘀血结心者。

7. 砭石综合疗法

①砭毯温阳。将砭毯先置于双下肢内侧 30 分钟。电热毯上加热至砭毯有温热感(约 39℃)，患者卧于砭毯上以温阳。②刮痧泄浊。患者俯卧于砭毯，术者取砭刮在脊柱两侧旁开 1.5 寸及 3 寸膀胱经循行部位，由背部向腰部方向刮痧至皮肤发红为度，刮毕患者仰卧于砭毯上。③针灸。取穴：中脘、水分、关元、天枢、大横、带脉、阴陵泉、三阴交、太溪、水泉、公孙，以上各穴先泻后补，留针 30 分钟。④运水。将大砭石 2 块置于 45℃温水加热 10 分钟，取出温砭置于双下肢内侧 30 分钟。每天 1 次。

(三)西医治疗

本病的病因较多，临床上应尽量明确病因以利于治疗；出现急性心包填塞应及时进行心包穿刺抽液；缩窄性心包炎内科治疗效果欠佳时应争取手术治疗。

1. 病因治疗

风湿性心包炎时应加强抗风湿治疗，一般予肾上腺皮质激素与水杨酸制剂联合治疗；结核性心包炎时应及早给予抗结核治疗，并给予足够的剂量和较长的疗程，直至结核活动停止后 1 年左右再停药；化脓性心包炎时应选用足量对致病菌有效的抗生素，并反复心包穿刺抽脓和心包腔内注入抗生素，如疗效不显著，应及早考虑心包切开引流；非特异性心包炎时使用肾上腺皮质激素可能有效。

2. 对症治疗

如胸痛者予阿司匹林 0.5～1g 口服，每天 3 次；吲哚美辛 25～50mg 口服，每天 3 次；索米痛片 0.5g 口服，每天 3 次。疼痛剧烈难忍者可临时给予可待因 15mg 口服；或肌注哌替啶 50～100mg，每 6～8 小时 1 次；或吗啡 5～10mg 皮下注射，每 6～8 小时 1 次；或在星状神经节封闭。应该注意可待因、哌替啶及吗啡均不宜长久使用，慎防成瘾；纤维蛋白性心包炎忌用抗凝剂，因可能致心包出血。如有水肿和（或）渗液性心包炎者，予利尿消肿，如氢氯噻嗪 25～50mg 口服，每天 3 次；氨苯蝶啶 50～100mg 口服，每天 3 次；或螺内酯 20mg 口服，每天 3 次。心包积液顽固及严重者可予呋塞米 20mg 口服，或 20mg 肌注，每天 2 次，或 20～60mg 静脉注射，每天 1 次；亦可山梨醇 250mL 静脉滴注，隔天 1 次。

3. 心包穿刺

用以解除心脏压塞症状和减轻大量心包渗液引起的压迫症状。

4. 心包切开引流

用于：①治疗有明显心包填塞症状者。②治疗经心包穿刺排脓不畅，仍有全身中毒症状者。③心包腔内直接注射抗生素以治疗化脓性心包炎。④注射化疗药物（如顺铂加地塞米松加生理盐水或丝裂霉素加 5FU 加卡铂加地塞米松等），以治疗癌性心包积液。

5. 心包剥离术

为慢性心包炎主要的有效治疗措施，宜早期进行，可降低死亡发生率，75% 的患者症状可获明显改善。心包感染已基本控制者应及早争取手术；结核性者宜在结核活动静止后进行手术。术前须改善患者一般情况，严格休息，限制钠盐摄入，使用利尿剂或抽除胸、腹积液，必要时少量多次输血；有心衰或快速房颤者可适量应用洋地黄。手术时心包应尽量剥离，尤其两心室的心包必须彻底剥离。术后心脏负担不应过重，可逐渐增加活动量。但手术成功者心功能一般在术后 4～6 个月能逐渐恢复。结核性患者术后继续抗结核治疗 1～2 年。

（四）名家名医经验方

1. 狼疮性心包炎经验方

（1）红三方：生地黄 30g，玄参 30g，知母 9g，麦门冬 12g，薏苡仁 30g，虎杖 30g，羊蹄根 30g，忍冬藤 30g，苦参 30。黄芩 30g。

（2）红一方：生石膏（先煎）30g，寒水石 30g，滑石 30g，生地黄 30g，薏苡仁 30g，知母 9g。

（3）红三方或红一方加利水方：葶苈子 30～60g，桑白皮 30～60g，猪苓 15g，茯苓 15g，泽泻 15g，车前子 30g。

主治：主治系统性红斑狼疮性心包炎证属阴虚湿热水停者。

加减：热甚者重用石膏（先煎）60g、生地黄 30g；蛋白尿加六月雪 30g、接骨木 30g、猫爪草 30g；瘀血经闭者加益母草 30g、丹参 30g。

2. 尿毒症性心包炎经验方

处方：黄芪 30g，淫羊藿 25g，菟丝子 18g，黄精 18g，大黄 9g，丹参 20g，三七末（冲）3g，甘草 6g。

主治：尿毒症性心包炎中医辨证为肾虚湿毒瘀阻者。

加减：心痛明显者加延胡索 15g、香附 15g 以活血止痛；心悸、脉排不整(促、涩、结、代)者，加太子参 20g、麦门冬 15g、五味子 6g 以益气养心复脉；呕吐者加藿香 15g、法半夏 15g 化浊止呕；皮肤瘙痒者加白鲜皮 15g、地肤子 12g 祛湿毒止痒。

（五）单方验方

1. 控涎丹

甘遂、大戟、白芥子各等份，蜜糊为丸，每丸 3g，每服 2～4 丸，每天 2 次以姜汤送服。适用于外感风湿之邪、痰饮内盛者。

2. 地龙薤白泻心饼

地龙、甘遂各 9g，薤白 15g，黄连、猪苓各 12g，细辛 5g，共研为末，再以葱白 20～30g 捣烂，和药末调敷脐部。适用于心肾阳虚，痰饮凌心者。

3. 二牛一车散

牵牛子、牛蒡子各 9g，车前子、赤茯苓各 15g，共研细末，每服 4g，每天 2～3 次；或水煎服，每天 1 剂。适用于少至中量心包积液伴腹水或全身水肿者。

4. 芝麻丹参散

芝麻、丹参各 30g，檀香 10g，瓜蒌皮 20g，水煎服，每天 1 剂。适用于瘀血结心以胸闷胸痛为主要症状者。

5. 桃仁栀子糊

桃仁、栀子各 12g，研细末，加炼蜜 30g(或蛋清)调成糊状，摊敷在心前区。敷药范围为胸骨右缘第 3～5 肋间至心尖冲动处，约 7cm×15cm 大小，纱布或软布覆盖，胶布固定，每 3 天换药 1 次，2 次后可 7 天换药 1 次，6 次为 1 个疗程。适用于瘀血结心，刺痛或钝痛及胁下胀痛者。

6. 龙眼丹参饮

龙眼肉 30g，远志、丹参各 15g，水煎加红糖，每天 2 次代茶饮。适用于肝气不舒、心脾阳虚或气滞血瘀而以心前区疼痛为主要症状兼腹胀者。

7. 桃仁红花羹

桃仁 15g，红花 10g，藕粉 100g。先煎桃仁、红花，取药液 200mL，再加入藕粉搅拌即成。每天分 2 次于早晚各温热服食。适用于痰瘀交阻或瘀血阻络者。

第七节　名家名医论坛

（一）李斯炽主张以祛风、利湿、清热法治心包炎

本病在临床上常见脉多浮数，舌多干红，苔多黄腻，再结合其他体征分析，多系风湿热伤阴之候。风湿热三邪，可由风寒湿三气郁热而来，即《素问·痹论》中所谓"风寒湿三气杂至，合而为痹""脉痹不已，复感于邪，内舍于心"；亦可直感风湿热三气而发，其间有素蕴湿热，复感风邪者；亦有内停湿邪，再受风热者。

由于本病病机多为风邪、湿邪、热邪、阴虚四者交织，急性者尚多夹毒邪，治疗本病较为困难。因祛风除湿最易损阴，清热养阴又多碍湿，用药颇感棘手。李斯炽先生经过多年摸索，在治疗本病时祛风不用辛温而多用辛凉轻透之法，如淡竹叶、金银花、蝉蜕、薄荷等。

轻宣也具有开泄上焦湿热之效，且淡竹叶兼能通便祛湿，金银花兼能清热解毒；祛湿不用温燥而多用甘淡渗利之品，如冬瓜仁、甘草梢、茯苓、泽泻等，甘淡利湿而有泄热之功，冬瓜仁兼能护阴，茯苓、甘草梢兼能和脾；清热不用苦寒而多用甘寒之味，如知母、连翘、芦根等，甘味药物即有顾阴之力，且连翘兼能走表，芦根兼能渗湿；养阴不用滋腻而多用甘润之品，如生地黄、麦门冬、百合、天花粉等，养阴药物即具有退热之验，其中天花粉尚能行水。以上即为基本选用药物。但在临床中，则应灵活掌握，不可机械套用。如热毒甚者亦可用芩、连；积滞甚者亦可行通腑之法，因泻热亦寓有存阴之义，但此类药物不宜过量，适可而止。在处理本病中，还常配伍疏肝行气和益胃健脾药物。因肝主疏泄，肝气条达，则邪不内聚；脾主运化，脾气健旺，则正气内生。

(二)姚远林提出以支饮论治心包积液

心包炎中医认为属于饮邪为患。究饮之由，不外内外之因。内为阳气不足，外为水湿浸渍。阳虚则水失气化，水渍则脾土受累，合而水饮内生，上至胸膈肘腕，下至腹膜踝膝，逢鞘膜则留，遇孔隙则入。心包积液者，以气促不能平卧、脉涩不畅为特征，即所谓"咳逆倚息，短气不得卧，其形如肿"，系支饮为患。其治之法，当温化浊阴，分消饮邪，苓、桂、术、甘、葶苈、椒目、防己、大黄及泽兰、红参等为治疗本病的有效药物，其中苓、桂、术、甘为温化痰饮之宗，入红参与茯苓相伍，更增健脾利水之力，此为治饮之大法。然心包积液者为水停在心，必心下坚筑，气喘不宁，是饮之急症。苓桂术甘尚不能急消其水，乃更人己椒苈黄丸。以"防己椒目导饮于前，清者得从小便而出；大黄葶苈推饮于后，浊者得从大便而下也，此前后分消之法"。故可速除心包积饮，而解心下坚筑之喘急。某中大黄一味用于此处，不必拘于痞满燥实，但见气喘可投。喘急者，虽标实于肺，而与大肠壅塞有关，因肺合大肠，大黄能下浊阴，乃收平喘之功。

(三)朱光辉认为治疗心包积液重在调畅气机、升清降浊

人体贵在气血畅通，若五脏元真通畅，人即安和。人体津血的运行输布，赖脏腑气机的调畅，脏腑气机调畅则升降出入有序，吐故纳新，清阳得升，浊阴得降，气血调和，脏腑得养，产生正常的功能活动，若气机不畅，则气血失和，变生痰浊、水液和瘀血，壅塞脏腑，致气血、表里内外、四肢九窍不通，而百病由生。朱光辉曾治疗两例患者皆因久病，气血失和，复因外邪壅塞，致脏腑气机不利，升降失调，水血郁滞，凌于心肺而发病。治水治血，当先治气，以恢复气机的升降功能，故选用升降散加减治之，方中以僵蚕、蝉衣升浊中之清阳，大黄、姜黄降阳中之浊阴，一升一降，斡旋气机，再配葶苈子、桑白皮、黑丑、茯苓等泻肺行水宁心，枳壳、丹参行气活血化瘀，使气机调畅，清阳得升，浊阴得降，气血调和而瘀血、水饮得去。

(四)万友生主张分阶段论治心包炎

1.前阶段

治疗大致可分为两步第一步首当祛邪外出，兼顾顾护正气。即疾病初发阶段，此时邪气实而正气虚，一方面痰热蕴结于胸膈，脉络阻滞不通，心火时时上炎，使肺胃气机宣降不利，临床上易见身热面红，胸闷气逼而痛引肩背，咽喉不利，口干，舌尖有烧灼感，恶心吐痰，胃脘酸胀而食不下，舌白腻等，方可选用自制丹络蒌薤汤(丹参15g，瓜蒌实30g，薤白15g，橘络10g，丝瓜络10g)合温胆汤加黄连、黄芩、栀子、连翘、赤芍、郁金等以开胸疏通脉络，

清热化痰涤饮，宣降肺胃之气；另一方面热伤津气，以致心力不支，元气不固，时时欲脱，可见大汗时出，精神萎靡，少气懒言，声低气细，脉微细数等危症，此时可用独参汤大补元气或生脉散敛补津气以固脱。第二步则以扶助正气为主，兼顾祛除余邪。此时邪虽减退而正犹未固，故以生脉散为主，继续扶元敛补津气以固脱；同时，由于痰热减退，心火渐平，故不再用黄连、黄芩、栀子等苦寒清火药，而只用丹络蒌薤汤加味，继续开胸疏通脉络，清热化痰涤饮，宣降肺胃之气，以清除余邪。

2. 后阶段

即疾病的恢复阶段由于前阶段正邪相争激烈，往往出现正气亏损的表现，此时应慎防外感，若出现外感时，宜采用标本兼顾的表里同治之法。即治标选用葛根、银花、连翘、桑叶、菊花、芦根、桔梗、杏仁、前胡、枳壳、甘草等以解外，治本仍用生脉散加丹参、瓜蒌实、薤白、橘络、丝瓜络等以安内。最后，则以平补脾胃为主，采用参苓白术散合玉屏风散、生脉散等方，加丹参、橘络、丝瓜络、瓜蒌实、薤白等药，以巩固疗效。在培补后天之本，增进饮食，化生气血的同时，继续补养心脏气液和开胸疏通脉络，更合玉屏风散大补卫气以增强脾胃，防止感冒，巩固疗效，恢复健康方面，预防疾病再发。

第八节　难点与对策

心包炎、心包积液是一个难治性疾病，一般少、中量的心包积液用中医治疗可获得较好疗效，但在急性期出现大量心包积液、心包填塞的情况下，单纯中医治疗的疗效欠佳；另外在缩窄性心包炎方面，有时无论是中医或西医单纯采取内科保守治疗效果都欠佳，需与外科共同治疗。所以对急性心包填塞、缩窄性心包炎的及时诊断和治疗，成为我们对心包炎治疗上的难点。

难点一：急性心包填塞的诊断和治疗。

急性心包填塞是心包疾病中最为紧急、最为严重的并发症，诊断和治疗不及时患者情况会急转直下甚至死亡；及时做出判断及抢救才可能使患者转危为安。

对策：

(1)关键在于熟悉急性心包填塞的诊断：急性心包填塞是指心包积液在短时间内急骤增加，积液压迫心脏而出现心包填塞征，病人表现为喘息不卧，冷汗自出，四肢厥冷，面色苍白，奇脉或脉微欲绝；常见血压下降或休克，颈静脉显著怒张，Kussmaul 征阳性(吸气时颈静脉更怒张)，心音低钝遥远等，及时进行心脏B超检查可尽早明确诊断。

(2)西医治疗应马上给予心包穿刺抽液，以迅速解除心脏压塞症状，并可把穿刺液进行细胞分类、蛋白定量、细菌培养或找肿瘤细胞以确定病因。

(3)在上述西医诊疗基础上，辅以中医中药对促进患者恢复有一定作用。因急性心包填塞在中医学上属阳气暴脱之证，故中医治疗宜益气回阳、固脱救逆，方药可选用独参汤、参附汤、四逆汤或回阳救急汤，并可予参附注射液静脉推注或滴注。患者多存在心力不支，元气不固，常可见大汗时出，精神萎靡，少气懒言，声低气细，脉微细数等危症，此时可用独参汤大补元气或生脉散敛补津气以固脱。

难点二：缩窄性心包炎的治疗。

慢性缩窄性心包炎分为单纯缩窄性心包炎和渗液缩窄性心包炎。此类患者应视情况选择是否行心包剥离术，成功行剥离者症状可获明显改善，但手术剥离后患者心功能一般需4～6个月方能逐渐恢复，如何使心功能尽快恢复及提高生活质量是临床常见难题。而未行手术者往往存在胸闷、心悸、气短等不适，部分患者心包积液反复产生，顽固难愈。如何减轻症状及减少渗液是一大难点。

对策：

(1)对成功行心包剥离术患者，为促进心功能恢复，可逐渐增加活动量，进行适显的锻炼，如练习八段锦、太极拳等也有一定帮助。此类患者往往痰浊、水饮、瘀血等情况经手术后可明显减轻，临床上多表现为正气不足，心气、心阳受损，故而常见疲倦、乏力、动则气短等情况，中医治疗上可采用益气扶阳方药如用人参、黄芪、西洋参、五爪龙、生脉散、参附汤等，此外，对此类患者选用诸如冬虫夏草、灵芝、黄精、淫羊藿等补肾之品亦有一定效果。

(2)未行心包剥离术的缩窄性心包炎患者临床多表现为心胸憋闷或刺痛，胸痛日久持续不缓，心悸、怔忡，气短，端坐呼吸，伴纳呆、肢肿、身重困倦，舌质紫黯有瘀斑，舌苔白腻，脉细涩或弦紧；体征上可见体循环瘀血表现及静脉压升高和液体潴留。中医辨证为痰瘀互结、水饮内停，治疗上宜涤痰活血化饮，方用瓜蒌薤白半夏汤合血府逐瘀汤，甚者用十枣汤等攻逐之品，同时顾护正气。单纯缩窄性心包炎病程较久者多因久病入络，气滞血瘀，气机不畅，水湿聚而成痰，临床多表现为痰瘀结心，治以涤痰活血、软坚散结，药用附桂理中汤合膈下逐瘀汤或血府逐瘀汤加减。心前区可外敷桃仁栀子糊。

在上述辨证基础上，可选用防风、桂枝、羌活、威灵仙、防己、桑枝等具有缓解疼痛作用药物减轻患者疼痛不适。发热明显者可选加石膏、知母、大青叶、黄芩、青蒿、柴胡等；心悸、心神不宁者可选加酸枣仁、珍珠末、琥珀末、龙齿、茯神、远志、石菖蒲等；水肿明显者加茯苓、猪苓、泽泻、桂枝等。

(3)渗液缩窄性心包炎为既有心包缩窄压迫，又有心包积液产生，且积液往往反复产生，顽固难愈，在临床上多表现为饮邪停聚，此因病久心阳为水湿所困，心火不能温煦脾土则脾失健运，心火不能下温肾水则水火无以既济，致使脾肾阳虚，水失所主，不循常道，发为心包、胸腔、腹腔及下肢水肿。治以温阳利水、泻肺蠲饮，佐益气养心，药用葶苈大枣泻肺汤、己椒苈黄丸、苓桂术甘汤合生脉散加减。在辨证基础上，可加用丹参、田七、桃仁、当归、红花、赤芍、川芎等活血化瘀中药改善血液流变学、改善微循环、减少纤维渗出，有利于心包炎症的吸收，减少心包粘连，减少积液反复产生。对病因清楚的心包炎，可在辨证基础上采用辨病用药思维，借助现代药理研究结果进行选药。如研究表明：黄连、金银花、连翘、板蓝根、大青叶、鱼腥草、野菊花、虎杖、黄芩、大黄、栀子等中药及银翘散、五味消毒饮、清瘟败毒饮等方剂具有抗病毒、抗细菌作用；黄芪除有抗病毒作用外，尚有免疫调节功能、诱导体内生成干扰素等作用；茯苓、沙参、麦冬、百部、黄精、大蓟、大蒜、白及、穿破石等对结核杆菌具有不同程度的抑制作用；百合固金汤、月华丸、沙参麦冬汤等方剂在改善结核症状方面有较好疗效。人参、西洋参、党参、鹿茸、巴戟天、地黄、何首乌等具有类糖皮质激素样作用，有利于风湿性心包炎的吸收。

同时应加强西医病因治疗，如规范抗结核治疗、抗肿瘤治疗等，必要时可于心包内注射相应药物以减少积液渗出。对存在低蛋白血症患者应予补充白蛋白，提高胶体渗透压。

第九节　经验与体会

急性心包炎、心包填塞以中西医结合治疗疗效较好，慢性心包炎如尿毒症性心包炎、慢性心包渗液和粘连性心包炎目前西医尚无较好的治疗方法，而以中医药治疗临床疗效满意。

(一)慢性心包炎的治疗体会

临床上对于慢性心包渗液和粘连性心包炎可以单纯中医治疗，其治疗方法如下：

1. 病因治疗

尽管是慢性心包炎，如病因仍未清除，则仍需做病因治疗，例如结核性心包炎反复发作不愈，有关检查证实结核尚未完全控制，仍需继续做抗结核治疗，不能耐受西药抗结核治疗者，可在中医方药中选加具有抗结核作用的中药，如黄精、百部、大蓟、白及、猫爪草、猫眼草等。

2. 活血中药的使用

活血中药可促进炎症的吸收，减少纤维蛋白的渗出，可以在辨证用药的基础上选加具有活血化瘀作用的中药如丹参、赤芍、红花、当归、益母草、地龙、水蛭等，以减少炎症渗出，增加纤维蛋白的溶解活性，减少心包粘连。

3. 补益中药的使用

慢性心包炎病程长，中医认为久病必虚，因此采用补益中药进行治疗符合中医"缓则治其本"的原则。有多种补益药可用，但通常以选用补益心脾的中药为多，因为慢性心包炎症，心脏必然受到不同程度的损害，且慢性病的善后调理多离不开健运脾胃、益气养心。我们通常选用生脉散益气养心，选用参苓白术散健运脾胃，取二者补而不燥，可以长期应用。

4. 对症中药的使用

低热盗汗者加天门冬、麦门冬、沙参、玉竹、石斛、龟甲、鳖甲等药，心胸痹痛者加香附、延胡索、三七等。

(二)尿毒症性心包炎的治疗体会

尿毒症性心包炎是尿毒症的一种常见并发症，根据其临床表现，大致相当于中医"关格""虚劳""水肿"等病证的伴随症。我们认为本病的病机在于肾气衰竭，湿毒、瘀血内阻于心，首犯心包所致，是尿毒症晚期的表现。治疗上我们强调消除原发病因。由药物引起者，立即停用有关药物；由泌尿系结石阻塞输尿管道引起者，及早取出结石，疏通泌尿道；由糖尿病、高血压、泌尿系感染引起者，及早有效地控制糖尿病、高血压、泌尿系感染，可以减轻肾脏负担，有利于肾功能的恢复。氮质血症的治疗则抓住肾虚、湿毒、瘀血这一病机特点作为治疗的中心，用黄芪益气，用淫羊藿、冬虫夏草、菟丝子、黄精补肾，用丹参、三七、川芎、莪术、水蛭活血，用大黄去湿泄毒。对于轻中型患者单纯使用中医中药治疗即可获良好效果，对于终末期肾病又无可逆因素可以消除者，则配合血液透析或腹膜透析治疗可以获效。从治疗的结果来看，心包积液量少者效果多较好，中至大量积液者效果多较差，预后亦较差。因此，及早发现、及早治疗是本病取效的关键。

(三)病因

本病所见,病因多种,临床当审证求因,详察细微,随证处方,不可拘泥根据临床症状观察分析。

急性非特异性心包炎以外邪犯心型多见,化脓性心包炎以热毒壅心型多见,结核性心包炎以痨虫痎心型多见,风湿性心包炎以湿热蕴心型多见,大量心包渗液者多表现为湿浊淫心;肿瘤性心包炎以痰热陷心型多见;缩窄性心包炎多表现为瘀血结心型。而狼疮性心包炎多表现为痰热互结、热伤阴津;心脏损伤后综合征则以心包炎血性渗液为特征,可辨证为瘀血阻络或瘀血化热型;渗液缩窄性心包炎则多表现为痰瘀互结型。

本病病位在心及心包,与肺、肾、肝、脾等脏相关。病性方面有本虚、标实之分,其本在于气阴亏损或心肾阳虚,其标多为气滞、痰饮、瘀血、热毒等交互为患,而临床上本虚标实夹杂为病亦不少见。病程急性期、早期以标实为主,后期则多以本虚或本虚标实为主,应根据病程的不同阶段拟方用药。

第十节 预防与调护

(一)预防

平素应注意生活起居有节,寒温适度,防止外邪侵袭。

(二)调理

1. 生活调护

急性期一般应卧床休息,以减轻心脏负担,保护未损伤心肌;若为慢性心包渗液和心包粘连,可适度散步、练气功和打太极拳,以促进血液循环,帮助心包渗液的吸收,减轻粘连,促进病情恢复,应量力而行,劳逸结合。重症者应卧床休息治疗;呼吸困难者宜采取半卧位。

2. 饮食调养

一般应进低盐饮食,以营养丰富、细软、易消化的饮食为主,如蔬菜、鱼类、瘦肉、动物心脏(猪、牛、羊及其他动物)等。忌食辛辣、肥甘之品,戒烟酒。可做食疗的中药有金银花、白菊花、夏枯草、沙参、玉竹、石斛、百合、白果、茯苓、莲子、山药、扁豆、薏苡仁、天门冬、麦门冬、贝母、海带、海藻、三七、人参、西洋参、黄芪、冬虫夏草、罗汉果等。可以将这些中药与食物适当烹调制成可口食品以配合治疗。应用举例:

(1)双花茶:金银花、白菊花各20g,水煎,加入少许蜜糖,代茶。适用于本病风热盛者。

(2)夏桑菊冲剂(保健凉茶):每次1包,冲溶代茶,每天2~3次。适应证同上。

(3)清补凉糖水:沙参、石斛、百合各15g,玉竹20g,加水约800mL,煎至400mL,加冰糖或白糖少许,分次饮服。适用于本病阴虚者。

(4)浙贝白果炖雪梨:浙贝母12g,白果肉10粒,雪梨1~2个(削皮去心),加水200mL,炖熟,加冰糖少许调至甜味。适用于本病有痰热者。

(5)龟苓膏(保健食品):每次1包,沸水冲调。适用于本病有湿热毒邪者。

(6)丝瓜炒鱼片:丝瓜200g(去皮,洗净切片),花斑鱼100g(去鳞,切片)。先用油盐炒丝瓜,近熟时加入鱼片一起炒至熟。适用于本病热盛者。

(7)西洋参炖鸡：西洋参 3～6g，鸡肉 100g，大枣 3 枚，放瓦盅内，加水 200mL，隔水炖熟，油盐调味。适用于本病阴虚气弱者。

(8)冬虫草莲子炖猪心：猪心 1/3～1/2 只，冬虫夏草 5～10 条，莲子(不去心)30g，蜜枣 2 枚，加水 200mL，放入瓦盅内，隔水炖熟，油盐调味。适用于本病心动悸、脉结代者。

(9)三七炖鳖鱼：三七(打碎)3 粒或三七粉 3g，鳖鱼 100g，生姜 2 片，大枣 3 枚，加水 200mL，放入瓦盅内，隔水炖熟，油盐调味。适用于本病阴虚有血瘀者。

(10)海藻音(保健食品)：每次 1 小碗，每天 1～2 次。适用于本病有痰有瘀者。

3. 精神调理

保持精神愉快，避免精神刺激。

第十一节　现代研究

(一)基础研究

1. 中医病因病机研究

(1)外邪侵袭：急性心包炎多有外因存在，其多为风湿热毒之邪侵袭，未能表散，阻遏肺气，肺失宣肃，痰热内蕴，或逆传心包，壅遏气血，则发为胸痛喘息等症。李斯炽认为本病多系风湿热伤阴之候，风湿热三邪可由风寒湿三气郁热而来，即《素问·痹论》中所谓："风寒湿三气杂至，合而为痹""脉痹不已，复感于邪，内舍于心"。亦可直感风湿热三气而发，其间有素蕴湿热，复感风邪者；亦有内停湿邪，再受风热者。李传清认为温邪伤津，肾阴不足，水不济火，以致心火炽盛，热灼津液为痰，内阻心包，因痰阻气滞，则心包脉络不通，以致气滞血瘀，于是痰浊、瘀血壅遏心包为患，诸症丛生。马垂宪认为感受风温，邪入肺胸，肺失宣降，水液输布失常，水饮停胸，则发为本病。

(2)饮停胸中：因为急性心包炎多在出现心包积液后方确诊、治疗，故大多数医家均以水饮治之。认为饮之生成多因嗜食肥甘生冷或辛辣醇酒，中阳被遏，脾不能运，湿从内生，停而为饮，阻于胸中，而发为本病；或酿生痰湿化热，阻遏胸阳，亦发本病；年老体虚或久病失养，心肾阳虚，不能运化精微及温煦水津，亦可致饮邪停留而发病。姚远林认为本病属于饮邪为患。究饮之由，不外内外之因。内为阳气不足，外为水湿浸渍。阳虚则水失气化，水渍则脾土受累，合而水饮内生。心包积液者，以气促不能平卧、脉涩不畅为特征，即所谓"咳逆倚息，短气不得卧，其形如肿"，系支饮为患，萧光永等亦认为本病属于中医学中的支饮范畴，可由操劳过度，致心阳不振，复感风寒，肺气失宣，不能通调水道，以致水饮积于胸中而为病。华良才同样认为本病中医辨证属于"支饮"，证由木郁土虚，肝失疏泄，脾失健运，三焦不利，聚而为饮。

(3)痰瘀互结：凤患心肺之疾，或大病久病之后，痰饮宿留，血瘀不行，致痰瘀互结于胸，则见胸痛喘息咳痰等症。封枫认为若患者素体痰盛，痰浊壅塞，痹阻胸阳，致胸阳不展，气机不畅，气滞血瘀，痰瘀互结，痹阻心肺，三焦水道不得通畅，以致水饮停于心包而发病。

2. 西医发病机制研究

心包炎病因临床上以结核性、非特异性、肿瘤性、尿毒症性、化脓性、风湿性、急性心肌梗死等较为多见。庞伦祥对 1990～2009 年收治的 381 例心包积液患者的临床资料进行回顾性分析,结果心包积液病因依次为肿瘤性占 21.5%、结核性占 17.3%、心力衰竭性占 13.6%、尿毒症性占 8.9%、非特异性占 8.1%、甲状腺功能减退性占 7.8%,其他各种原因合计占 22.8%。金玉如等分析了 100 例心包炎的病因,占前 5 位的为恶性肿瘤性、结核性、尿毒症性、心肌梗死后及非特异性。周国维等对 55 例经手术、病理证实为缩窄性心包炎的患者进行了临床和病理分析,其病理结果显示半数以上病例病因未明(29 例占 52.7%),在已知病因的病例中,结核是最主要的病因(23 例占 41.8%)。李志成回顾性分析 52 例行心包切除术并有病理检查结果的心包炎临床与病理资料,结核性 14 例(26.9%),癌性 4 例(7.7%),非特异性改变 34 例,其中 2 例为创伤性、1 例为放射性,其他 31 例(59.7%)原因不能确定。与非特异性组比较,结核性心包炎患者的病程较短($P<0.01$),有发热、急性心包炎、中至大量心包积液和心脏压塞病史者较多($P<0.05$);4 例癌性心包炎均表现为顽固性渗液性心包炎。结论:缩窄性心包炎多数病例病因不明,在已知的病因中,以结核多见;顽固性心包渗液多见于恶性肿瘤。梁庆祥等报道了 103 例心包炎,病因以结核性占首位,化脓性、肿瘤性分别占第 2、3 位,儿童组中以化脓性最多,成人组中以结核性最多,肿瘤性在病因构成比中已较 20 世纪 50—60 年代明显升高,提示应加强防治结核病和及早诊治肿瘤。鲁晓春等调查了 450 例确诊为心包积液的住院患者,所有患者前 6 位的基础病因为肿瘤(22.22%)、结核(19.11%)、心力衰竭(16.44%)、肾功能不全(8.22%)、非特异性心包炎(8%)和心脏术后并发症(7.78%),老年组是肿瘤(23.5%)、心力衰竭(19.13%)、结核(14.75%)、非特异性心包炎(11.48%)、肺部感染(8.74%)和肾功能不全(6.01%),高龄老年组心包积液病因构成相对集中,前 4 位的病因是心力衰竭(34.62%)、肺部感染(19.23%)、肿瘤(15.38%)、肾衰竭(15.38%)。结论心包积液的病因随患者年龄老化,肿瘤、心力衰竭、肺部感染比例呈逐步上升趋势,结核则呈下降走势。杜心清等分析了 60 岁以上老年人心包炎 42 例(老年组)的临床特点,并与 60 岁以下心包炎 64 例(对照组)做比较,认为老年人心包炎的特点为男性多于女性,病因以恶性肿瘤和急性心肌梗死多见。心包恶性肿瘤以转移性居多,原发性肿瘤主要见于心包间皮瘤。刘如玉报道的 65 例心包积液中,癌性心包填塞占 50%,心包转移性肿瘤多发生于肺癌、乳腺癌、淋巴瘤及白血病的转移。心包转移癌的途径常为直接扩散、静脉扩散和转移扩散,胸腔肿瘤如肺癌或食管下段贲门癌呈直接蔓延扩散。林淑琴等回顾了 7 例心包积液误诊患者的临床资料,心包积液按常规诊治无效时,要考虑胆固醇性心包积液和结节病、肺淋巴管平滑肌瘤、特发性高嗜酸性粒细胞综合征、朗格汉斯组织细胞增生症等少见的引起心包积液的疾病。

综上所述,在所有心包积液的病因中,肿瘤占首位,原因包括转移瘤及心包间皮瘤。而在高龄心包积液患者中,心肺功能异常导致心包积液接近一半。导致缩窄性心包炎的原因以结核为主。常规治疗无效时也要考虑罕见疾病。

(二)临床研究

1. 辨证论治研究

急性心包炎的初期阶段,由于胸痛、发热等症状明显,许多医家以温病、结胸等法治疗而获效。如王淦圻治 1 例急性心包炎,辨证属邪热与痰饮互结上焦,气阴两虚,用清热化痰、逐饮散结法治之,投以大小陷胸汤合方 2 剂,症状缓解后,以小陷胸汤加清热涤痰之品,服用 4 剂获愈。郭铭信报道了 1 例非特异性心包炎,壮热汗出,胸痛,辨证属热毒蕴结肺胃,瘀血阻络，阳明热炽，用银翘白虎汤清泻肺胃，3 天后壮热大减，咳嗽胸痛好转，入益气养阴之品，再 2 剂，体温即降至正常，胸痛消除。赵大发以清心解毒、养阴渗湿、芳香开窍之法治疗 1 例暑湿化热，逆传心包之化脓性心包炎，药选金银花、连翘、蒲公英、红参须、麦门冬、薏苡仁、茯苓等，另服安宫牛黄丸，守方加减 12 剂而愈。马垂宪治愈 1 例狼疮性心包炎患者，辨证为感受风湿，热入气分，饮阻肺胸，治以清热解毒，利湿活血，药用银翘散、五苓散合小柴胡汤加减，服药 8 剂心包积液消失。李斯炽治 1 例病毒性心包炎，证属风湿热合邪流连日久，化毒损阴，治以祛风除湿，清热解毒，兼养心阴，潜阳镇静。药用淡竹叶、金银花、黄连、芦根、茯苓、琥珀、牡蛎、麦门冬等，数剂后，心悸大减，心痛消失，发热好转。后因感冒，以上法加升提之品，2 剂即解。继以养心开脾、育阴潜阳诸法调理而愈。李氏还治 1 例心包炎系湿热久蕴，弥漫三焦，复加外风所致者，治以宣泄湿热，透表通利，养阴生津。取金银花、芦根、冬瓜仁、茯苓、泽泻、厚朴、天花粉等。3 剂后诸症均减，但觉胸闷，减宣泄之品，加疏肝通腑之药而安，后以养心益胃之法而收全功。

对于临床无发热症状，以心包积液为主的，多从痰饮入手治疗。根据邪正的标本关系，有以攻邪为主的，也有采用攻补兼施之法的。但大多以葶苈大枣泻肺汤加减治疗。如刘时尹以葶苈大枣泻肺汤合瓜蒌薤白汤加车前子、麻黄等治疗 1 例心包积液，服药 40 剂而愈。华良才用葶苈大枣泻肺汤合逍遥散加减治 1 例特发性心包炎所致心包积液，守方加减服药 30 剂获愈，随访 3 年无恙。刘胜利治 1 例心包积液，舌淡红苔白，脉弦数，以葶苈大枣泻肺汤合五苓散加减：葶苈子、大枣各 15g，瓜蒌皮、泽泻各 12g，桂枝、白术、茯苓、猪苓、白芥子、法半夏、干姜各 10g，甘草 5g。加减服用 16 天，病愈，随访 1 年体康。纪秀兰以葶苈大枣泻肺汤加茯苓、薏苡仁、玄参、百部等治 1 例结核性心包积液，属饮停上焦，心阴受损者，服药 49 剂，积液消失。汪济美治 1 例慢性化脓性心包积液青年男患者，中医诊断为"伏饮"，辨证为积饮抑遏胸阳，痹塞心中，肺气被困，阳气耗损，阴阳不相接，投小剂通阳逐水、行气化饮之剂，药用桂枝 8g，甘遂 3g，地胆草 15g，盐肤木根 30g。服 12 剂后头面足浮肿已消退，X 线示"心包积液吸收好转"。因伏饮久潜沉滞，不求速痊，以上方减量，甘遂 2g，盐肤木根 15g，余药不变。继进 6 剂，X 线示"心包积液完全吸收"，继服 4 剂善后。罗次星治疗 1 例 2 岁女患儿，主诉发热气促，经超声显像仪发现心包积液，辨证为外寒内饮，治以温散水饮，药用小青龙汤加味，服药 9 剂即告病愈，超声显像仪示心包积液消失，随访 1 年未发病；其又治一老年男患者，症见胸膈胀闷，心悸怔忡，咳逆喘息不能平卧，双下肢水肿等，超声显像仪提示大心包积液，连续心包穿刺抽液 3 天罔效，辨证为肾阳衰微型，治以温肾纳气，药投《金匮要略》肾气丸，服 15 剂告痊愈，随访 3 年未复发。

在缩窄性心包炎方面，曲凤至等治疗 1 例甲状腺功能减退后黏液水肿伴心包积液患者，X 线提示心包积液（部分心包壁增厚缩窄）；超声心动图报告"缩窄性心包炎伴心包积液"；辨证为饮邪停聚，痰瘀互结。治以渗湿利水，药用五苓散合五皮饮加减，服 80 剂后 X 线示心包积液完全吸收，诸症明显好转，续服 40 剂善后。后随访 1 年又 3 个月，一切如常。李树勋治 1 例早期缩窄性心包炎，以气滞血瘀，病久入络论治，仿王清任膈下逐瘀汤加减，服药 34 剂，诸症消失。孙济东重复其法，服药 40 余剂，使一患儿缩窄性心包炎的症状消失，避免了手术。缩窄性心包炎使心脏受压后可以导致体静脉瘀血，临床可见水肿等表现，陈良盛等从阴水治之，初予陈夏六君子汤合五皮饮，再宗实脾饮加减，后以附桂理中汤合济生疏凿饮化裁而获愈。傅健治 1 例急性心包炎后转为缩窄性心包炎患者，辨证为脾肾阳虚，饮邪内泛；拟治则为温阳利水，泻肺蠲饮，佐益气养心，药用葶苈大枣泻肺汤、苓桂术甘汤合生脉散加味，服 29 剂后，他症俱轻，肢仍浮肿，再拟真武汤合葶苈大枣泻肺汤加味，以本方出入，治疗 8 个月后，X 线已无异常发现。经随访 4 年未复发，体力无减退。

2. 专病专方研究

(1)加减四君子汤：太子参、薏苡仁、黄芪各 30g，白术、椒目各 12g，茯苓、黄精各 20g，麦门冬、地骨皮、百部、桑白皮、大枣各 15g，甘遂 3g。刘立华治 1 例结核性心包积液，舌淡苔薄白，脉细弱无力，药以本方随症加味，服药 45 天后，症状、体征明显改善，复以益气、健脾、滋肾善后，续治 3 月而愈。

(2)化痰逐水汤：茯苓 20g，葶苈子、杏仁、陈皮各 10g，薏苡仁 30g，甘草 6g，肉桂 3g(冲末分 3 次吞服)。邓朝纲治疗 1 例右胸腔积液伴心包积液之 9 岁患儿，以此方随证加味，服用 58 剂后胸透报告"心肺未见异常"，遂以八珍汤加味善后而愈。

(3)归脾汤合大陷胸汤：党参、黄芪各 30g，白术、木香、远志、法半夏、全瓜蒌、黄连各 10g，当归、桑白皮各 15g，山药、薏苡仁、茯苓各 20g。苏亚天以此方加减治疗 1 例放射性心包炎并大量心包积液患者，服药 44 天痊愈，3 个月后复查超声心动图示：无心包积液。

3. 其他治疗研究

(1)针刺法：以针腹部先天经络(鸠尾、中脘、下脘、水分、气海、关元、中极、天枢、大横、带脉等穴)，阴陵泉、三阴交、水泉、公孙，以上各穴先泻后补，留针 30 分钟。

(2)砭石：温砭置于双下肢内侧 30 分钟。施安丽以此方治疗 1 例室间隔修补术后大心包积液患者，治疗 15 天痊愈，复查心脏超声示：心包积液(估液量 60～100mL)。随访 6 个月，复查心脏超声：少量心包积液，大致同前。

第十二节 评述与展望

心包炎、心包积液是一个较难治疗的疾病，对于以心包积液为主要表现且积液量不多者，可以单独中医辨证治疗，效果较满意且能免除激素的使用，无积液渗出反跳现象；对于大量心包积液出现心包填塞以及缩窄性心包炎，心包缩窄严重影响心功能及血流动力学者，则应中西医结合治疗，待病情缓解之后再用中药进行调理以巩固疗效。临床应依据中西医各自的优势选好各自的切入点。

(一)中医治疗原发病因，西医对症治疗

例如对于非特异性心包炎，其病因不明，病毒感染可能是其重要原因，因为其病因不明确，西医无从进行病因治疗，多是对症处理，如解热止痛、抽取心包积液以减轻症状等。中医可以发挥辨证论治的优势，既然与病毒感染有关，中医药对病毒感染有较好疗效，如黄芪、淫羊藿、射干、虎杖、苦参等对柯萨奇病毒有抑制作用；干扰素能阻断病毒的繁殖和复制，有一定的疗效，中药如人参、黄芪、茯苓、猪苓、淫羊藿、冬虫夏草等有诱生干扰素的作用，可供选用。

（二）西医治疗原发病因，中医辨证治疗

对于病因明确的心包炎，西医治疗效果良好者，可在西医对病因治疗的基础上进行中医辨证治疗，对改善症状、减轻西药毒副反应等均有较好疗效。如化脓性心包炎，西医主要针对致病菌选用有效的抗生素，并可反复心包穿刺抽脓和心包腔内注入抗生素，必要时心包切开引流。中医根据辨证采用仙方活命饮治疗，该方 11 味药中，有 9 味活血除痰药，可以促进化脓灶炎症的吸收，减少纤维蛋白渗出，预防或减少心包粘连。又如结核性心包炎，西医予系统抗结核治疗，病情可得到较快的改善和治愈。然而一些病人虽经系统治疗，但临床症状改善不明显，可能与患病日久、体质素虚或结核杆菌的抗药性有关，病人常有潮热盗汗、口舌干燥、心烦不眠、遗精或月经不调等肺肾阴虚诸症，中医治疗上可根据辨证选加知母、黄檗、牡丹皮、白薇、银柴胡、乌梅、石斛、沙参、山茱萸、龟甲、鳖甲等药以滋阴清热，往往能较好改善临床症状。

目前，在中医药治疗心包炎的临床研究中也存在一些问题：对急性心包填塞、大量心包积液单独中药治疗疗效欠佳，需及时配合心包穿刺抽液；对心包炎的治疗多用单方、验方及辨证组方治疗，缺少有效的中成药；目前的报道以个案为多，在辨证分型方面缺乏统一标准，疗效判定不规范；缺乏大样本的临床随机对照研究，同时也缺乏长期随访，中医药治疗对心包炎预后的影响未见报道。为此，今后还应从以下几方面着手，提高中医药治疗心包炎的水平。应加强中医辨证治疗心包炎的研究，加强中医药文献的研究，发掘整理有效的方药。临床研究与方剂、药物的实验研究密切结合，对有效方药进行药物化学、药理等方面的研究，进行剂型改革，拓展中医药治疗心包炎的优势。如慢性缩窄性心包炎目前西医治疗疗效欠佳，部分病人需行心包剥离术，手术风险较大，而中医辨证多从涤痰活血着手治疗，取得了一定疗效，故应加强对中医涤痰活血治疗机制的研究，筛选出疗效更好的方药。应组织全国专家制定出统一的中医辨证标准及临床疗效评定标准，拟订诊疗规范，进行严格科研设计的临床及实验研究，进而研制开发出疗效卓著、使用方便、重复性强的理想方药和剂型，把心包炎的中医治疗提高到一个新的水平。

第五章 原发性心肌病

按照世界卫生组织(WHO)的定义，原发性心肌病指原因未明的心肌疾病。因其他疾病而致的"继发性"心肌疾病，称为"特异性心肌疾病"。

本病的发生目前认为可能与病毒感染、自身免疫反应、遗传、代谢异常等因素有关。其基本的病理改变为心肌肥厚、心腔扩大和心肌纤维化。1995年，世界卫生组织和国际心脏病学会工作组根据病理解剖和病理生理的特征性改变，将原发性心肌病分为五型：①扩张型心肌病(dilated car-diomyopathy，DCM)：病变以心肌变性、萎缩和纤维化为主。左室、右室或双侧心室明显扩大并伴肥厚，左心室扩大尤其明显。②肥厚型心肌病(hypertrophic cardiomyopathy，HCM)：病变以心室及室间隔心肌不均匀性肥厚为主，且室间隔心肌肥厚重于左室游离壁，常有左室腔缩小及收缩期压力阶差。临床又分为2型：肥厚非梗阻型心肌病和肥厚梗阻型心肌病，前者肥厚发生在室间隔或心室游离壁，心室流出道无梗阻及无压力差；后者肥厚以室间隔为主，向心腔内突出，心室腔缩小，心室流出道发生梗阻及压力差。③限制型心肌病(restrictive cardiomyopathy，RCM)：包括心内膜心肌纤维化，可伴有或不伴有心室腔闭锁，心内膜心肌瘢痕形成，以心室舒张充盈受限制为特征，也称为心内膜及心内膜下心肌纤维化。④致心律失常性右室型心肌病(arrhythmogenic righl ventricular cardiomyopathy，ARVCM)：WHO于1995年正式命名并将其归类于原发性心肌病，病理特点为心室肌被脂肪纤维组织代替，右室心肌多受累。⑤未分类性心肌病(unclassified cardiomyopathy，UCM)：指不适合上述类型的原发性心肌病，如弹力纤维增生症、左室致密化不全等。

根据临床不同表现，本病可归属中医学"心悸""怔忡""水肿""喘证""胸痹"等范畴。

第一节 病 因 病 机

(一)中医

1.病因病机

心肌病的病因病机比较复杂。中医学认为本病的发生与先天禀赋不足、外邪侵袭、过度劳倦、饮食失调等因素有关。

(1)先天禀赋不足：先天肾之气血阴阳亏虚，五脏相关，则致心之阴阳失衡，若心气不足，帅血无力，气滞血瘀，水道不利，痰湿阻滞，痰瘀互结而致心悸、心痛、唇甲发绀、胁下痞块作痛等；若阴不敛阳，阳气虚脱，则见面色青灰，大汗淋漓，四肢厥冷等症。

(2)外感风热毒邪：袭肺侵心，由气及血，伤及血脉，日久不去，内舍于心，痹阻脉络，心脉瘀阻而致心悸怔忡、心痛、咳嗽、喘促、肢节疼痛等症。

(3)劳倦过度：伤及脾胃，脾失健运，则气血化生乏源，日久必气血亏虚，心失所养，而致胸闷、心痛、心悸、气短、脉结代等症。

(4)饮食失调：脾胃运化失司，水湿内停，饮邪上犯，凌心射肺致心悸怔忡；或心病及肺，肺治节失常，痰饮阻肺，肺气不降，血随气逆，致心悸喘憋，不得平卧等症。

2.病症演变

六淫邪毒内蕴于心，导致心脉瘀阻，心失所养，发为心悸，胸痹，脉律不整等；病邪恋心，留而不去，日久伤及气血，损及阴阳。

心气不足，心阳虚衰，血脉鼓动乏力，出现气短乏力，心悸脉弱；又心阳虚衰，气化失司，水液停聚，外溢肌肤而为肿，上凌心肺而为咳喘心悸；心阴不足，心血虚少，心失所养，血脉不能环周不息，亦可表现为心悸、脉律不整；心气心阳需赖心阴心血之供养，心阴不足，心血虚少，必使心之气阳进一步虚弱，甚至猝然出现阴阳离决、暴脱、而亡。

总之，本病病位在心，与肺、脾、肾三脏关系密切。以正虚为本，毒邪、痰浊、血瘀为标，属本虚标实、虚实夹杂的病证。病情发展取决于正气盛衰及感邪轻重，本病多为疑难病证，病情严重者可发展为心阳暴脱，甚至阴阳离决而猝死。

(二)西医

原发性心肌病的共同点是"病因不明的心肌病"，并以此与"继发性心肌病"进行鉴别。不论哪一类型的原发性心肌病，病因未能明确，但研究发现一些因素可能与其发病有关。

1.扩张型心肌病

DCM 的病因迄今未明，一般认为系多种因素综合作用的结果。除了特发性、家族遗传性外，研究发现病毒持续感染、基因突变、自身免疫反应等多种因素均可导致 DCM。在众多的病因中，持续病毒感染被认为是最重要的原因。研究发现 DCM 可由多种病毒感染致病，而并非单一的几种病毒，常见的有肠病毒、柯萨奇病毒、巨细胞病毒、疱疹病毒、EB 病毒、丙型肝炎病毒等。持续病毒感染对心肌组织的损伤、自身免疫因素介导尤其是一些抗心肌成分的自身抗体如抗心肌肌球蛋白抗体、抗心肌肌动蛋白抗体、抗心肌纤维膜抗体以及抗心肌线粒体抗体等，可对心肌形成免疫损伤，从而诱发或导致心室扩大。

DCM 的病理改变在光镜下心肌呈非特异性改变，病变以心肌纤维化为主，偶有小块坏死心肌，心肌细胞有不同程度肥大及萎缩，肌细胞间纤维组织增多。在电镜下，表现为心肌细胞肥大及退行性变，肌原纤维含量减少，线粒体增大、增多，嵴断裂或消失，肌浆网扩张，糖原增多，核增大，核膜折叠，变形。在临床上肉眼可见主要以心腔扩大为主，其中又以心室扩张为主，左心室更为显著；心室扩大的同时室壁变薄，纤维瘢痕形成，部分心腔显著扩大的病例可发现有附壁血栓形成。

2.肥厚型心肌病

与 DCM 一样，HCM 的致病因素不明，但与 DCM 不同，HCM 的家族遗传倾向更为明显。DCM 的遗传规律有：①常染色体显性遗传；②肥厚型心肌病梗阻型和非梗阻型可发生在一个家系，而充血性心肌病和肥厚型心肌病不会发生在一个家系；③一个家系中肥厚型心肌病的发生率为 20%左右。

HCM 主要的病理生理变化为：心室肥厚、心肌收缩力增强、左室流出道压力阶差、舒张期弛缓和顺应性异常、二尖瓣反流、心肌缺血和心律失常。左室腔与流出道之间出现收缩期压力差，是本病的特征。在收缩期，肥厚室间隔凸入室腔使左室流出道狭窄，在收缩中期出现二尖瓣前叶异常向前移，贴近室间隔，形成左室流出道梗阻及相对性二尖瓣关闭不全。左室流出道梗阻有继发的病理学意义：可使动脉压下降，冠状动脉灌注不足，更重要的是使射血时间延长，心室做功增加，使心室腔在收缩末期近乎"闭塞"，从而导致心室壁进一步增厚，原已减弱的舒张功能进一步减退，心肌耗氧量增加，加之心肌内小血管疾病及相对减少的心肌内毛细血管分布，而产生缺血性心损伤、心肌坏死，最后心室扩张，收缩力亦减退，发生充血性心力衰竭。本病对心功能的影响，主要是舒张功能不良，其原因包括心室僵硬度增加和心脏弛缓功能下降。在本病，心肌缺血是临床的重要特征之一，可出现心绞痛。

3. 限制型心肌病

RCM 是一种少见的心肌病，其病因未明，可能与多种因素有关，如病毒、寄生虫感染，营养不良及自身免疫等。目前研究认为嗜酸性粒细胞增多与本病关系密切。在疾病初始期，表现为急性心肌炎，可持续 5～6 周。然后在心内膜下有厚层血栓伴有嗜酸性粒细胞浸润，形成附壁血栓，称为附壁血栓期，此期约 10 个月。进一步发展，心内膜上覆盖胶原纤维，纤维蛋白沉积，肉芽组织及炎性细胞浸润，小血管扩张明显。心肌纤维化并在肌细胞间形成纤维隔，此时，在心内膜下可有新的血栓形成。此期称为血栓机化期，约为 2 年。在本病晚期，增厚的心内膜上有显著的透明纤维组织层，心肌纤维化改变更明显，纤维隔可由心内膜延伸到心内膜下，并可有附壁血栓形成。病变进展至晚期，心腔呈轻度到中度扩大，病变可局限于一侧心室，亦可双侧心室先后受累。心内膜增厚大多分布在左右心室的流入道及心尖部，还可累及乳头肌、腱索及瓣膜。晚期增厚的心内膜常达 4～5mm，心腔狭小，使心室舒张功能严重受累，充盈受限，病人有重度静脉阻塞性水肿、肝大、呼吸困难，并常有胸腔积液、腹水，临床酷似缩窄性心包炎。本病有时呈家族性发病，可伴有骨骼肌疾病和房室传导阻滞。

4. 致心律失常性右室型心肌病

ARVCM 病因不明。临床病例多呈散发；少数呈家族聚集倾向，提示可能存在遗传因素的影响。与 RCM 的病变在心内膜不同，本病的病理改变主要在心外膜与心室肌，而心内膜极少累及。病变主要累及右室，少数患者的左心室也可受累。右室病变多集中在右室漏斗部、心尖、膈面和下壁，通常称为"发育不良三角"。如病变广泛，则可形成右室明显扩大。本病主要异常是右室心肌在不同程度上由脂肪和纤维组织所替代。脂肪组织或纤维组织无正常心肌一样的传导功能，夹在这些脂肪或纤维组织中的"孤立"的心肌纤维发生传导延迟，从而与邻近正常心肌间产生折返现象，从而导致右室起源的室性心动过速反复发作。其另一个病理改变是，因心肌纤维化，右室心肌变薄，右心室形态和机械收缩功能异常，出现右心衰。

5. 未分类性心肌病

弹力纤维增生症、左室致密化不全等属于未分类性心肌病。

第二节　临床表现

原发性心肌病原因未明，部分患者来自遗传因素，故可在儿童时期发病，部分患者成年后才发病。不同类型的原发性心肌病其临床表现各有特点。

(一)症状

1. 扩张型心肌病

各年龄段均可见到 DCM，但以中年为多。起病多缓慢，一般在体检时发现心脏扩大，此时因心功能可代偿而可无任何自觉不适。当病情发展到一定阶段，症状开始出现，这一病程进展可达 10 年甚至更长时间。症状以充血性心力衰竭为主，可表现为疲乏无力，活动后心悸、气促，劳动能力下降。逐渐发展出现夜间阵发性呼吸困难，端坐呼吸，甚至肺水肿。左心功能不全的严重程度和病程、左心室扩张程度呈正比。病情进一步发展，由单纯的左心衰进展到右心功能不全，此时病程进入晚期，出现肝脏增大、触痛、肝区胀痛，下肢水肿及多浆膜腔积液等。部分患者有心悸等心律失常的症状，可出现各种类型的心律失常：房性或室性期前收缩、房颤以及阵发性心动过速等。20%～50%的病人有胸部不适的主诉，10%～20%的病人有典型心绞痛，约 15%的病人可发生栓塞，多出现于疾病的后期，脑、心、肾、肺均可栓塞。栓塞和心律失常是本病发生猝死的主要原因。故本病以无明显原因的充血性心力衰竭、心律失常、动脉栓塞、猝死为主要临床特征。

2. 肥厚型心肌病

本病发病年龄相对较轻，少数病例在童年时期即发病，症状一般在 30 岁之前出现，男女患病概率无明显差别，约 1/3 的病例有家族史。本病在早期可无任何不适。

随病情进展，可出现以下症状：

(1)呼吸困难：一般在劳累后出现，为舒张性心衰的表现。

(2)心前区疼痛：多为非典型心绞痛，常因劳累诱发，持续时间长，对硝酸甘油反应不佳，与冠状动脉血供相对不足有关。

(3)头晕或晕厥：多在活动时或情绪激动时发生，此时交感神经兴奋，肥厚的心肌收缩增强，加重了左室流出道的梗阻，心排血量急骤减少，脑供血减少故出现头晕，甚至晕厥；

(4)心悸：为常见的伴随症状，查心电图一般有心律失常。

(5)猝死：极少数的病例以猝死为首发症状，多见于青壮年病人。病变晚期出现心力衰竭的症状，如气喘、不能平卧、肝大、下肢水肿等。

3. 限制型心肌病

此型主要发于热带或亚热带地区的人群，我国只在南方偶有发病，起病缓慢，部分病人早期可见发热，继而出现乏力、头晕、气急、水肿。根据心室纤维化的部位可分为右心室型、左心室型和混合型，其中以左心室型最为多见。左心室型表现为左心衰竭和肺动脉高压的症状，如气急、劳力性呼吸困难、咳嗽、咯血。右心室型及混合型常以右心衰竭症状为主，有心悸、乏力、心前区不适或疼痛、水肿或腹胀等，水肿以下肢水肿为主，腹胀由腹水所引起。

4. 致心律失常性右室型心肌病

发病率相对更低。部分患者有家族史，无性别差异。主要症状是突发心悸，头晕，甚至晕厥，少数病人表现为猝死。

(二)体征

1. 扩张型心肌病

病变早期很少有心脏异常体征，可见心率加快，心尖冲动向左下移位，可有抬举性搏动。最重要的早期体征为出现明显的第三心音和第四心音。病情进展到一定阶段，表现为充血性心力衰竭的体征。心脏扩大，心尖向左下移位，搏动弥漫或呈抬举性，心率增快，可闻及第四心音奔马律，心尖部第一心音低钝，心尖区可有相对性二尖瓣或三尖瓣关闭不全所致的收缩期吹风样杂音，肺动脉高压者肺动脉瓣区第二心音亢进。血压多数正常，在心力衰竭时增高，以舒张压增高为主，脉压小，晚期患者血压低。

2. 肥厚型心肌病

本病的体征与病理解剖及血流动力学变化密切相关。部分患者早期可无特异性体征。随着病情进展，心浊音界向左扩大，心尖冲动向左下移位，有抬举性搏动，或有心尖双搏动。触诊周围动脉搏动冲击波较大，消失波小，类似水冲脉和重复脉。胸骨左缘中、下段或心尖内侧可听到收缩中期或晚期喷射性杂音，与第一心音有明显的间歇，可传导至颈部，可伴有收缩期震颤。心尖部可有二尖瓣关闭不全引起的收缩期吹风样杂音，常有第四心音，肺动脉瓣第二心音分裂。有流出道梗阻的患者，增加流出道与左室间压差，如给洋地黄制剂、吸入亚硝酸异戊酯、做 Valsalva 动作，使左心室后负荷下降，流出道狭窄加重，杂音可增强。相反，给β受体阻滞剂，或出现心衰时杂音减弱或消失。

3. 限制型心肌病

体检示颈静脉怒张，静脉压升高；心脏搏动常减弱，心浊音界轻度增大；心音低，心率快，可有舒张期奔马律和心律失常，二尖瓣或三尖瓣区可有收缩期杂音，肺动脉瓣区第二心音亢进，肺底部哕音，脉压小。偶有心包积液，常有栓塞现象，尤其是并发心房颤动时更常见。腹胀，有移动性浊音。肝大，且质较硬。下肢可有凹陷性水肿。

4. 致心律失常性右室型心肌病

右心室扩大时触诊心浊音界可向左下扩大。心律失常发作时可见心动过速或心律不齐。后期出现右心衰时颈静脉怒张，肝脾大，肝颈静脉回流征阳性，腹水，下肢水肿等。

第三节　实验室和其他辅助检查

(一)血液检查

在有病毒感染的急性期时可见白细胞减少，呼吸道病毒感染时鼻咽拭子等标本可分离出病毒，血清病毒抗体常可呈阳性反应，炎症指标如 C 反应蛋白等会升高，血沉增快。累及心肌时常见肌钙蛋白或血清心肌酶升高。心衰时 BNP 或 NT-proBNP 升高，右心衰伴肝瘀血时可有白蛋白降低、球蛋白及胆红素升高。限制型心肌病可见嗜酸性粒细胞增多。

(二)心电图检查

(1)扩张型心肌病的心电图表现以多样性、复杂性而又缺乏特异性为特征。可见左室、右室或双侧心室肥大，左房、右房或双侧心房肥大及心肌损害，广泛 ST 段压低，T 波平坦、双向或倒置，可见异常 Q 波。心律失常多见，如心动过速、心房纤颤、束支传导阻滞、房性期前收缩、室性期前收缩，严重者可出现室性心动过速、心室纤颤。

(2)肥厚型心肌病最常见的异常为 ST-T 改变，倒置的深 T 波，类似冠状 T 波，可见左心室肥厚的心电图改变。由于心室间隔肥厚及心肌纤维化和排列紊乱，30%～50%的患者可在 Ⅱ、Ⅲ、aVF 及 V_4～V_6 导联出现异常 Q 波，其发生率仅次于心肌梗死。可有各种心律失常，常见有束支传导阻滞、房室传导阻滞、室性期前收缩、心房颤动等。

(3)限制型心肌病心电图改变无特异性，P 波增宽、高尖及切迹，QRS 波群低电压，V_1、V_2 导联上可见异常 Q 波，T 波低平或倒置，房室传导阻滞及束支传导阻滞，心房颤动，不同程度的左右心房、左右心室增大等。

(4)致心律失常性右室型心肌病可见反复发作的起源于右室的室性心律失常。心电图特点包括导联 T 波倒置，ST 段自发性抬高；S 波上升支时限延长≥55ms；Epsi-lin 波和 QRS 波群时限延长。伴有右胸导联 T 波倒置的无明显心脏疾病的中青年人群，若出现左束支传导阻滞则应考虑 ARVCM 的可能。

(三)X 线检查

1. 扩张型心肌病

病程早期的 X 线可无变化，随着病情的进展，有不同程度的心房、心室扩张，胸透时心脏搏动减弱，肺瘀血，并可伴有胸腔积液。后期心脏普遍扩大，外形呈球形，搏动显著减弱，心胸比例多在 0.6 以上。

2. 肥厚型心肌病

由于解剖变化及病程不同，X 线检查的表现各不相同。约有 50% 的患者心影增大。主动脉较小。有心力衰竭时心影扩大明显，可有肺瘀血。X 线平片对本病的诊断意义不大，敏感性与特异性均较低。

3. 限制型心肌病

70% 的患者心影轻度至中度增大，以双心房增大或以右心室和右心房增大为主，少数病人有心室内膜钙化影，可有心包积液或胸腔积液。

4. 致心律失常性右室型心肌病

X 线检查可无异常，后期可见右心室增大。

(四)超声心动图检查

(1)扩张型心肌病时，超声心动图对诊断有重要意义，其基本特征：①左右心室明显扩大，以左心室扩大为主，左室舒张末内径在 60mm 以上，最大可达 80mm，左室舒张末容积≥80mL/m^2，全心总舒张末容积≥200mL/m^2；②心脏室壁运动普遍减弱，部分病人可出现节段性室壁运动异常。收缩功能明显减低，射血分数<50%，甚至在 30% 以下；③左室形态发生改变，呈球形；④二尖瓣开放受限，舒张期开放幅度减低；⑤心腔内可见血栓。

(2)肥厚型心肌病时，超声心动图是无创诊断本病的最佳方法。其主要表现：①室间隔肥厚及运动异常，室间隔厚度>15mm，与左室后壁厚度之比>1.5；②心肌回声增强，不均匀，纹理不清，呈毛玻璃状或斑点颗粒状；③左室流出道宽度狭窄，一般小于 20mm；④二尖瓣前叶收缩期前向运动，形成 SAM 征；⑤主动脉瓣下肥厚时，主动脉瓣运动异常，收缩期很快开放，左室射血后提前关闭；⑥梗阻型，左室腔内存在较显著的压力阶差；⑦左室舒张功能异常，E 峰减低，A 峰增大。

(3)限制型心肌病时，超声心动图的特征性改变为左室心尖部心内膜回声增强，心肌厚薄不均、僵硬，室壁收缩活动减弱；左心室舒张末期内径及容积减少；左心室后壁和室间隔明显增厚，多为对称性，室间隔与左心室后壁比例正常；室壁活动度明显降低，收缩期增厚率<30%；左心房和(或)右心房扩张，心室缩小，有时可见心尖部心腔闭塞；当病变累及房室瓣时，可见二尖瓣和三尖瓣反流。

(4)致心律失常性右室心肌病时，二维超声显示右室壁无运动或局部运动减弱或室壁瘤形成伴以下之一：胸骨旁长轴≥32mm 或胸骨旁短轴≥36mm 或面积变化分数≤33%。

（五）放射性核素检查

（1）扩张型心肌病心血池动态显影可见心腔明显扩大，尤以左室腔扩大为著，心腔容量增加，心腔扩大呈舒张状态，形成球形或椭圆形，室壁运动普遍减弱，左室射血分数明显减低，最初 1/3 射血分数、高峰射血率（PER）、高峰充盈率（PFR）、1/3 充盈分数均降低，高峰射血时间（TPER）及高峰充盈时间（TPFR）明显延长；心肌断层显像出现放射性稀疏或缺损。

（2）肥厚型心肌病非梗阻性心室内腔明显变形狭小；心脏灌注显像时，可见心脏不对称性增厚，室间隔明显，偶见局限性心尖肥厚，部分病人见多处放射活性缺损区及减低区。

（3）限制型心肌病心血池造影可见心室腔缩小或不扩大，心室舒张及收缩功能减退。

（六）CT 及磁共振成像（MRI）检查

（1）扩张型心肌病可见心室腔显著扩大，无心室间隔及游离壁的增厚，有时可见心室内附壁血栓。MRI 可对心肌病患者的心脏结构提出可靠的、可重复的定量信息，可确定左右心室心肌变厚的严重程度、心肌厚度在心室收缩时的变化、心室容量和心动周期容量的变化、有关心肌异常性质的信息等。

（2）肥厚型心肌病室间隔和（或）室壁肌肉局限性或普遍性肥厚、僵硬，使心室腔变形、缩小和（或）流出道狭窄。

（3）限制型心肌病目前认为此二项检查是鉴别限制型心肌病与缩窄性心包炎最为精确的无创性方法，本病心包不增厚。

（4）致心律失常性右室心肌病时，磁共振成像（MRI）显示右室心肌扩张、室壁运动减弱，右心室舒张末期容积/（RVEDV/BSA）≥100mL/m²（男），（RVEDV/BSA）≥90mL/m²（女），或 RVEF≤45%。MRI 是诊断 ARVCM 的影像学金标准。

（七）心导管检查

（1）扩张型心肌病在无心衰时，血流动力学无变化。心衰时可见左心室舒张末压、左房压和肺毛细血管楔嵌压增高，心排指数降低。左室造影可见左心室腔弥漫性增大，普遍性室壁运动低下，可有轻中度二尖瓣反流和左房增大，偶可见腔内血栓。

（2）肥厚型心肌病左室腔变形缩小，主动脉瓣下呈 S 形狭窄，心室壁增厚，室间隔不规则增厚突入心腔。主动脉瓣下梗阻型主动脉压力呈尖顶圆锥形态；心室梗阻型心尖部形成封闭的高压区，其压力高于左心室流入道和流出道；心尖肥厚型属非梗阻型肥厚型心肌病，心室收缩时左心室心尖部闭塞或消失；跨主动脉瓣压力阶差形成。

（3）限制型心肌病约 50% 的患者心室压力波形可出现典型的"平方根"形，右心室型者右心室舒张末期压力增高，呈舒张早期下陷，舒张期高原波。左心室型者可见肺动脉压增高。右心室造影可见右心房大、心室腔小、血流缓慢、三尖瓣反流、心室收缩力降低。

（4）致心律失常性右室心肌病右室造影可见右心室局部无运动或运动减弱或室壁瘤形成。

（八）心内膜下心肌活检

（1）扩张型心肌病光镜下可见心肌细胞呈不同程度肥大、变性，肌原纤维减少，出现核周空泡，较重者肌原纤维溶解，心肌细胞空化，心肌间质不同程度增生，心肌细胞排列紊乱。电镜下心肌细胞膜发生明显的指状突起伸入细胞间质，隆起之肌膜下含肥大的线粒体或呈空泡状，细胞核大而畸形，线粒体的嵴排列紊乱或髓样变，肌质网扩张，横管扩张，肌纤维结构模糊，Z 线增宽，M 带消失。

(2)肥厚型心肌病荧光免疫法测定发现，肥厚心肌内儿茶酚胺含量增高，组织学发现心肌细胞畸形肥厚，心肌排列紊乱。

(3)限制型心肌病可见心内膜炎性改变，坏死，心内膜增厚，肉芽肿形成，纤维化改变；心肌细胞损伤、坏死、间质纤维化。

(4)致心律失常性右室心肌病的主要病理特点是正常的心肌组织被纤维脂肪组织取代，轻者可见纤维脂肪占 30%～55%，重者超过 55%。

第四节　诊　断　要　点

(一)扩张型心肌病

缺乏特异性诊断指标，以下临床表现、辅助检查等可帮助诊断，同时需除外其他原因所致的继发性心肌病(特异性心肌病)方可诊断。

1. 临床表现

心脏扩大，心室收缩功能减低伴或不伴有充血性心力衰竭，常有心律失常，可发生栓塞和猝死等并发症。

2. 辅助检查

(1)X 线检查：心胸比例＞0.5。

(2)超声心动图：全心扩大，尤以左心室扩大明显，左室舒张末期容积≥80mL/m²，心脏可呈球形，室壁运动呈弥漫性减弱，射血分数小于正常值。

3. 血清监测

抗心肌肽类抗体如抗心肌线粒体 ADP/ATP 载体抗体、抗肌球蛋白抗体、抗β₁受体抗体、抗 M₂ 胆碱能受体抗体，作为本病的辅助诊断依据。检测患者及其家属成员 HLA 表和基因型，有助于预测易感人群。

4. 心内膜心肌活检

对本病诊断无特异性，有助于与继发性心肌病和急性心肌炎进行鉴别。

(二)肥厚型心肌病

根据临床症状、体征，结合心电图、超声心动图、心导管检查，一般即可进行诊断。以上检查仍不能确定时，可做心肌核素扫描、磁共振成像等检查以明确诊断，并区分临床类型。按血流动力学分型，分为梗阻性肥厚型心肌病和非梗阻性肥厚型心肌病。

1. 非梗阻性肥厚型心肌病

(1)症状：心悸、呼吸困难、胸部压迫感、胸痛、倦怠等。

(2)听诊：第四心音、非特异性收缩期杂音。

(3)心电图：ST-T 改变、左室电压增高、异常 Q 波、QRS 时限延长。

(4)超声心动图：室间隔肥厚，舒张期室间隔厚度与左室壁厚度之比≥1.5，左室流出道无明显狭窄，无压力阶差。

(5)心肌活检：可见形态奇特、肥大的心肌细胞，细胞排列紊乱。

2. 梗阻性肥厚型心肌病

(1)症状：眩晕或晕厥。

（2）听诊：第二心音反常分裂。收缩期杂音在给予升压药、受体阻滞剂时可减弱，给予降压药、受体激动剂时增强。

（3）超声心动图：可见收缩期二尖瓣前叶异常前移（SAM 征）及室间隔非对称性肥厚，左室流出道有明显狭窄，压力阶差增大。

（4）心导管：左心室流入道与流出道之间收缩期压力阶差＞20mmHg 或＜20mmHg 用药物负荷后压力阶差增强。

（三）限制型心肌病

早期诊断比较困难。当患者出现疲乏、呼吸困难、腹水、周围水肿等类似心脏压塞表现，心脏正常或轻度增大，听诊有第三心音或第四心音，或心尖区有轻度收缩期杂音，应考虑本病。如先有嗜酸性粒细胞增多症病史有助于 RCM 的诊断。结合实验室检查，如心电图显示心室肥厚、束支传导阻滞，超声心动图示心内膜增厚和心尖部闭塞，诊断即可成立，心内膜活检更有助于本病的确诊。在热带地区原因不明的心力衰竭病人，均应疑及本病。

（四）致心律失常性右室心肌病

反复发作的原因是右室的室性心律失常、右心室扩大、心脏 MRT 检查提示右心室心肌组织变薄即可诊断。

第五节　鉴 别 诊 断

（一）扩张型心肌病

HCM 需与下列疾病进行鉴别，也需要排除下列疾病后方可诊断。

1. 风湿性心脏病

扩张型心肌病有二尖瓣、三尖瓣环扩大者，出现二尖瓣、三尖瓣关闭不全的杂音及左心房扩大，需与风湿性心脏病鉴别。风湿性心脏病继发于风湿热，有乙型溶血性链球菌感染的相关证据，一般伴关节疼痛或有环形红斑、皮下结节等。DCM 多在病毒感染之后发生。扩张型心肌病的杂音在心力衰竭加重时增强，很少有震颤。风湿性心瓣膜病的杂音则在心力衰竭时由于心肌收缩力减弱、反流减少而杂音减弱，心力衰竭控制后杂音增强，且可伴有震颤。X 线检查示风湿性二尖瓣关闭不全时左心室增大，左心房显著增大，可见二尖瓣钙化。超声心动图检查示二尖瓣叶增厚、粘连甚至钙化。扩张型心肌病 X 线检查常有各房室显著增大，右心房往往比左心房增大明显，超声心动图可见二尖瓣环扩大而瓣叶本身并不增厚或粘连，更无钙化。如心力衰竭控制后心界显著缩小，提示扩张型心肌病可能性大。

2. 高血压性心脏病

扩张型心肌病患者血压多正常，但在发生心力衰竭时，因水钠潴留、组织缺氧而导致循环血量增加和周围动脉痉挛，可有血压增高，故需与高血压性心脏病相鉴别。扩张型心肌病的舒张压一般不超过 100mmHg，且多在心力衰竭好转后血压下降，无高血压的眼底和肾脏损害，X 线检查示左、右心室扩大而无主动脉扩张。高血压病的血压多持续增高，常有眼底及肾脏改变。X 线检查常有主动脉弓扩大、扭曲、延长，或只有左心室肥大，且两者的病程亦完全不同。高血压心脏病时心脏彩超提示左室心肌肥厚，扩张型心肌病时提示左室心肌变薄。

3. 冠心病

扩张型心肌病伴有多种心血管疾病危险因素的男性患者需与冠心病进行鉴别。扩张型心肌病一般中年多见，随着冠心病的发病年龄年轻化，年龄不再是两者鉴别的要点之一。两者鉴别可从病史、X 线、心电图、超声心动图、心肌核素、冠脉 CT、心脏磁共振成像、冠脉造影等进行鉴别。冠心病时常有心绞痛病史；X 线的心影呈主动脉型，心脏搏动呈节段性减弱；超声心动图可见节段性室壁运动异常，少数病人可见退行性瓣膜病变，出现二尖瓣和（或）三尖瓣反流，程度较轻；心肌核素检查显示心肌呈节段性放射性核素分布稀疏；冠脉 CT 可见冠脉钙化及冠脉狭窄；心脏磁共振成像可见心肌缺血；冠脉造影可见冠脉单支或多支病变。扩张型心肌病多有心肌炎病史，很少有心绞痛病史；X 线检查心脏呈普大型，以左心为主，心脏搏动弥漫性减弱，主动脉常无明显变化；超声心动图示心脏四腔均扩大，室壁变薄，二尖瓣和（或）三尖瓣反流较重，左室流出道增宽；心肌放射性核素分布大致均匀，冠脉造影正常。临床上也可见少数老年发病的扩张型心肌病患者经冠造证实并发冠心病。

4. 继发性心肌病

继发性心肌病多属扩张型，临床表现与本病相似，如注意到全身性其他基础疾病的表现，鉴别一般不困难，心内膜心肌活检对鉴别有帮助。

其他尚需与心包积液、心肌炎、先天性心脏病进行鉴别。

（二）肥厚型心肌病

肥厚型心肌病临床表现为气短、心绞痛、心肌肥厚等，需与下列疾病进行鉴别。

1. 冠心病

冠心病和肥厚型心肌病均可出现心绞痛及心电图 ST-T 改变和异常 Q 波，肥厚型心肌病患者因此常被误诊为冠心病心绞痛或心肌梗死。冠心病常发生于有多种心血管疾病危险因素的中老年人，除非发生二尖瓣乳头肌功能不全或室间隔穿孔，冠心病一般无心脏杂音。急性心肌梗死时，X 线见心脏明显扩大，心电图有异常 Q 波及 ST-T 改变，并呈规律演变。冠心病心绞痛发作时间短，含服硝酸甘油可缓解，而肥厚型心肌病心绞痛不典型，持续时间较长，含服硝酸甘油效果不好，且梗阻性肥厚型心肌病发生心绞痛时，硝酸甘油可使症状加重。心肌梗死时超声心动图示节段性室壁运动异常，梗阻性肥厚型心肌病则表现为心室间隔肥厚并超过左心室游离壁，其比例达 1.3 以上。左室造影、冠脉 CT、心脏磁共振成像及冠状动脉造影可助鉴别。

2. 主动脉瓣狭窄

主动脉瓣狭窄和肥厚型心肌病均有类似临床表现，均为左室排血功能障碍。主动脉瓣狭窄杂音位置以胸骨右缘第 2 肋间为主，向颈部传导，杂音为喷射性，全收缩期、低频、粗糙，Valsalva 动作使之减弱；梗阻性肥厚型心肌病的收缩期杂音在胸骨左缘中、下段并可伴有震颤，不向颈部传导，约 50% 的病人在心尖部也可听到收缩期杂音，杂音为喷射性，中频，在收缩中、晚期出现，Valsalva 动作使之增强。X 线检查前者主动脉扩张，主动脉可有钙化阴影，心导管检查示左心室与流出道之间无压力阶差，而与主动脉之间则有压力差，左心室造影示瓣膜狭窄。而梗阻性肥厚型心肌病心导管检查左心室与流出道之间有压力阶差，左心室造影可见非对称性室间隔肥厚，心腔变小，二尖瓣前叶前移。磁共振成像可清楚地显示肥厚型心肌病的心肌异常肥厚部位、分布范围和程度，以及房室腔的大小、形态、左心室流出道狭窄的程度等。

3. 室间隔缺损

室间隔缺损时胸骨左缘可闻及收缩期杂音及震颤,心脏杂音的位置及性质与本病非常相似。心室间隔缺损病人杂音传播范围较广,心尖区无双重搏动,无水冲脉,X 线显示肺充血。严重者出现肺动脉高压,心电图无异常 Q 波,超声心动图、心导管造影可鉴别。

4. 高血压性心脏病

高血压性心脏病是常见病,可出现左室肥厚,需与肥厚型心肌病鉴别。一般从年龄、病史、实验室检查可进行鉴别。高血压性心脏病多在中年以上,有高血压病史,无家族性猝死病史,心肌肥厚类型多为左心室对称性肥厚,左心室腔正常或轻度缩小,无 SAM 征,可见左室舒张功能减退。肥厚型心肌病以中青年为多见,无高血压病史,但可有家族性猝死病史,心肌肥厚多为非对称性,左心室腔可缩小呈新月形,多有 SAM 征,左室收缩功能可增强,呈高动力型,左室舒张功能明显减退。

本病尚需与二尖瓣关闭不全、心室假腱索等进行鉴别。

(三)限制型心肌病

RCM 主要影响心室的舒张功能,需与下列疾病鉴别。

1. 缩窄性心包炎

缩窄性心包炎和限制型心肌病临床表现类似,病理生理上均为心室舒张充盈功能障碍。缩窄性心包炎多有急性心包炎史,X 线示心影不增大,可有心包钙化,心电图示低电压及ST-T 改变。而限制型心肌病 X 线示心影增大,有时可呈球形,心内膜可有线状钙化影,心包薄而无粘连,心电图示心房或心室肥大,以右心室为主,右束支传导阻滞,有异常 Q 波。超声心动图及心血管造影可鉴别。

2. 心脏淀粉样变性

其特点为蛋白-多糖复合物沉积,其弥漫型者,淀粉样纤维化广泛存积于心室肌纤维周围,引起心室壁僵化,类似橡皮,收缩及舒张功能均受限制。超声心动图对心脏淀粉样变性的诊断有要价值,典型者室壁厚度增加,心室腔缩小,心房扩大,可有心包积液征象,但无心脏压塞征象。经组织学活检证实淀粉样物质沉积可准确鉴别。

3. 血色素沉着症

此病是铁储存疾病,其特点是过多的铁沉积在体内,引起组织损害和器官功能紊乱。铁沉积在心肌中形成色素沉着症心肌病,表现为心功能不全或限制型心肌病。对有糖耐量异常或糖尿病、皮肤色素沉着、肝大和肝功能受损以及性腺功能减退者应首先考虑血色素沉着症。血清铁含量和血清总铁结合显的检查有助于确诊。

(四)致心律失常性左室心肌病

ARVCM 的临床特点是反复发作的室性心律失常。需与特发性室性心动过速及其他原因(如急性心肌缺血、低钾血症、低镁血症、尖端扭转型室性心动过速)所致进行鉴别,鉴别关键点是通过超声、心脏磁共振成像或见 ARVCM 时右心室扩张能够与其他原因的室性心律失常鉴别。

第六节 治 疗

由于本病病因未明，目前尚无特殊治疗方法。中医治疗原则是扶正祛邪，扶正以心为主，兼顾肺、脾、肾等脏，祛邪以活血化瘀、除痰利水为主，兼除外感表邪。西医学对本病的治疗主要是对症处理和支持疗法，对轻度心衰、轻度心律失常患者可采用中医辨证治疗。严重心力衰竭、心律失常患者则应中西医结合抢救治疗。

(一)辨证治疗

中医治疗，依据病人不同的证候特点，主要分为 6 种基本证型进行治疗，在改善临床症状、提高生活质量、延长寿命方面显示有一定优势。

1. 心气虚弱

证候特点：心悸气短，动则甚，乏力自汗，容易感冒，心神不安，舌淡苔白，脉沉弱或沉细稍数。

治法：益气养心。

推荐方剂：五味子散加减。

基本处方：黄芪 30g，党参 20g，麦门冬 15g，炙甘草 10g，白术 10g，防风 10g，炒枣仁 15g，五味子 10g。

加减法：若畏寒肢冷，加桂枝 10g 温阳通络；兼口干口渴、大便偏干，加生地黄 20g 以滋阴；咳嗽气喘者，加杏仁 10g，葶苈子 15g 止咳平喘；尿少浮肿者，加车前子(包)20g，茯苓皮 30g 利水消肿。

2. 心肾阳虚

证候特点：心悸气喘，动则尤甚，尿少浮肿，畏寒肢冷，腰膝酸软，面色苍白，舌淡胖有齿痕，苔白滑，脉迟缓或数疾无力，或促，或结代。

治法：温阳利水。

推荐方剂：真武汤加减。

基本处方：白芍 15g，茯苓 20g，白术 15g，桂枝 10g，猪苓 20g，泽泻 30g，炮附子(先煎)15g，炙甘草 10g。加减法：若兼脾阳虚而腹满纳呆，不思饮食，加党参 20g，砂仁(后下)10g 益气健脾；大便稀溏者加金樱子 30g，丁香 5g 行气涩肠止泻；恶心呕吐者加法半夏 15g，藿香 12g 芳香化浊，降逆止呕；咳逆倚息不得卧者，加葶苈子 15g，大枣 7 枚补肺降逆止咳嗽；乏力倦怠者，加黄芪 30g 加强补气。

3. 阳气虚脱

证候特点：气促不能平卧，烦躁不安，大汗淋漓，四肢厥冷，尿少浮肿，舌淡苔白，脉微欲绝，或促，或结代，或怪乱无常。

治法：回阳固脱。

推荐方剂：参附龙牡汤加减。

基本处方：人参(另炖)15g，炮附子(先煎)15g，煅龙骨(先煎)30g、煅牡蛎(先煎)30g，五味子 10g。

加减法：阳气虚脱是一急重病证，以参附芪注射液 20～40mL 静脉注射益气回阳，继而用 40～60mL 加入 5%葡萄糖液 250mL 中静滴维持。待方药煎成之后再服汤药。

4. 心脉不整

证候特点：心悸心慌，气短，乏力或有心翳胸闷，心烦失眠，舌红少津，脉促或结代。

治法：益气固心，养阴复脉。

推荐方剂：炙甘草汤。

基本处方：炙甘草 30g，麦门冬 15g，人参(另炖)10g，生地黄 20g，桂枝 10g，阿胶(后溶)5g，火麻仁 10g。

加减法：方中人参通常采用红参，若阴虚气弱明显者改用西洋参，若无人参可用党参25g 替代以益气；阴虚有热者去桂枝加莲子心 5g、苦参 12g 以补益心肾，除虚热；血虚明显者加当归 15g 补血；兼血瘀者加丹参 20g、三七末(冲服)3g 以活血祛瘀。兼气阴两虚用生脉散补气滋阴；心脾两虚用归脾汤以补益心脾。

5. 痰浊痹阻

证候特点：心悸气短，咳嗽喘息，痰多色白，胸闷纳呆，泛恶欲吐，舌淡，苔腻，脉滑，或弦。

治法：益气健脾，豁痰开胸。

推荐方剂：瓜蒌薤白半夏汤合苓桂术甘汤加减。

基本处方：瓜蒌 15g，薤白 15g，党参 20g，白术 15g，法半夏 10g，茯苓 15g，陈皮 10g，桂枝 10g，枳实 15g。

加减法：若痰多色黄，舌苔黄腻，脉象滑数者，加黄芩 15g、鱼腥草 25g 清肺化痰；水肿者，加泽泻 20g、猪苓 20g 利水消肿，若兼血瘀胸痛者加丹参 20g、三七末(冲服)3g 以活血止痛。

6. 心血瘀阻

证候特点：胸闷胸痛，心悸气短，胸胁胀闷不舒，或痛如针刺，疼痛部位固定不移，入夜痛甚，口唇青紫，舌质紫黯或有瘀点瘀斑，苔薄白，脉弦、涩或结代。

治法：活血化瘀。

推荐方剂：血府逐瘀汤加减。

基本处方：桃仁 10g，红花 10g，川芎 10g，赤芍 15g，当归 15g，丹参 15g，牛膝 20g，延胡索 15g，桔梗 10g，柴胡 10g，枳壳 10g，甘草 10g。

加减法：心悸失眠者加炒枣仁 20g 交通心肾安神；气短乏力者加黄芪、党参各 30g 以补气；尿少浮肿者加猪苓、泽泻各 20g 以利尿消肿；畏寒肢冷者加桂枝、炮附子(先煎)各 10g 以温阳通络。

(二)其他治疗

1. 中成药

(1)参芍片：具有益气活血之功，适用有胸闷痛的气虚血瘀者；每次 4 片，每天 3 次。

(2)生脉胶囊：具有益气养阴之功，适用于有心衰症状的气阴两虚者；每次 3 粒，每天3 次。

(3)活心丸：具有益气活血、温经通络之功，适用于气虚血瘀伴有心痛者；每次 2 丸，每天 3 次。

(4)宁心宝胶囊：具有抑制异位期前收缩功能，适用于快速心律失常；每次 2 粒，每天

3 次。

(5)心宝丸：具有温补肾阳，活血通脉之功，适用于心动过缓、病窦综合征、房室传导阻滞、心衰属心肾阳虚者；每次 2～3 丸，每天 2～3 次。

(6)莲子心胶囊(莲子心)：具有清心安神之功，适用于虚热内扰心悸、脉结代者；每次 2 粒，每天 3 次。

(7)参松养心胶囊：具有益气养心之功，适用于心肌病伴有气短、心律失常者；每次 4 粒，每天 3 次。

(8)稳心颗粒：具有益气养阴复脉之功，适用于心肌病属气阴两虚或有心律失常者；每次 1～2 袋，每天 3 次。

(9)血府逐瘀片：具有理气活血之功，适用于心肌病属气滞血瘀者；每天 2～3 次，每次 5 片。

(10)同心胶囊：具有益气养阴、活血化瘀之功，适用于心气阴两虚、心脉瘀阻者；每次 2 粒，每天 3 次。

(11)芪苈强心胶囊：具有补气温阳利水的功效，适用于心衰表现为水气凌心者；每次 3 粒，每天 3 次。

2. 静脉中成药

(1)黄芪注射液：可补益心气，适用于气虚血瘀伴有心功能不全者；20～40mL 加入 5%～10%葡萄糖液 250mL 中静脉滴注，每天 1 次，14 天为 1 个疗程。

(2)生脉注射液：可养阴益气，适用于气阴两虚者；40～60mL，加入 5%～10%葡萄糖液 250mL 中静脉滴注，每天 1 次，14 天为 1 个疗程。

(3)参麦注射液：可益气养心，适用于气阴两虚者；20～60mL 加入 5%～10%葡萄糖液 250mL 中静脉滴注，每天 1 次，14 天为 1 个疗程。

(4)参附注射液：可益气回阳，适用于心功能不全、缓慢性心律失常者；20～40mL 加入 5%～10%葡萄糖液 250mL 中静脉滴注，每天 1 次，7 天为 1 个疗程。

(5)丹参注射液：可活血化瘀，适用于血瘀伴有心痛者；10～20mL 加入 5%～10%葡萄糖液 250mL 中静脉滴注，每天 1 次，14 天为 1 个疗程。

(6)灯盏花注射液：可活血化瘀，适用于血瘀伴有心痛者。10～20mL 加入 5%～10%葡萄糖液 250mL 中静脉滴注，每天 1 次，14 天为 1 个疗程。

3. 针灸

1)体针。

(1)心气虚弱，心脉瘀阻。

取穴：取内关、间使、通里、少府、心俞、神门、足三里。

操作：每次取 4～5 穴，每天 1 次，用平补平泻手法，7 天为 1 个疗程。

(2)心动悸，脉结代。

取穴：内关、神门、心俞穴。

操作：每次留针 30 分钟，每天或隔天治疗。用平补平泻手法，7 天为 1 个疗程。

2)耳针。

取穴：交感、心、肾、内分泌、肺、神门。

操作：一般用埋皮内针或用王不留行籽穴位按压法。每次取 2～3 穴。

功效：主要用于改善心肌病所引起的心律失常及各种症状。

(三)西医治疗

1. 一般疗法

休息，避免劳累、情绪激动、突然用力。如有心脏扩大、心功能减退者，宜限制活动；严重者卧床休息，低盐饮食，积极控制继发感染。重度肥厚型心肌病者，尤应避免错神紧张及剧烈活动，以防猝死。

2. 扩张型心肌病

1)控制心力衰竭：大部分扩张型心肌病患者在出现心衰症状时才就诊。临床治疗目的，一是缓解症状，改善生活质量；二是保护心脏，延长生存时间。轻度心衰者，重在保护心功能；重度心衰时，重在缓解症状，兼顾心脏的保护。治疗措施包括以下几方面：

(1)控制盐和水的摄入：有心力衰竭的症状时应严格限盐，以"无盐加 2"为宜。若患者出现低钠血症时要严格限制水的摄入。

(2)利尿剂：可减轻心脏前负荷，改善充血性心力衰竭的症状，在无充血性心衰症状时不宜使用。应首选襻利尿剂，包括呋塞米、托拉塞米等。噻嗪类利尿剂在心衰时效果不佳，不宜使用。呋塞米：口服一般开始剂量 40mg/d，托拉塞米 5～20mg；根据病情加减，以能控制"干体重"的最低剂量维持为好。也可静脉使用，呋塞米每天最大剂量不应超过 1000mg。托拉塞米：静脉使用，每次 20mg，每天可 1～2 次。使用利尿剂时应每天监测体重，并注意其对血钾、尿酸等的影响。

(3)正性肌力药物：包括洋地黄类和非洋地黄类正性肌力药物。①洋地黄类：适用于房颤，尤其是心室率快有心脏增大的心衰患者。口服制剂常用地高辛，在扩张型心肌病患者剂量宜小，以每天 0.125～0.25mg 为宜。紧急时可使用静脉制剂，多使用毛花苷 C，以 0.2～0.4mg 稀释后缓慢静注，必要时可重复使用，一日总量不超过 1～2mg。使用洋地黄类药物时应充分注意个体化原则，注意其各种不良反应。②磷酸二酯酶抑制剂：有氨力农和米力农两个药物，氨力农因显著增加心血管疾病死亡率在临床上已极少应用，现仍在临床使用的磷酸二酯酶抑制剂是米力农，一般只用于严重的不能控制的心衰。米力农小剂量时增强心肌收缩力，较大剂量时产生血管扩张作用，口服制剂已很少用于临床，多静脉使用，静脉注射剂量 25～50μg/kg，速度以 100μg/s 为宜，后以 0.25～1.0μg/(kg·min)的速度静点。③钙离子增敏剂：代表药物是左西孟旦，直接与肌钙蛋白相结合，使钙离子诱导的心肌收缩所必需的心肌纤维蛋白的空间构型得以稳定，从而使心肌收缩力增加，而心率、心肌耗氧无明显变化。本品同时具有强力的扩血管作用，通过激活三磷酸腺苷(ATP)敏感的钾通道使血管扩张，本品主要使外周静脉扩张，使心脏前负荷降低，对治疗心力衰竭有利。当大剂量使用本品时，具有一定的磷酸二酯酶抑制作用，可使心肌细胞内 cAMP 浓度增高，发挥额外的正性肌力作用。

拟交感类血管活性药物包括多巴胺、多巴酚丁胺等。

(4)血管扩张剂：血管扩张剂可减轻心脏前后负荷，增强心肌收缩力，包括以扩张静脉为主的硝酸酯类，以扩张动脉为主的肼屈嗪、乌拉地尔及钙离子拮抗剂，均衡扩张动静脉的硝普钠、酚妥拉明及血管紧张素转移酶抑制剂(ACEI)类药物等。

（5）β受体阻滞剂：β受体阻滞剂可改善心衰患者的预后，但需要严格把握其适应证、禁忌证，按规范使用，并观察其疗效与副作用。

2）控制心律失常：本病中 70%～95%有频发室性期前收缩，阵发性室性心动过速者约为 40%～80%，严重的心律失常是本病死亡的重要原因之一。抗心律失常药物并不能延长患者的寿命，本病抗心律失常的治疗应认真权衡利弊，建议只对危险性心律失常进行干预，并根据心律失常的类型选用相应的抗心律失常药，预防猝死。β受体阻滞剂可对抗儿茶酚胺，抗心律失常，降低死亡率。对药物治疗无效或有血流动力学异常的严重心律失常，可考虑采用电复律或起搏器治疗。

3）改善心肌代谢：此类药物价值未明。可选择 1，6 二磷酸果糖、辅酶 Q_{10} 及其他如辅酶 A、肌苷、维生素 C、维生素等。

4）肾上腺皮质激素：肾上腺糖皮质激素不宜常规使用。一般认为在有急性炎症、心律失常（尤其是高度以上的房室传导阻滞者）和难以控制的心力衰竭或急性左心衰时，可考虑应用。常用泼尼松 10～40mg 或醋酸地塞米松 1 日 1.5～5mg 口服，1～2 周后根据疗效决定是否继续应用，有效时可减量使用。

5）抗凝治疗：有血栓或栓塞者可选用口服华法林每天 3～5mg，用药期间需监测出凝血情况，维持 IMR 在 2.0～2.5。其他有前途的抗凝药物包括利伐沙班和达比加群。在房颤抗凝治疗中有专门论述。

6）埋藏式心脏复律除颤器（ICD）置入：同时具有起搏、除颤功能的 ICD 可以减少扩张型心肌病患者猝死，是扩张型心肌病猝死一级预防和二级预防的重要措施。在一级预防方面，对有症状性心衰（NYHA Ⅱ～Ⅲ级）、尽管用了优化的药物治疗射血分数仍≤35%、功能状态良好、预期生存大于 1 年的患者，推荐用 ICD 降低猝死危险。在二级预防方面，对有引起血流动力学不稳定的室性心律失常、功能状态良好、预期生存期大于 1 年的患者，推荐用 ICD 降低猝死危险。

7）CRT/CRT-D 置入：当患者心电图窦性心律、QRS 间期≥120ms、呈 LBBB 的 QRS 图形、EF≤35%、功能状态良好、预期生存大于 1 年的患者，推荐置入 CRT-P/CRT-D 以降低因心衰住院而早亡的危险。

8）外科治疗：包括心脏移植、动力性心肌成形术、左心室部分切除术和全人工心脏。对较年轻的心肌病晚期患者，没有其他系统疾病，如果能做心脏移植可延长生命，术后应用环孢菌素（Cyclosporin）抑制免疫排斥反应，心脏移植能使预后大为改观。受心脏移植的供体来源限制，动力性心肌成形术、左心室部分切除术和全人工心脏等治疗方法的进一步研究更值得期待。

9）介入治疗：射频导管消融术可根治部分快速型心律失常，但对扩张型心肌病本身的治疗价值有限。

3. 肥厚型心肌病

根据肥厚型心肌病不同血流动力学特点，采用相应的治疗。对于具有明显心室肥厚的病人，即使无症状，也应给予药物治疗，以改善舒张期心室充盈及心肌缺血而延迟症状的出现；对于无症状而具有明显的左室流出道压力阶差的儿童和年轻人，也可给予预防性用药；对无症状非梗阻性肥厚型心肌病人，药物治疗是否有益需要进一步研究。病情进展，部分病人可以加用非药物治疗如起搏动器、化学消融等治疗。梗阻严重的患者，需要外科手术治疗，切除部分心肌，解除梗阻。高危患者，需要置入 ICD 以预防猝死。

(1)β受体阻滞剂：β受体阻滞剂和维拉帕米是治疗肥厚型心肌病的两种一线药物。β受体阻滞剂可降低心肌收缩力，减慢心率，减低运动时外周血管扩张，减轻左心室流出道梗阻，同时降低心肌耗氧量，减少心绞痛，防止心律失常和晕厥的发生。建议使用选择性作用的$β_1$受体阻滞剂美托洛尔、比索洛尔等。美托洛尔缓释片 23.75～95mg，每天 1 次口服；比索洛尔 2.5～10mg，每天 3 次口服。β受体阻滞外使用以症状改善和心率不低于 60 次/min 为宜。

(2)钙离子拮抗剂：可减轻左心室射血期流出道梗阻，改善左心室舒张功能和顺应性。常用维拉帕米 40～80mg，每天 3 次口服。维拉帕米抑制心肌收缩力作用明显，可引起肺水肿及猝死，肺楔嵌压＞20mmHg 或有心衰、房室传导阻滞者禁用。没有维拉帕米时，也可用地尔硫䓬替代，15～60mg，每天 3 次口服。二氢吡啶类的钙离子拮抗剂可反射性引起交感神经兴奋，增加左心室与主动脉间的压力阶差，一般不宜使用。时须注意，常用剂量硝苯地平 5～20mg，每天 3 次。

(3)抗心律失常：胺碘酮是最常用的抗心律失常药物，不能延缓病情的进展，因其可预防和治疗室上性及室性快速心律失常，减慢心率，减少猝死的发生是肥厚型心肌病合并心律失常的常用药物。适用于β受体阻滞剂和钙离子拮抗剂无效或不能耐受，或频发室上性或室性心律失常时。用法：负荷量 200mg，1 日 3 次，1 周后改为 200mg，1 日 2 次，后改为维持量 200mg，1 日 1 次。

(4)硝酸酯类药物：肥厚型心肌病时常有心绞痛，其首选的药物是β受体阻滞剂和非二氢吡啶类的钙离子拮抗剂，如二者仍不能控制心绞痛，可谨慎地加用单硝酸异山梨酯。因本类药物可扩张外周血管，左心室内压差增大，加重流出道梗阻，需密切关注其不良反应。

(5)正性肌力药物：肥厚非梗阻型心肌病出现心衰时可正常使用；如为肥厚梗阻型心肌病则不易使用，因其可加重流出道梗阻。

(6)ICD 置入：作为 HCM 猝死的预防，ICD 可发挥重要的作用。HCM 患者有下列一项发生猝死的高危因素，均应考虑置入 ICD：有心脏停搏史或持续性室性心动过速或心室纤颤，猝死家族史，不明原因的晕厥，重度左心室肥厚(最大厚度≥30mm)，运动低血压反应，非持续性室性心动过速等。

(7)双腔起搏器置入：双腔起搏器(DDD)通过房室顺序起搏改变了左室激动顺序，使右室最先激动，左室激动延迟，造成室间隔矛盾运动，降低射流效应对二尖瓣的冲击，使左室流出道增宽，从而减低左室流出道的压力阶差。同时还可降低左室充盈压，降低肺动脉楔压及肺动脉平均压；改善左室舒张功能，动脉平均压及心排血量不降低，心绞痛、呼吸困难症状明显改善。

(8)经皮腔内间隔心肌化学消融术：20 世纪 90 年代中期开展的一项新的治疗方法，以导管介入方法，使肥厚的室间隔心肌发生梗死，即用非外科手术方法使肥厚的室间隔变薄，有效地降低左心室流出道压力阶差。一般选择左前降支的第一间隔支，注入无水乙醇，术后能立即降低左室流出道的压力阶差，改善患者的临床症状。

(9)外科手术：内科治疗无效，左室流出道压力阶差＞50mmHg，或超声心动图及心室造影显示室间隔明显增厚者，可做左室流出道成形术或部分肥厚心肌切除术，多数学者报道手术疗效较好。

4. 限制型心肌病

RCM 疾病早期有嗜酸性粒细胞增多症表现者应积极治疗，因嗜酸性粒细胞可能是本病的始动因素。糖皮质激素、长春新碱均可有效减少嗜酸性粒细胞。其他对症治疗包括抗心衰治疗和抗心律失常治疗。洋地黄类药物除控制心房颤动的心室率外，应用价值不大；有水肿和腹水者宜用利尿药，醛固酮拮抗剂较好；可用抗凝药预防栓塞；采用手术剥离增厚的心内膜，房室瓣受损者同时进行人造瓣膜置换术能取得近期效果。本病预后差，一旦出现症状，即丧失劳动力，逐渐导致死亡。有条件者可以考虑心脏移植。

5. 致心律失常性右室心肌病

(1)药物治疗：抗心律失常药物可作为可耐受性室性心律失常 ARVCM 患者的首选治疗。其中，索他洛尔或者胺碘酮（单用或联合β受体阻滞剂）最为有效，且致心律失常的风险较低。然而，目前尚无特定可以改变疾病自然进程的药物。而抗心律失常药物能否预防猝死仍有待研究。肾素－血管紧张素系统抑制剂可经验性用来减缓或阻滞心室重塑，但尚未有大型临床试验的结果。右心室或双心室衰竭患者可以给予利尿剂、血管紧张素转换酶抑制剂、洋地黄类及抗凝治疗。

(2)ICD 置入：置入 ICD 是预防具有猝死患者最有效方法。既往有心脏停搏病史、室性心动过速发作伴血流动力学改变、心室病变广泛者宜置入 ICD。原因不明性昏厥建议置入。

(3)射频消融：与其他器质性心脏病一样，ARVCM 病理基质复杂，常出现多种室性心动过速，在常规二维透视指导下消融较难。随着三维标测技术的出现和对器质性心脏病室性心动过速研究的深入，消融成功率有所增高。由于 ARVCM 是一种进展性疾病，消融后新的心律失常情况常有发生，室性心动过速复发率较高。因此，对于药物难治性持续性室性心动过速或 ICD 置入后室性心动过速频发患者可以选择导管消融治疗。部分复发性单形态室性心动过速患者治疗效果不理想，导管消融亦可视为一线治疗方法。

(4)外科手术：内科治疗疗效不佳、反复射频消融失败和 ICD 不能有效控制症状的高危患者可行外科手术治疗。对于难治性充血性心衰和(或)不可治愈性室性心律失常患者，心脏移植。

(四)名家名医经验方

1. 经验方治疗扩张型心肌病

组成：生黄芪 30g，桃仁 12g，川芎 10g，当归 12g，红花 6g，地龙 12g，附子 12g，猪苓 15g，茯苓 15g，白术 15g，白芍药 15g，桂枝 12g，泽泻 12g，车前子 18g，车前草 18g。

主治：扩张型心肌病后期心功能衰竭，证属阳虚血瘀水停者。

加减法：症见胸闷气短、不足一息、动则汗出者，辨证为肺肾两虚，加淫羊藿、鹿角片、补骨脂。症见夜寐不安、惊悸怔忡，于基本方中加酸枣仁、知母、夜交藤、远志养心安神；症见胃脘痛、大便干稀不调者，辨证乃肝郁克脾，加用夏枯草等疏肝之品以助理脾。

2. 经验方治疗扩张型心肌病之少阴寒化证

组成：①北黄芪 60g，红参 20g，制附片 15g（先煎 30 分钟），桂枝 15g，干姜 10g，茯苓 30g，猪苓 20g，益母草 30g，丹参 20g，川芎 15g，麦冬 20g，生地 12g，炙甘草 5g。每天 1 剂，水煎服。②移山参，每天 10g，另煎，和药汁服用。

主治：扩张型心肌病阳气式微，气虚血瘀，浊水停滞之少阴寒化证。

3.经验方治疗扩张型心肌病之少阴热化证

组成：北黄芪 30g，丹参 15g，炙甘草 15g，太子参 30g，麦冬 20g，五味子 10g，黄精 20g，玉竹 15g，生地 15g，葛根 20g，黄连 9g，浮小表 30g，谷芽 30g。每天 1 剂，水煎服。

主治：扩张型心肌病气阴亏虚，阳热浮亢之少阴热化证。

4.经验方治疗扩张型心肌病

组成：黄芪 50g，红参 15g(另炖)，白术 15g，炙甘草 6g，当归 15g，茯苓 15g，仙茅 15g，淫羊藿 10g，丹参 15g，三七 10g，法半夏 10g，远志 9g，酸枣仁 30g。主治：扩张型心肌病之肺脾虚肾虚，痰瘀阻滞证。

加减法：元气亏虚需大补元气、培元固本，宜选用紫河车、蛤蚧、鹿角胶等血肉有情之品；偏阴虚者去红参、仙茅，加太子参 15g，麦冬 12g，五味子 9g；偏阳虚者加附子 10～15g，麻黄 15g，干姜 10g，细辛 10g。水肿较盛者加泽泻 15g，猪苓 20g；心悸者加酸枣仁 30g，柏子仁 15g，煅龙骨 30g，煅牡蛎 30g。

(五)单方验方

(1)人参、三七、沉香等量研末，每次 1g，每天 3 次，用于心功能不全早期或有心绞痛者。

(2)石菖蒲 3g，远志 6g，茯神 10g，水煎服，每天 1 剂，用于心悸者。

(3)乳香、没药各 10g，血竭 15g，冰片 6g，共研细末，每次 1g，每天 3 次。用于有心绞痛者。

第七节　难点与对策

原发性心肌病是一种原因未明、难治性的疾病，早期治疗效果较好，晚期常合并严重心力衰竭、顽固性心律失常等并发症，使患者丧失劳动力，甚至死亡。因此，如何早期诊断、早期治疗以及晚期严重心衰、顽固性心律失常的治疗成为当前本病研究的难点与热点。

难点一：早期诊断。

由于原发性心肌病病因未明，给诊断带来困难，很多患者早期症状不明显，难以早期发现、早期治疗，待诊断明确时已到疾病的中晚期。

对策：凡原因不明的心脏增大，伴有充血性心衰，严重心律失常和栓塞现象，在排除继发性心肌病后，应疑及扩张型心肌病可能，少数表现右室严重受累，伴右心功能障碍而相对良好的左室功能，应想到右室扩张型心肌病。

梗阻性肥厚型心肌病易误诊为冠心病，或高血压性心脏病，对于有急性猝死家族史，心脏增大，异常 Q 波，顽固性心律失常的中青年病人，应想到本病。进一步做心脏 X 线、超声心动图，甚至心导管及造影检查，排除风湿性、高血压性、先天性、冠状动脉性、肺源性心脏病或心包疾病，应考虑梗阻性肥厚型心肌病的诊断。

将超声心动图纳入常规体检，有助于发现无症状的原发性心肌病。对于有心血管疾病家族史的人群，每年进行超声心动图的检查意义更大。

难点二：难治性心力衰竭治疗。

对策：因为原发性心肌病的病因未明，因此，其治疗对策主要包括两部分：一是消除诱因，二是控制心力衰竭状态。

1.诱因是否消除

心衰的发生大多有一定诱因，感染是其中最常见的诱因，任何感染均可诱发心衰。感染的部位常见的为呼吸道、肝胆道、泌尿道以及心内膜，其中最常见的为呼吸道。呼吸道感染，通常由病毒感染开始，病毒感染若表现为风寒者，可选用荆防败毒散。若表现为外感风热者，通常选用银翘散。病毒感染后免疫力下降易引起细菌感染，肺部的细菌感染通常表现为痰热证，前胡、桔梗、浙贝、瓜蒌等药有除痰清热作用；黄芩、鱼腥草、射干等有清肺热的作用；白头翁、陈皮、大黄等有清热泄肠作用，肺与大肠相表里，清泄大肠热邪，有利于肺热的消除。在清热药中，要注意选用少许木香、丁香、川朴之类，以防伤胃；对于身体衰弱、气虚不足，慢性感染经久不愈者，最好选用具有补益作用的抗菌中药，例如黄芪、当归、白芍、女贞子、黄精之类；外感控制之后，要加强体质，除适当增加营养之外，可长期服用参蛤散、玉屏风散，以防感染的再度出现。除感染之外，贫血、甲亢、高血压、肺栓塞、冠心病、心肌梗死、心律失常、心包疾病、无症状的心瓣膜疾病、妊娠，以及体力活动过度、饮食不当、环境不佳、情感异常等均可作为诱因，加重心脏负担，使心衰难以控制，因此，寻找并消除潜隐的诱因，是治疗难治性心衰必不可少的对策。

2.心衰的治疗措施

是否恰当有力心衰的基本治疗措施主要包括两方面：一是减轻心脏负荷，二是增强心肌收缩力，改善心肌舒张功能。

(1)减轻心脏日常负担：适当限制体力活动可以减轻心脏的负担，顽固心衰病人原则上以住院休息治疗为好，但过于严格限制活动会造成失用性心肌萎缩，还有下肢及盆腔血栓形成的可能，因此限制活动必须适度，在可能情况下提倡适度运动，以不引起疲劳及气促为度，精神情绪上的松弛也十分重要。

(2)控制钠盐的摄入：热量适度正常人每天膳食大致需要 5～10g 食盐，NYHA Ⅱ级心功能者每天食盐量必须有所减少，Ⅲ级心功能者每天食盐量必须控制在 3g 范围内，Ⅳ级心功能者每天食盐量应控制在 2g 内。此外肥胖者应适当限制总热量，减轻体重，减少心脏负担，对营养不良者则又必须供给足够的热量。

(3)合理使用利尿剂：利尿剂可以减少血容量，减轻心脏负担，但应用不当，又有损机体，对难治性心衰处理不利。不同的利尿剂，对肾小管的作用方式、对水电解质的影响各不相同，噻嗪类利尿药口服效果好，毒性较小，但长期应用有三高(升高血糖、血脂、血尿酸)、三低(低钾、低钠、低镁)的不良反应，适用于轻中度心衰者；袢利尿药，利尿作用强，适用于重度的心衰水肿者，其不良反应是容易引起低钾、低钠、低氯血症，对脑神经有一定的损害；保钾利尿药单独应用效果不够强，适用于轻中度心衰及血钾不高者，伴有肾功能不全、高钾血症者不宜选用。

利尿剂的品种、给药途径的选择非常重要，保钾利尿剂与排钾利尿剂适当配合使用，可以减少其对电解质的影响，药物的剂量以及用药的持续时间亦很重要。大剂量快速利尿，因血管内大量水分经尿排出，但组织间隙的水分尚未能相应地大量移入血管中，因此，造成低血容量、低血压等，甚至休克与水肿并存。慢性过度利尿，水肿虽然消除，但亦可以造成血容量过低、软弱、低钠血症、嗜睡，甚至肾前性氮质血症，而不利于心衰的治疗。此时应严格限制水的摄入。

茯苓、猪苓、泽泻、车前草等中药也有利尿作用，除大戟、甘遂、牵牛子、商陆等峻泻利水药之外，其余大多数利尿中药作用比较平稳，对于轻中度心衰者可选择使用。茯苓、猪苓、车前子、半边莲、瞿麦等利尿中药，其利尿作用和抑制肾小管对钠离子的重吸收有关，因此长期使用要注意对钠、氯等离子的影响；泽泻有"利水不伤阴"的美称，但它和猪苓、金钱草、鱼腥草、茅根、玉米须、商陆、荠菜、陆英等中药的利尿作用和它们含有多量钾盐有关，因此对伴肾功能不全、高钾血症的心衰者，要慎重使用。

此外利尿中药的应用还要遵循中医的辨证用药精神加以选择。例如心衰水肿，脾肾两虚者可选择黄芪、白术、肉桂、山茱萸、杜仲、地黄等补肾健脾利尿药；肺有痰热者可选用黄芩、鱼腥草、半边莲、桑白皮等清肺热利尿药，有一举两得之效。

(4)制订恰当的心衰治疗方案：不同类型的心肌病以及同一类型心肌病的不同时期，不同病情其治疗方案的选择有所不同。除上述讨论的利尿剂之外，尚有血管扩张剂、β受体阻滞剂、钙拮抗剂、正性肌力药物等可以选择。

扩张型心肌病出现心衰时，洋地黄及具有洋地黄样作用的中药鹿衔草、五加皮等的应用有重要价值，但剂量宜小以免中毒。

肥厚型心肌病，如果心室扩张，室内无梗阻时仍可使用洋地黄及洋地黄样作用的中药，如果心室内出现梗阻，用洋地黄非但无效，反而会加重心衰，此时宜选用防己、川芎、赤芍、丹参、前胡、海金沙等具有钙拮抗作用的中药，以减少心肌紧张度，减轻心内梗阻，改善肺高压，有利于心衰的纠正。佛手、葛根、淫羊藿、灵芝等具有β受体阻滞样作用的中药，可减少心肌氧耗量，增加心肌细胞β受体密度，改善心功能。

限制型心肌病合并心衰时，主要为舒张功能障碍，临床以右心衰为主。洋地黄以及洋地黄样作用的中药，用之有损无益，但可以使用血管扩张剂及利尿剂。活血化瘀中药，大多具有改善血液流变与扩张血管作用，其扩张血管作用由强到弱依序为：乳香、没药、丹参、蒲黄、三棱、莪术、赤芍、红花、当归、川芎、延胡索、鸡血藤、桃仁、益母草、穿山甲等。黄芪、白芍、何首乌、瓜蒌、法半夏、泽泻、细辛等具有 ACEI 样作用，防己、赤芍、川芎、前胡、海金沙具有钙离子拮抗作用的中药均有血管扩张作用，而且这两类中药被认为具有使肥厚心肌逆转恢复的可能，可作为临床用药的重要参考。

难点三：顽固性心律失常的治疗对策。

除心力衰竭外，心律失常也是心肌病常见而重要的临床表现。

对策：

1.顽固性室上性心动过速

对顽固性室上性心动过速病人，首先了解其病因和诱因是否得到控制和消除，如电解质紊乱、酸碱平衡失调、药物中毒等，同时要检查治疗措施是否得当，抗室上性心动过速的药物选用是否合理，用法用量是否得当。对于心功能正常的室上性心动过速首选钙离子拮抗剂，如维拉帕米 5～10mg 稀释后静脉注射，病情缓解之后可以选用防己、黄连、川芎、红花、赤芍、丹参、延胡索、肉桂、五味子等具有钙拮抗作用的中药以防复发；对非洋地黄中毒所致的室上性心动过速，尤其合并心功能不全者，首选洋地黄类以及北五加皮、葶苈子等具有洋地黄样作用的中药；对由洋地黄引起者，宜用苯妥英钠；对血压偏低的病人，可用静脉注射升压药如去氧肾上腺素以及中药青皮、枳实等，反射性兴奋迷走神经而起到治疗作用。还可选用苦参、莲子心、当归等具有钠通道阻滞作用中药。一种药物应用无效时，考虑联合用药。对药物治疗无效且血流动力学不稳定者可采用同步电复律。

2. 顽固性室性心动过速

室性心动过速是一种严重的心律失常，可危及病人生命，必须立即控制发作，转复窦性心律。对室性心动过速的处理应注意与其他宽 QRS 波型心动过速相鉴别，同时尽可能明确室性心动过速的病因及诱因。室性心动过速的诱因还有运动、体位改变、迷走神经张力增高、精神紧张等。不同的病因引起的室性心动过速可能需要选用不同的药物进行治疗。对不伴有严重血流动力学障碍的室性心动过速患者首选药物治疗，常用药物有利多卡因、普鲁卡因胺、苯妥英钠、胺碘酮、美西律等。测定药物血药浓度对估计抗心律失常药物疗效甚为重要。对一种药物未能奏效的室性心动过速患者，适当选用联合用药，往往可以取得疗效。对一时难以确定鉴别的室性心动过速或室上性心动过速，如血流动力学稳定，则选用对室性或室上性心动过速均有效的广谱抗心律失常药物，如普鲁卡因胺、丙吡胺、胺碘酮、普萘洛尔、心律平等。同时，我们在辨证治疗的基础上选用具有钠通道阻滞和动作电位时程延长作用的中药，药理证实苦参、莲子心、山豆根等有钠通道阻滞作用，黄杨木等具有动作电位时程延长作用。

3. 心房纤颤

房颤也是心肌病常见心律失常之一，临床可出现心排血量明显减低，冠状循环及脑部血供减少，可导致心力衰竭、休克、昏厥或心绞痛发作，还易引起房内血栓形成。血栓部分脱落可引起体循环动脉栓塞。治疗上除祛除诱因和针对病因治疗外，应考虑房颤发作时心室率的控制和房颤转律后预防复发等措施。①房颤时心室率的控制：房颤发作时心室率快者，首选洋地黄制剂静脉给药，使心率控制在 100 次/min 以下后改用辨证治疗加上北五加皮等具有洋地黄样作用的中药口服维持，使休息时心室率维持在 60～80 次/min。②房颤的转复：及时转复，可增加搏出量，改善心脏功能，尚可防止心房内血栓形成和栓塞现象。对持续性房颤、心脏扩大不显著者或房颤出现使心衰加重而使用洋地黄类制剂疗效欠佳者，可考虑复律治疗，常用胺碘酮等药物复律，或同步直流电复律。转律成功后再用复脉汤、生脉散等作巩固治疗。永久性房颤不考虑转复窦性心律，只进行心室率的控制。③预防血栓栓塞，对永久房颤伴心功能不全的患者，需要使用华法林以抗凝，维持国际标准化比值（INR）在 2.0～2.5 左右。应用丹参、三七、丹参滴丸、血栓通等活血通脉中药、中成药也可辅助抗凝，预防血栓形成。

4. 缓慢型心律失常

治疗缓慢型心律失常包括窦性心动过缓、房室传导阻滞、病态窦房结综合征等，通常选用心宝以及麻黄附子细辛汤等中药方剂治疗。现代药理研究表明这些中药方剂具有提高心率、改善房室传导作用。无效者可临时采用阿托品及异丙肾上腺素治疗。严重病例药物治疗无效，即应考虑安装心脏起搏器治疗。

5. 非药物治疗手段

不可偏废，必要时应及时使用。射频消融可以根治部分心律失常，ICD 既可自动除颤也可起搏，能最大限度地减少猝死的发生，CRT 或 CRT-D 可改善患者的症状和预后。

第八节　经验与体会

原发性心肌病病因不明，给诊断带来困难，很多患者早期症状不明显，难以早期诊断、及时治疗，待诊断明确时已是疾病之中、晚期，且病程长短不一，有的患者病情发展迅速，有的患者经过药物治疗后，病情可相对稳定长达一二十年，因此避免诱因，控制病情发展，意义重大。

(一)本病早期的治疗

本病早期属心功能代偿期，临床可无明显症状，或有劳累后心悸、气急、乏力等，可单纯用中医辨证治疗。本病为本虚标实之证，发病早期，正气尚盛，痰阻血瘀、外感风热毒邪等标实之证亦表现明显，故应治标为主、兼顾其本。特别提出，因风热毒邪伤及心脉者，则应清热解毒、益气养心。现代研究表明：柯萨奇病毒、埃可病毒，尤其是柯萨奇病毒 B 族病毒性心肌炎可以反复发作、迁延不愈，日久而成为心肌病。因此，在病毒感染期我们常在辨证用药基础上加选苦参、虎杖、射干等这些对柯萨奇病毒有抑制作用的中药，同时采用生脉散为基本方益气养心，保护心脏，以阻止病变发展，促进受损心肌的康复，治标之同时始终注意顾护正气。

肥厚型心肌病的心肌为什么会肥厚，限制型心肌病心内膜为什么纤维组织异常增生，其原因尚未完全清楚。用中医辨证观点来看，肥厚型心肌病常有胸闷痛等心脉瘀阻的表现，限制型心肌常有颈静脉怒张、肝大、腹胀、水肿等气滞血瘀的表现，因此，我们认为对于这两型心肌病，应该早期使用活血祛瘀药。现代研究表明，活血祛瘀药例如丹参、桃仁、红花等能够改善血液流变、改善微循环、抑制纤维组织增生，以此来阻止心肌增生肥厚以及心内膜纤维组织的增生。

(二)本病中期的治疗

疾病中期，则主要表现为心功能失代偿，以体循环和(或)肺循环瘀血，心排血量减少为特点。扩张型心肌病心衰的处理，除了强心利尿、扩张血管、减轻心脏前后负荷之外，尚应注意改善心肌营养，我们则通常采用生脉饮，每次 1~2 支，每天 3 次，参麦注射液 20~40mL 静脉滴注以养心阴益心气。有资料认为生脉散(饮)对心肌病有效。水煎剂除了生脉散之外，五味子散(《外科精要》黄芪、人参、麦门冬、五味子、甘草)以及归脾汤可选用。有学者报道用生地黄、黄芪、麦门冬、五味子、赤芍、桂枝组成的复方做实验，该方能增加小鼠心肌营养性血流量，对大鼠实验性心肌坏死有防治作用。

肥厚型心肌病、限制型心肌病发生心衰之后，其处理与扩张型心肌病心衰的处理有很大的不同。中医在辨证论治的时候要注意加强运用活血祛瘀中药，常用丹参、桃仁、红花、川芎、赤芍、三七、益母草等，从而降低血液黏稠度、抑制血小板聚集、改善心功能。

(三)本病晚期的治疗

本病晚期，心功能严重受损，从而出现严重的肺循环和体循环瘀血及心律失常，或心、脑、肺等重要脏器的栓塞。多为心、脾、肾阳气虚衰，水湿泛滥或阳气欲脱，甚至阴阳离决。此期病情危重，应采用中西医结合方法及时救治。中医辨治当根据病情选用独参汤、参附汤或四逆汤等大剂量扶正回阳救逆之品，以匡复正气，从而挽救病人的生命。

（四）中西医结合思路

1. 见微知著，早期防治

对于原发性心肌病要依靠西医学的方法进行准确诊断。早诊断、早治疗有助于延缓病情的进展，提高患者的生存质量，延长寿命。心肌病起病缓慢，可多年无自觉不适或只有轻微症状，往往易被患者忽视，患者求诊时多已出现充血性心力衰竭症状，少数患者以心律失常或栓塞事件为首发症状。一旦发生心衰，患者心功能进行性恶化，而且随着病程不断延长，心功能控制难度愈大，并发症和变症越多。西医诊断有助于对疾病本质的认识及预后的判断，利于病情的监测。

对于心肌病的预防，西医由于病因未明确，故预防存在困难。扩张型心肌病目前被认为主要与病毒感染及自身免疫有关。但现有的抗病毒药物抗病毒谱窄，且多有骨髓抑制等不良反应，价格昂贵，不利于长期使用，也不主张预防使用。我们认为中医可以在心肌病的预防方面发挥自己的优势。早在《黄帝内经》中就提出"治未病"的思想，认为"正气存内，邪不可干""邪之所凑，其气必虚"，通过辨证施治，调节自身内环境，增强抵抗外界不良因素的能力，从而达到"阴平阳秘"、预防疾病的目的。中药不良反应少，通过合理组方后更有利于增强药效、减少不良反应，故更适于疾病的预防。

对于无症状的肥厚型心肌病患者，未有证据表明现有的西医治疗对此类患者有何益处。我们认为对此类患者，中医药可发挥整体调节体质的优势，阻止病情的继续发展。但这方面的临床研究还比较少。

扩张型心肌病在很多情况下是继发于病毒性心肌炎，因此，一旦确诊为病毒性心肌炎，就应积极治疗，于临床辨证施治配伍中选用具有抗病毒的中药，直折病势，杀灭病毒，防止其迁延不愈而转化为扩张型心肌病。

2. 辨病与辨证相结合

在扩张型心肌病和限制型心肌病的早期无血流动力学障碍，无严重的心律失常时可单纯进行中医辨证治疗。扩张型心肌病以使用益气养心药为主，而限制型心肌病以使用养心活血药为主，三种类型心肌病的早期即使没有出现明显血瘀证的情况也可使用活血化瘀的中药。辨病有助于掌握证的发展规律，总结临床经验。

3. 中西医结合，各取所长

在中西医结合时，我们认为应该找出中西医各自的切入点，充分发挥各自的优势。中医除抗病毒、调节免疫具有优势外，在抗心律失常方面也具有自己的长处。在心肌病患者中，抗心律失常药是慎用的，一方面这类药多有抑制心脏的作用，另一方面还有促心律失常的作用。中药在治疗心律失常方面有其优点，如麦门冬有抗心律失常作用，同时在一般浓度下还有改善心肌缺血、增强心肌收缩力的作用，可克服抗心律失常药多有抑制心脏的缺点。近年来的临床和药理研究证实，具有抗期前收缩作用和安神养心治疗期前收缩的中药有人参、党参、黄芪、炙甘草、当归、丹参、麦门冬、生地黄、柴胡、郁金、延胡索、苦参、甘松、桂枝、熟附子、冬虫夏草、瓜蒌、龙齿、紫石英、茯神等。并归纳出麻黄、麝香、鹿茸、茶叶可加快心跳节律；柏子仁、制附子、当归、菟丝子、石斛、瞿麦、徐长卿可减慢心跳节律；而生地黄、炙甘草、麦门冬、延胡索、柴胡、桂枝、茵陈蒿、常山、山豆根、甘松、石菖蒲、万年青、人参等则有调整心律的作用。在中西医结合防治心律失常的临床应用中，上述中药应用得当，可使抗心律失常治疗更加安全有效。对严重心律失常，则可以采用中西医结合综合治疗，各扬所长。

西医针对原发病因的特异治疗方法不多，主要是控制心衰及治疗并发症，但由于心肌病特殊的病理生理，抗心衰药物的使用受到很多限制，甚至遇到不少矛盾。如限制型心肌病，一方面需要用利尿药、扩张血管药减轻心脏负荷，但顺应性差的心室正是靠前负荷来维持心排血量的，使用这些药物有可能使已经不足的心排血量更加减少，加重病情。又如肥厚型梗阻型心肌病，正性肌力药可加重流出道梗阻，且不能降低已升高的心室舒张压，故应尽量避免使用。矛盾的存在往往使治疗陷入进退两难的境地，面对这种困境，或许可以从中医药中找到出路。目前中药药理研究发现不少中药或具有 ACEI 样作用，或具有钙拮抗作用，或具有洋地黄样作用，或具有β受体阻滞剂样作用，为阐明中药的作用机制提供了丰富的理论依据。但是我们也应看到，中药组方并不是这些药理作用的简单叠加。每一味中药都是多种有效成分的组合，组方后的药理作用更为复杂。通过合理辨证组方，除了能发挥西药类似的作用，同时又能避免西药的不良反应。例如黄芪具有利尿作用，同时又能显著提高心排血量，有正性心力作用，其对心血管系统所起的作用是多方面的。安瑞华等在西药治疗的基础上加用黄芪注射液和参麦注射液治疗原发性心肌病，结果治疗组的总有效率为93.1%，对照组为62.8%，治疗组优于对照组。中药这种整体全方位的遣方用药也正是目前西医追求的目标。肥厚型心肌病早期使用β受体阻滞剂和钙离子拮抗剂对于延缓病情进展意义较大。并发难治性心力衰竭和严重心律失常时，更多地运用西医学的方法进行救治，可提高患者的生存时间。

4. 重视中西药之间的相互作用，减害增效

历史上中西医是两种完全不同的医学体系，中草药与化学制剂治疗也是分离的，由于中西医的结合治疗，中草药和化学制剂之间必然要发生一系列的作用，其中既有不利的反应，更多的是可供利用的作用。例如心肌病患者易发生心腔附壁血栓，目前多建议预防性使用口服抗凝药(如华法林)和(或)抗血小板聚集药，这有助于防止体、肺循环栓塞事件的发生。但在我国由于种族、社会文化状况等因素差异，许多患者未规范使用抗凝药。我们看到许多活血化瘀中药，如丹参、当归、川芎、红花和水蛭等，都能协同抗凝作用，使凝血时间延长。对未使用华法林的患者，采用抗血小板聚集药物配合中药治疗，可有效预防栓塞事件发生，避免不良反应及严重出血。若配伍华法林治疗须谨慎，会增加出血风险。所以，中西医结合治疗时应评估中西药相互影响并加以利用。

第九节 预后与转归

原发性心肌病早期明确诊断和及时治疗，症状、体征可以消失或缓解，继续巩固治疗可以改善预后及提高生活质量。本病起病多缓慢，一旦出现心衰，病情进展较快。如果反复发作心力衰竭、心律失常及栓塞等并发症，则可使患者丧失劳动力，甚至危及生命。预后较差，多数晚期病人只能通过心脏移植达到治疗目的。

晚期心力衰竭，内科治疗无效，有条件者可考虑心脏移植，术后 1 年生存率在85%以上，5 年生存率为 50%左右，而且生活质量有一定程度的提高。

第十节 预防与调护

(一)预防

注重调摄生活，劳逸结合，增强体质，以防发病。

(二)调护

1. 生活调护

(1)若外感时邪，应及时治疗，以免邪毒入里，损伤脏腑，内舍于心而得病。

(2)得病之后宜多静养，切忌过劳。心脏扩大，心功能减退，症状明显者，须卧床休息，以免病情恶化；饮食宜清淡而富含营养，戒烟酒，忌暴饮暴食；水肿者应低盐饮食。

2. 饮食调养

饮食宜清淡，忌肥甘厚味、生冷、辛辣及过咸饮食。可作为饮食治疗的药物有人参、黄芪、川芎、茯苓、山药、莲子、芡实、当归、冬虫夏草、麦门冬、大枣、车前草、薏苡仁、三七等。可把上述中药材与食品调配成可口的保健食品以配合治疗。应用举例：

(1)人参麦门冬炖猪心：人参 5g，麦门冬 15g，大枣 3 枚，猪心 75～100g，水 1 碗，放入瓦盅炖熟，油盐调味。适用于心功能不全属心气阴两虚者。

(2)冬虫夏草莲子炖鸡：冬虫夏草 5～10 条，莲子(不去心)30g，鸡肉 75～100g，大枣 3 枚，水 1 碗，放入瓦盅炖熟，油盐调味。适用于快速心律失常属心脾肾虚者。

(3)三七炖猪瘦肉：三七粉 3g 或三七 2～4 粒打碎，猪瘦肉 75～100g，大枣 3 枚，水 1 碗，用瓦盅炖熟，油盐调味。适用于心肌病心痛者。

(4)冬瓜薏米粥：冬瓜 100～150g，薏苡仁 50g，水适量煲成粥，油盐调味。适用于心功能不全、尿少水肿者。

3. 精神调理

原发性心肌病患者应避免精神紧张和过度劳累，因为精神紧张、过度劳累可导致原发性心肌病并发症发生，如心力衰竭等，不利于患者的康复。在缓解期可参加适当的活动，如散步、太极拳、气功等健身活动，以增强抵抗力，减少并发症，提高生活质量。

第十一节 评述与展望

原发性心肌病是指原因不明的，以心肌病变为主的疾病。目前认为该病可能为多种因素综合作用所致。扩张型心肌病目前除感染及自身免疫学说外，尚有冠状动脉系统微循环障碍、心肌营养及代谢障碍学说。肥厚型心肌病除与遗传因素、胚胎发育障碍、原癌基因表达异常及心肌钙负荷过重外，也有认为交感神经系统异常和儿茶酚胺增高可促进发病或使病情加重。限制型心肌病目前认为发病与嗜酸性粒细胞增多有关。致心律失常性右室型心肌病原因未明，可能存在遗传因素。对原发性心肌病的治疗主要保护心功能，防治并发症，如控制心力衰竭、纠正心律失常等，除药物治疗外，安装人工心脏起搏器，特别是双腔生理性起搏器对治疗扩张型心肌病可改善心功能。对肥厚性梗阻型心肌病，起搏治疗可降低左室流出道压力梯度、减轻流出道梗阻。对于有猝死风险的患者，早期置入 ICD 可减少猝死的发生。

原发性心肌病并发难治性心力衰竭，我们主张采用中西医结合综合治疗。扩张型心肌病出现心衰时，西医治以 ACEI、β受体阻滞剂、利尿剂、洋地黄及非洋地黄正性肌力作用药物。中药药理证实鹿衔草、北五加皮等具有洋地黄样作用，可协同使用。肥厚型心肌病，如果心室扩张，室内无梗阻时仍可使用洋地黄及洋地黄样作用的中药，如果心室内出现梗阻，此时宜选用防己、川芎、赤芍、丹参、前胡、海金沙等具有钙拮抗作用的中药，以减少心肌紧张度，减轻心内梗阻，有利于心衰的纠正。佛手、葛根、淫羊藿、灵芝等具有β受体阻滞样作用的中药，能增加心肌细胞β受体密度，改善心功能。限制型心肌病合并心衰时，洋地黄以及洋地黄样作用的中药，用之有损无益，但可以使用血管扩张剂及利尿剂。活血化瘀中药，大多具有改善血液流变与扩张血管作用，如乳香、没药、丹参、蒲黄、三棱、莪术、赤芍、红花、当归、川芎、延胡索、鸡血藤、桃仁、益母草、穿山甲等。

黄芪、白芍、何首乌、瓜蒌、法半夏、泽泻、细辛等具有 ACEI 样作用，以及防己、赤芍、川芎、前胡、海金沙具有钙离子拮抗作用的中药均有血管扩张作用，而且这些中药被认为具有使肥厚心肌逆转恢复的可能。

除心力衰竭外，对严重心律失常，我们主张采用中西医结合综合治疗。对顽固性室上性心动过速病人，可以选用防己、黄连、川芎、红花、赤芍、丹参、延胡索、肉桂、五味子等具有钙拮抗作用的中药以防复发；对非洋地黄中毒所致的室上性心动过速，尤其合并心功能不全者，首选洋地黄类以及北五加皮、葶苈子等具有洋地黄样作用的中药，宜用中药青皮、枳实制剂以及苦参、莲子心、当归等具有钠通道阻滞作用中药。缓慢型心律失常通常选用心宝、麻黄附子细辛汤等中药方剂治疗，现代药理研究表明这些中药方剂具有提高心率，改善房室传导的作用。

近年来，同内对心肌病中医研究主要表现在对扩张型心肌病的治疗方面，科研工作较少，对肥厚型心肌病、限制型心肌病、致心律失常性右室型心肌病的临床报道较少。对本病的基础研究及新药治疗研究甚少，尚需进一步通过严格合理的科研设计和临床研究，加强对心肌病证型和治法的研究，从而使心肌病辨证治疗和辨病治疗规范化、标准化，以提高诊治水平。

第六章 脾胃系病症

第一节 胃 痛

一、概述

胃痛又称胃脘痛，是由于外感邪气，内伤饮食情志，脏腑功能失调等导致气机郁滞，胃失所养，以上腹部近心窝处发生疼痛为主症的病证。

由于本病疼痛发生于心窝部，故古代文献中称本病为"心痛"。胃痛在脾胃肠病证中最常见，人群发病率高，中药治疗效果显著。

西医学中的急、慢性胃炎、消化性溃疡、胃痉挛、胃下垂，胃黏膜脱垂症，胃神经官能症等疾病，以上腹部疼痛为主要表现的，可参考本篇辨证论治。

二、临床表现

本病以心窝以下、脐以上部位发生的经常性或突发性疼痛症状为主要诊断依据。其疼痛可有隐痛、胀痛、刺痛、灼痛、剧痛等程度上的不同，有的可随进食而表现为有规律的疼痛加重或减轻。在胃痛的同时，常伴有脘腹闷胀，不思饮食，嗳腐吞酸，恶心嘈杂，大便或秘或溏，乏力消瘦，面黄浮肿，呕血、便血等临床表现。胃痛发病前多有情志、饮食、劳倦、受寒等明显诱因。

三、鉴别诊断

临证时需与胸痹疼痛，痛彻肩背，四肢厥冷青紫，气憋心悸为主症的真心痛相鉴别。

四、辨证论治

（一）辨证要点

1.辨急缓

凡胃痛暴作者，多因外感寒邪，或进食生冷，或暴饮暴食，以致寒伤中阳，积滞不化，胃失和降，不通则痛。凡胃痛渐发，常由肝郁气滞，木旺乘土，或脾胃虚弱，木壅土郁，而致肝胃不和，气滞血瘀。

2.辨寒热

寒邪犯胃之疼痛，多胃痛暴作，疼痛剧烈而拒按，并有喜暖恶凉，苔白，脉弦紧等特点。虚寒胃痛，多隐隐作痛，喜温喜按，遇冷加剧，四肢不温，舌淡苔薄，脉弱。热结火郁，胃气失和之胃痛，多为灼痛，痛势急迫，伴烦渴喜饮，喜冷恶热，便秘溲赤，舌红苔黄少津，脉弦数。

3.辨虚实

胃痛且胀，大便秘结不通者多属实；痛而不胀，大便溏薄者多属虚；喜凉者多实，喜温者多虚；拒按者多实，喜按者多虚；食后痛甚者多实，饥而痛增者多虚；脉实者多实，脉虚者多虚。

4. 辨气血

初痛在气，久痛在血。

（二）分证论治

1. 寒邪客胃

主症：轻者胃痛痞满善噫，口淡无味，不欲饮食，食则喜热，遇冷即发或加重，得温痛减，或兼恶寒，甚则胃疼暴作，泛吐清水，大便溏薄，小便清长。舌苔白，脉紧或弦紧。

治法：散寒止痛。

方药：良附丸加味。

高良姜 12g，香附 10g，荜茇 10g，吴茱萸、陈皮、炙甘草各 6g。水煎服。

兼风寒表证加葛根、紫苏叶、陈皮；挟食滞加枳实、神曲、法半夏、鸡内金。

2. 肝郁气滞

主症：胃脘胀痛，攻痛连胁，嗳气频繁，大便不畅，每因情志因素而痛作，表情忧郁或喜怒。苔薄白，脉弦。

治法：疏肝解郁，理气和胃。

方药：柴胡疏肝散。

柴胡、枳壳、赤芍各 12g，香附 10g，郁金 12g，川楝子 10g，延胡索 12g，甘草 6g。水煎服。

痛甚可选加木香、延胡索、香橼、佛手、绿萼梅；嗳气频繁可加沉香、旋覆花等。

3. 痰湿中阻

主症：轻则胃脘闷痛，时作时止，纳呆口黏，久则痞满胀痛，恶心干哕，呕吐清涎，甚则胃痛拒按，胃中有振水音，口淡细减，神疲乏力。舌苔白腻或滑腻，脉滑，或兼弦象。

治法：健脾化痰，理气和胃。

方药：导痰汤。

制半夏 6g，橘红、茯苓、枳实(麸炒)、南星各 3g，甘草 15g。

4. 饮食停滞

主症：胃脘胀满疼痛，嗳腐吞酸，呕吐不消化食物，吐后痛减，大便不爽，矢气腐臭。苔厚腻，脉弦滑。

治法：消食导滞，和胃止痛。

方药：保和丸。神曲 12g，山楂 15g，莱菔子 12g，法半夏 10g，茯苓 12g，陈皮 6g，枳实 10g，连翘 12g，甘草 6g。水煎服。

可酌加枳实、砂仁、槟榔等。食滞化热见苔黄、便秘者，可合用大承气汤。

5. 胃络瘀阻

主症：胃痛如针刺，痛处不移，疼痛于食后或入夜加重，病甚则胃痛拒按，状如刀绞，久痛不衰，或痛彻胸背，或兼见呕血、黑便。舌质淡暗，紫暗，舌有瘀点，瘀斑，脉涩或沉涩无力。

治法：活血化瘀，理气止痛。

方药：失笑散合丹参饮加减。

柴胡 12g，白芍 15g，枳实 12g，蒲公英 30g，法半夏、黄芩各 40g，砂仁 6g(后下)，甘草 6g。水煎服。

若呕血黑便为主症时，宜辨寒热，属肝胃郁热迫血妄行，可用泻心汤凉血止血；属脾胃虚寒，脾不统血，可用黄土汤温脾益气摄血。

6. 肝胃积热

主症：胃脘灼痛，胸胁闷胀，泛酸嘈杂，心烦易怒，口干口苦，甚则脘痛拒按，痛势急迫，喜食冷物，大便干结，小便短赤。舌质红，苔黄，脉弦数有力。

治法：清泻肝火，和胃止痛。

方药：化肝煎加减。

栀子 12g，牡丹皮 10g，白芍 15g，陈皮 6g，青皮 10g，吴茱萸 6g，黄连 10g，蒲公英 30g，佛手 12g，甘草 6g。水煎服。

可酌加黄连、吴茱萸、绿萼梅等。

7. 胃阴不足

主症：胃痛隐隐，咽干口燥，胃脘灼热，似饥不欲食，口干不欲饮，大便干结。舌红少津，苔少花剥，脉细数。

治法：养阴益胃，和阳生津。

方药：一贯煎加减。

北沙参 15g，麦冬 12g，生地黄 15g，枸杞子 12g，当归 6g，白芍 15g，川楝子 10g，佛手 12g，甘草 6g。水煎服。

加减：若嘈杂泛酸可加吴茱萸、黄连。

8. 脾胃虚寒

主症：胃脘隐痛，泛吐清水，喜温喜按，食欲缺乏，便溏，神疲乏力，或畏寒肢冷。舌淡，脉细弱。

治法：健脾益气，温胃止痛。

方药：黄芪建中汤加减。

黄芪 18g，白芍 15g，桂枝 10g，白术 12g，党参 15g，干姜 6g，木香 6g(后下)，大枣 5枚。水煎服。

寒胜痛甚加党参、干姜；痛发时合良附丸；痛止后可用香砂六君子丸调理。

五、其他疗法

1. 简验方

(1) 乌芍散(乌贼骨、白芍、甘草，按 3∶1∶1 的剂量比例配制)3g，白及粉 3g 和匀调服每天 2～3 次，用于胃痛，有吐血便血者。

(2) 桃仁、五灵脂各 15g，微炒为末，米醋为丸如小豆粒大，每服 15～20 粒，开水送服，孕妇忌服，治血瘀胃痛。

(3) 姜黄 15g，炒香附 15g，研细末，每服 2～3g，治胃脘气滞作痛。

(4) 荜澄茄、白豆蔻各等分，研细末，每服 2～3g，治胃寒痛。

(5) 鸡内金 10g，香橼皮 10g。研细末，每服 1～2g，治食积胃脘胀痛。

(6) 百合 30g，丹参 20g，水煎空腹服，治虚热胃痛。

(7)莱菔子 15g 水煎，送服木香面 4.5g，治食积胃痛。

(8)黑香附 12g，砂仁 3g，甘草 3g，研细末，每服 2～3g，治气痛。

(9)沉香、肉桂粉各 1g，温开水调服，每天 2～3 次，用于胃痛寒凝气滞者。

(10)五灵脂 9g，枯矾 4.5g，共研细粉，分两次开水送服，治血瘀胃痛。

2.针灸

(1)针刺内关、足三里、中脘，适用于各种胃痛。

(2)艾灸中脘、足三里、神阙，适用于虚寒性胃痛。

3.外治法

腰脐膏(沉香、小茴香、乳香、肉桂、麝香)每次一张，微火化开，贴脐腹，功能温中散寒，暖腹止痛，用于脾胃虚寒胃痛。

六、病案选录

杨某，男，62 岁，1972 年 12 月 4 日初诊。

病史：胃痛一个多月，饭后疼痛加重，伴纳呆，反酸、受凉易发，遇温则适，过去有胃痛史已十余年。苔白、脉沉细。

辨证施治：患者年老体弱，久病身虚，脾胃虚寒为其本，气滞血瘀为其标，治宜温中健脾，理气活血，标本兼治。

处方：高良姜 9g，香附 9g，吴茱萸 6g，蒲黄 9g，五灵脂 9g，白芷 9g，枳壳 9g，草豆蔻 9g，白芍 15g，甘草 6g。

二诊：上方服两剂，胃痛减轻，已不反酸，食欲也好转。脉舌如前。效不更方。

三诊：胃脘不痛，食欲增进，苔薄白，脉有起色。遵原方服用，以巩固之。

第二节　吐　酸

一、概述

吐酸泛指吐酸水，常与胃痛兼见，但亦可单独出现。常见于西医的消化性溃疡病、慢性胃炎和消化不良等。

二、辨证论治

1.脾胃虚寒

主症：吐酸时作，兼吐清水，口淡喜暖，脘闷食少，少气懒言，肢倦不温，大便时溏。舌淡苔白，脉沉弱或迟缓。

治法：温中散寒，和胃制酸。

方药：吴茱萸汤合香砂六君子汤。

常用药：党参、白术、茯苓、甘草——甘温益胃；陈皮、半夏、香附、砂仁——行气降逆；吴茱萸——辛通下达以开郁结；生姜、大枣——温胃散寒补虚。

2.肝胃郁热

主症：吐酸时作，胃脘灼热，口苦而臭，心烦易怒，两胁胀闷。舌红，脉弦。

治法：泄肝和胃。

方药：左金丸加味。

黄连——直折肝火；吴茱萸——辛通下达开郁结；白芍——敛肝养阴；竹茹——清热化痰；川楝子——行气导滞；鸡内金——消积化滞；牡蛎、石决明——制酸；或加乌贼骨、煅瓦楞。

3. 湿阻于胃

主症：吐酸时作，喜唾涎沫，时时欲吐，胸脘痞闷，嗳气则舒，不思饮食。舌淡红，苔白滑，脉弦 细或濡滑。

治法：化湿和胃，理气解郁。

方药：越鞠丸加减。

苍术、白豆蔻——燥湿化痰；香附、厚朴、枳壳——行气导滞；神曲——健胃消食；栀子——清化郁热；生姜——温胃和胃。苍术、白豆蔻——燥湿化痰；香附、厚朴、枳壳——行气导滞；神曲——健胃消食；栀子——清化郁热；生姜——温胃和胃。

三、其他疗法

1. 针灸疗法

针刺中脘、内关、足三里。热证加刺阳陵泉，用泻法；寒证用补法，并加艾灸。

2. 饮食疗法

(1)凤凰衣粥：鸡蛋壳若干，去内膜洗净炒黄研末，每次 6g 加入热粥中服食。寒热证均宜。

(2)白胡椒海螵蛸煲猪肚：白胡椒 12g，海螵蛸 20g，猪肚 1 个，先将海螵蛸、白胡椒(打碎)放入洗净的猪肚内，并加入少量清水，然后把猪肚两端用线扎紧，慢火煮至烂熟，去海螵蛸及胡椒，调味分次食肉饮汤。适用于寒证吐酸。

第三节 噎 膈

一、概述

噎膈是因饮食不节、七情内伤、久病年老致食管狭窄，或津枯血燥致食管干涩，出现吞咽食物哽噎难下，甚则不能下咽入胃，食入即吐为主要表现的病证。

噎膈的证候表现较为复杂，一般规律是初起只表现为吞咽食物噎塞不顺，尚可咽下，继则随着噎塞的逐渐加重，出现固体食物难以下咽、汤水可入，最后汤水不下，咽后即吐。随着病邪日深，饮食逐渐不得，导致胃之阴津、脾之阳气均衰竭，出现全身虚脱，病情危重难医。也有终生哽噎不顺，一直未出现食饮格拒不下之症者。

西医学的食管癌、贲门癌，以及食管憩室、食管狭窄、食管炎、食管贲门失弛缓症、贲门痉挛、胃神经官能症等病症出现噎膈症状表现时，可参考本节内容辨证论治。

二、临床表现

初起咽部或食管内有异物感，进食时偶有滞留感，或轻度梗阻感；病情加重后呈持续性进行性吞咽困难，甚至食不得入，或食入即吐，夹有痰涎。常伴有咽部干燥，胃脘不适，胸膈疼痛，甚则形体消瘦、肌肤甲错、精神疲惫等。

三、相关检查

胃镜检查为首选方法，可直接观察食管、贲门、胃体及病灶形态，并可在直视下作活组织病理学检查以确定病性。食管 X 线钡餐造影检查可观察到食管的蠕动，内壁的充盈、龛影，黏膜的变化，以及狭窄程度。食管 CT 扫描检查可显示食管与邻近纵隔器官的关系，但难以发现早期轻微病变。

四、鉴别诊断

1. 噎膈与反胃

二者均有食入即吐的症状。但噎膈以本虚标实为基本病理性质，正虚以阴虚有热为主，初起无呕吐，后期格拒，食物难下，食入即吐，此时病情较重，预后不良。反胃以正虚为主，多系阳虚有寒，饮食能顺利下咽，但经久复出，朝食暮吐，暮食朝吐，宿食不化，病证较轻，预后良好。

2. 噎膈与梅核气

二者症状均有咽中异物感。噎膈系痰积、瘀血等有形之物为主郁阻于食管致吞咽困难。梅核气是患者自觉咽中如有物梗阻，咳之不出，咽之不下，但饮食下咽顺利，无阻塞，以气机郁滞为主，为无形之邪所致。

五、辨证论治

(一)辨证要点

1. 辨标本虚实主次

噎膈以正虚为本，夹有气滞、痰积、血瘀等标实之证。因忧思恼怒、饮食所伤，致气滞、痰积、血瘀去，以实为主；因热饮伤津、年老久病伤肾而致津枯血燥，甚则气虚阳微者，属虚。病变初期病程短者多属实，或实中夹虚；病变中后期病程长者多以虚为主，或虚中夹实。实证主要以吞咽困难，梗塞不顺，胸膈胀痛为证候特点；虚证主要以食管干涩，饮食不下，或食入即吐为证候特征。临床又常见虚实夹杂之证候，尤当详辨其主次。

2. 辨病理性质

本病初起以标实为主，当辨其气、痰、瘀三者的主次，一般先见痰气交阻，若病情发展则为瘀血内结；病久往往由实转虚，多表现为阴血枯槁，终致气虚阳微。临床以邪实正虚并见者为多。若病程短，咽中不适，略有噎塞，重者吞咽欠利，饮食不减，症状发生和加重与情志因素有密切关系，多责之于气；若吞咽不利或困难，呕吐痰涎，胸闷，苔腻，脉滑，多责之于痰；若病程久，胸骨后疼痛固定，饮食难下，呕吐紫红色血，舌紫，脉细或涩，则多责之于瘀。病程日久正虚为主，见形体消瘦，皮肤干枯，舌红少津者，为津枯血燥；出现面色㿠白，形寒肢冷，面浮足肿为主者，为气虚阳微。临证时必须辨明标本的各自性质。

(二)治疗原则

本病的治疗旨在扶正与祛邪，当按邪正虚实主次，权衡标本缓急而施治。以开郁理气、滋阴润燥为治疗原则。且根据具体病情、病期的不同，有所侧重地运用理气、化痰、祛瘀之法。如初期标实为主，重在理气、化痰、行瘀，伴有火盛者结合清热解毒，少佐扶正、滋阴润燥之品；后期以本虚为主，重在扶正，应根据阴血枯槁和阳气衰微的不同，分别治以滋阴润燥或温补中阳，并可酌情配用理气、化痰、散瘀之品。根据标本虚实的主次缓急确定相应治法，病变初期或标实为主者，重在治标，适当补虚。治标不可过用辛散香燥之品，以免伤及津液，治本应注意顾护胃气。

（三）分证论治

1. 痰气交阻证

主症：吞咽时自觉食管梗阻不畅，胸膈痞满，甚则疼痛，情志舒畅时症减，精神抑郁时加重；伴嗳气呃逆，呕吐痰涎，口干咽燥，大便艰涩；舌质红，苔薄腻，脉弦滑。

证候分析：本证以痰气交阻，郁热伤津为主要病机。痰气交阻，食管不利则吞咽梗阻不畅，胸膈痞闷，甚则作痛；情绪舒畅，气机调畅则病减，精神抑郁则气机郁结，故病重，初期以气郁为主，易见此象；痰气交阻食管，易犯胃，胃气七逆，则嗳气呃逆，呕吐痰涎；气郁痰阻，津液不能上承下达，且郁热伤津，故咽干口燥，大便艰涩；舌质红、苔薄腻、脉弦滑皆为痰气交阻且郁热伤津之征象。本证以哽噎不畅，胸膈痞满，易随情绪增减，伴痰气交阻征象为辨证要点。

治法：开郁化痰，润燥降气。

方药：启膈散加减。若泛吐痰涎多，可加全瓜蒌、陈皮、半夏，或含化玉枢丹，以增化痰之力；若嗳气呕吐明显，加旋覆花、代赭石、姜汁增降逆和胃之效；若气郁化火，心烦口干，加山豆根、金果榄、栀子等增强清解郁热之效；若津伤较重，大便干涩，舌红少津，加玄参、天花粉、蜂蜜增强润燥生津之功；大便不通，加大黄、莱菔子等，便通即止，不可久用。

2. 津亏热结证

主症：吞咽梗塞而痛，水饮可下，食物难入，或入而复出，甚则滴水不入；伴胸背灼痛，五心灼热，口燥咽干，渴欲冷饮，大便干结，以及形体消瘦，肌肤干枯；舌质红而干或带裂纹、脉弦细数。

证候分析：本证以胃津亏耗，胃失润降为主要病机。胃津亏耗，食管失于濡润，故吞咽时梗塞作痛；初期食管郁结不重，且进水则食管得润，故水饮尚可下，但固体食物则难下；热结食管，胃气上逆，故食后复出；津亏热结，其热在阴，故五心烦热；热结津伤，胃肠枯燥，故口燥咽干，渴欲冷饮，大便干结；胃不受纳，无以化生精微，故形体消瘦，肌肤干枯；舌质红而干或带裂纹、脉弦细数皆为津亏热结之征象。本证以吞咽梗塞症状较重，伴津亏热结征象为辨证要点。

治法：滋阴养血，清热生津。

方药：沙参麦冬汤加减。若胃火偏盛，加用山栀、黄连、芦根、山慈姑、山豆根、白花蛇舌草、半枝莲等清胃泻火解毒；食入即吐者加竹茹、生姜汁和胃止呕；若阴津枯竭，肠道失润，大便干结，加火麻仁、瓜蒌仁、何首乌润肠通便；若火盛灼津，大便不通，腹中胀满，可用大黄甘草汤泻热存阴，但宜中病即止；若食管干涩，口燥咽干，可另用五汁安中饮频频呷服，生津润燥，降胃散结。

3. 瘀血内结证

主症：饮食难下，甚则滴水不入，或虽下而复吐；胸膈疼痛，固定不移，面色暗黑，肌肤枯槁，形体消瘦；舌质紫暗，脉细涩。

证候分析：本证以瘀血内结为主要病机。病情深重，瘀血内结，阻于食管，因而胸膈疼痛，固定不移，饮食难下，甚则滴水不入；瘀阻位置偏下，则下而复吐；因饮食不入，生化乏源，津血亏虚不能充养肌肤，故肌肤枯槁，形体消瘦；面色暗黑、舌质紫暗、脉细涩皆为瘀血内结之征象。本证以噎噎不入或下而复吐，伴瘀血内结征象为辨证要点。

治法：滋阴养血，破血行瘀。

方药：通幽汤加减。瘀阻重者加乳香、没药、丹参、三七、蜣螂等，增强活血通络之力；瘀结甚者可更加三棱、莪术、炙穿山甲、急性子等，增强破结消瘀之力；若呕吐甚，痰涎多，可加海蛤粉、法半夏、瓜蒌等化痰止呕；若呕吐物如赤豆汁，为吐血，加云南白药化瘀止血；若服药即吐，难以下咽，可含化玉枢丹，开膈降逆后再服汤药。

4. 气虚阳微证

主症：长期吞咽受阻，水饮不下，泛吐大量黏液白沫，肢体浮肿，面色㿠白，精神疲惫，形寒气短，腹胀便溏；舌质淡，苔白，脉细弱。

证候分析：本证以阴损及阳，脾肾阳衰为主要病机。长期吞咽受阻，病情加重，脾阳衰微，饮食无以受纳和运化，津液输布无权，故饮食不下，泛吐痰涎；阳虚无以运化水谷、水液，故面色㿠白，肢体浮肿，腹胀便溏；舌质淡、苔白、脉细弱皆为气虚阳微之征象。本证以噎膈日久，伴脾肾阳虚证候为辨证要点。

治法：温补脾肾，益气回阳。

方药：补气运脾汤加减。临床应用时可加旋覆花、代赭石增强降逆之力；若泛吐白沫，加吴茱萸、丁香、白蔻仁温胃降逆；若伴明显的口咽干燥、形体消瘦等阴虚征象者，加石斛、麦冬、沙参滋养阴液；肾阳虚征象明显者，可加附子、肉桂、鹿角胶、肉苁蓉等温补肾阳。总之，噎膈的辨治主要是分清虚实的主次。急则治其标，即理气、化痰、行瘀，祛其邪毒；缓则治其本，以补气温阳、滋阴养血为主。临床用药多是虚实兼顾，标本同治。

六、其他疗法

(一)中成药

华蟾素注射液、六神丸、冬凌草片均适用于热毒郁结型；开郁顺气丸适用于气滞痰凝型；平消片适用于痰瘀互结之噎膈。

(二)单验方

(1)大黄鱼鳔100g，将鱼鳔洗净，沥干，用香油炸酥，取出制粉，装瓶备用。每次5g。每天3次，温水送服，可祛风活血、解毒抗癌，用于食管癌、胃癌。

(2)活壁虎5条，白酒500mL，用锡壶盛酒，将活壁虎放入，2天后可以服用。每次10mL，慢慢呷之，每天3次，饭前半小时服用。有祛瘀消肿之效，用于食管癌梗阻者。

(3)姜半夏、姜竹茹、旋覆花、代赭石、广木香、公丁香、沉香曲、豆蔻、川楝子、川朴、南北沙参、天麦冬、石斛、急性子、蜣螂、当归、仙鹤草。水煎服，每天1剂。

(4)八仙膏。用藕汁、姜汁、梨汁、萝卜汁、甘蔗汁、白果汁、竹沥、蜂蜜等份和匀蒸熟，适量饮之，治疗噎食。

第四节 反　胃

一、概述

反胃是饮食入胃，宿谷不化，经过良久，由胃反出的病证。

西医学的胃、十二指肠溃疡，胃黏膜脱垂症，胃部肿瘤，胃神经官能症等，凡并发胃幽门痉挛、水肿、狭窄，引起胃排空障碍，而出现反胃症状者，可参考本篇内容辨证论治。

主症：食后脘腹胀满，朝食暮吐，暮食朝吐，宿谷不化，吐后转舒，神疲乏力，面色少华，手足不温，大便溏少，舌淡苔白滑，脉细缓无力。

治法：温中健脾，降气和胃。

方药：丁香透膈散（人参、白术、丁香、半夏、术香、香附、炙甘草、砂仁、神曲、白豆蔻、麦芽）。若吐甚者，加代赭石、旋覆花；若脾胃虚寒，四肢不温者加附子、干姜，若面色㿠白，四肢清冷，腰膝酸软，肾阳不足者，用右归丸。

简验方如下：

（1）雪梨1个，丁香50粒，梨去核，放入丁香，外用纸面包好，煨熟吃。

（2）守宫1～2只（去腹中杂物），鸡蛋1个。用法：将鸡蛋一头打开，装入壁虎蒸熟，每天服1个，连服数天。

（3）木香调气散（《证治汇补》）。白豆蔻、丁香、木香、檀香、砂仁、甘草。

二、预防与调摄

此证之预防，就注意劳逸结合，增强体质；要怡情放怀，避免精神刺激；勿过量饮酒和恣食辛辣食物，免伤胃气；应外避六淫，免除外因之干扰。

在治疗中，宜内观静养，薄滋味，忌香燥，戒郁怒，禁房事。

第五节 呃　逆

呃逆是指胃气上逆动膈，以气逆上冲，喉间呃呃连声，声短而频，令人不能自止为主要临床表现的病证。呃逆古称"哕"，又称"哕逆"。西医学中的单纯性膈肌痉挛即属呃逆。而胃肠神经官能症、胃炎、胃扩张、胃癌、肝硬化晚期、脑血管病、尿毒症，以及胃、食道手术后等其他疾病所引起的膈肌痉挛，均可参考本节辨证论治。

一、病因病机

呃逆的病因有饮食不当，情志不遂，脾胃虚弱等。

（1）饮食不当　进食太快太饱，过食生冷，过服寒凉药物，致寒气蕴蓄于胃，胃失和降，胃气上逆，并可循手太阴之脉上动于膈，使膈间气机不利，气逆上冲于喉，发生呃逆。如《丹溪心法·咳逆》曰："咳逆为病，古谓之哕，近谓之呃，乃胃寒所生，寒气自逆而呃上。"若过食辛热煎炒，醇酒厚味，或过用温补之剂，致燥热内生，腑气不行，胃失和降，胃气上逆动

74

膈，也可发为呃逆。如《景岳全书•呃逆》曰："皆其胃中有火，所以上冲为呃。"

（2）情志不遂　恼怒伤肝，气机不利，横逆犯胃，胃失和降，胃气上逆动膈；或肝郁克脾，或忧思伤脾，脾失健运，滋生痰浊，或素有痰饮内停，复因恼怒气逆，胃气上逆挟痰动膈，皆可发为呃逆。正如《古今医统大全•咳逆》所说："凡有忍气郁结积怒之人，并不得行其志者，多有咳逆之证。"

（3）正气亏虚或素体不足，年高体弱，或大病久病，正气未复，或吐下太过，虚损误攻等，均可损伤中气，使脾胃虚弱；胃失和降；或胃阴不足，不得润降，致胃气上逆动膈，而发生呃逆。若病深及肾，肾失摄纳，冲气上乘，挟胃气上逆动膈，也可导致呃逆。如《证治汇补•呃逆》提出："伤寒及滞下后，老人、虚人、妇人产后，多有呃症者，皆病深之候也。"

呃逆的病位在膈，病变关键脏腑为胃，并与肺、肝、肾有关。胃居膈下，肺居膈上，膈居肺胃之间，肺胃均有经脉与膈相连；肺气、胃气同主降，若肺胃之气逆，皆可使膈间气机不畅，逆气上出于喉间，而生呃逆；肺开窍于鼻，刺鼻取嚏可以止呃，故肺与呃逆发生有关。产生呃逆的主要病机为胃气上逆动膈。

二、临床表现

呃逆的主要表现是喉间呃呃连声，声音短促，频频发出，患者不能自制。临床所见以偶发者居多，为时短暂，多在不知不觉中自愈；有的则屡屡发生，持续时间较长。呃声有高有低，间隔有疏有密，声出有缓有急。发病因素与饮食不当、情志不遂、受凉等有关。本病常伴胸膈痞闷，胃脘嘈杂灼热，嗳气等症。

三、诊断

（1）临床表现以喉间呃呃连声，声短而频，令人不能自止为主症。

（2）常伴胸膈痞闷，胃脘嘈杂灼热，嗳气，情绪不安等症。

（3）多有饮食不当、情志不遂、受凉等诱发因素，起病较急。

（4）呃逆控制后，做胃肠钡剂X线透视及内窥镜等检查，有助于诊断。

四、鉴别诊断

（1）干呕与呃逆同有胃气上逆的病机，同属有声无物的临床表现，二者应予鉴别。

（2）呃逆的特点是气从膈间上逆，气冲喉间，其声短促而频；干呕的特点为胃气上逆，冲咽而出，其声长而浊，多伴恶心，属于呕吐病，不难鉴别。

（3）嗳气与呃逆也同属胃气上逆，有声无物之证，然呃逆的特点为声短而频，令人不能自制；嗳气的特点则是声长而沉缓，多可自控。

五、辨证论治

（一）辨证要点

1.辨病情轻重

呃逆有轻重之分，轻者多不需治疗，重者才需治疗，故需辨识。若属一时性气逆而作，无反复发作史，无明显兼证者，属轻者；若呃逆反复发作，持续时间较长，兼证明显，或出现在其他急慢性疾病过程中，则属较重者，需要治疗。若年老正虚，重病后期及急危患者，呃逆时断时续，呃声低微，气不得续，饮食难进，脉细沉弱，则属元气衰败、胃气将绝之危重症。

2. 辨寒热虚实

呃声沉缓有力，胃脘不舒，得热则减，遇寒则甚，面青肢冷，舌苔白滑，多为寒证；呃声响亮。声高短促，胃脘灼热，口臭烦渴，面色红赤，便秘溲赤，舌苔黄厚，多为热证；呃声时断时续，呃声低长，气出无力，脉虚弱者，多为虚证；呃逆初起，呃声响亮，声频有力，连续发作，脉实者，多属实证。

3. 治疗原则

呃逆一证，总由胃气上逆动膈而成，故治疗原则为理气和胃、降逆止呃，并在分清寒热虚实的基础上，分别施以祛寒、清热、补虚、泻实之法。对于重危病证中出现的呃逆，急当救护胃气。

（二）分证论（治）

1. 实证

（1）胃中寒冷，具体如下：

主症：呃声沉缓有力，胸膈及胃脘不舒，得热则减，遇寒则甚，进食减少，口淡不渴，舌苔白，脉迟缓。

治法：温中散寒，降逆止呃。

方药：丁香散。

方中丁香、柿蒂降逆止呃，高良姜、甘草温中散寒。若寒气较重，胸脘胀痛者，加吴茱萸、肉桂、乌药散寒降逆；若寒凝食滞，脘闷嗳腐者，加莱菔子、槟榔、半夏行气导滞；若寒凝气滞，脘腹痞满者，加枳壳、厚朴、陈皮；若气逆较甚，呃逆频作者，加刀豆子、旋覆花、代赭石以理气降逆；若外寒致呃者，可加紫苏、生姜。

（2）胃火上逆，具体如下：

主症：呃声洪亮有力，冲逆而出，口臭烦渴，多喜饮冷，脘腹满闷，大便秘结，小便短赤，苔黄燥，脉滑数。

治法：清热和胃，降逆止呃。

方药：竹叶石膏汤。

方中竹叶、生石膏清泻胃火，人参（易沙参）、麦冬养胃生津，半夏和胃降逆，粳米，甘草调养胃气。可加竹茹、柿蒂以助降逆止呃之力。若腑气不通，痞满便秘者，可用小承气汤通腑泄热，亦可再加丁香、柿蒂，使腑气通，胃气降，呃逆自止。若胸膈烦热，大便秘结，可用凉膈散。

（3）气机郁滞，具体如下：

主症：呃逆连声，常因情志不畅而诱发或加重，胸胁满闷，脘腹胀满，纳减嗳气，肠鸣矢气，苔薄白，脉弦。

治法：顺气解郁，降逆止呃。

方药：五磨饮子。

方中木香、乌药解郁顺气，枳壳、沉香、槟榔宽中行气。可加丁香、代赭石降逆止呃，川楝子、郁金疏肝解郁。若心烦口苦，气郁化热者，加栀子、黄连泄肝和胃；若气逆痰阻，昏眩恶心者，可用旋覆代赭汤降逆化痰；若痰涎壅盛，胸胁满闷，便秘，苔浊腻者，可用礞石滚痰丸泻火逐痰；若瘀血内结，胸胁刺痛，久呃不止者，可用血府逐瘀汤活血化瘀。

2. 虚证

(1)脾胃阳虚，具体如下：

主症：呃声低长无力，气不得续，泛吐清水，脘腹不舒，喜温喜按，面色㿠白，手足不温，食少乏力，大便溏薄，舌质淡，苔薄白，脉细弱。

治法：温补脾胃，和中降逆。

方药：理中汤。

方中人参、白术、甘草甘温益气，干姜温中散寒。可加吴茱萸、丁香温胃平呃，内寒重者，可加附子、肉桂。若嗳腐吞酸，夹有食滞者，可加神曲、麦芽；若脘腹胀满，脾虚气滞者，可加香附、木香；若呃声难续，气短乏力，中气大亏者，可用补中益气汤；若病久及肾，肾失摄纳，腰膝酸软，呃声难续者，可分肾阴虚、肾阳虚而用金匮肾气丸、七味都气丸。

(2)胃阴不足，具体如下：

主症：呃声短促而不得续，口干咽燥，烦躁不安，不思饮食，或食后饱胀，大便干结，舌质红，苔少而干，脉细数。

治法：益胃养阴，和胃止呃。

方药：益胃汤。

方中沙参、麦冬、玉竹、生地甘寒生津，滋养胃阴。可加炙枇杷叶、柿蒂、刀豆子以助降逆止呃之力。若神疲乏力，气阴两虚者，可加人参、白术、山药；若咽喉不利，胃火上炎者，可用麦门冬汤；若日久及肾，腰膝酸软，五心烦热，肝肾阴虚，相火挟冲气上逆者，可用大补阴丸加减。

六、其他疗法

1. 简验方

(1)刀豆子 10g(杵碎)，枇杷叶 6g，水煎服，适用于一般呃逆。

(2)荜澄茄、高良姜等分，研末，每服 3g(水煎剂量加倍)，适用于胃寒呃逆。

(3)柿蒂 9g，水煎服。

(4)鲜姜、蜂蜜各 30g。用法：鲜姜取汁去渣，与蜂蜜共同调匀，一次服下。

(5)南瓜蒂 4 个，水煎服，连服 3～4 次。

(6)枇杷叶 30～90g，刷去毛，以水 2 碗，浓煎 1 碗服。

(7)姜半夏 10g，荔枝核 24g，荷叶蒂 21g，水煎服。

2. 针灸

主穴：内关、膈俞。

配穴：足三里、中脘、太冲。

治法：先刺主穴，用中强刺激手法。体虚呃逆不止者，用艾炷直接灸膈俞、足三里。

七、预防与调摄

预防本病，平时要注意寒温适宜，避免外邪犯胃。注意饮食调节，不要过食生冷及辛热煎炸之物。患热病时不要过服寒凉。患寒证时不要妄投温燥。要情志舒畅、以免肝气逆乘肺胃。若呃逆是并发于一些急慢性疾病过程中，要积极治疗原发病证，这是十分重要的预防措施。

呃逆的轻症，多能逐渐自愈，无须特别治疗和护理。若呃逆频频发作，则饮食要进易消化食物，粥面中可加姜汁少许，以温宣胃阳，降气止呃。一些虚弱患者，如因服食补气药过多而频频呃逆者，可用橘皮、竹茹煎水温服。

第六节 泄 泻

一、概述

泄泻是一个病证，以排便次数增多，粪质稀溏，或泻物如水样为其主症。泄，有漏泄的含义，粪出稀溏，其势较缓。

泄泻一病证，有久暴之分。暴泻属实，多因外邪、饮食所伤；久泻多虚，或虚中挟实，多为久病体虚，或情志郁怒，脏腑功能失调而成。脾病湿盛是发病的关键，实证为寒湿、湿热、酒食中阻，脾不能运，肠胃不和，水谷清浊不分；虚证为脾虚生湿，或肝气乘脾，或命门火衰，腐熟无权，健运失司。总属脾胃运纳不健，小肠受损和大肠传导失常所致。治疗应以调理脾胃，去湿为主，但应随其所因而出入变化。

泄泻与西医所说腹泻含义相似，可见于多种疾病，凡因消化器官发生器质性或功能性病变而致的腹泻。有各种细菌性食物中毒，肉食中毒等，有急性肠道感染，如病毒性肠炎，急性细菌性痢疾、霍乱、副霍乱等。有其他原因的急性肠炎，如急性出血性坏死性肠炎等。还有肠结核、结肠炎、结肠过敏症等都包括在中医泄泻的范畴。

临证若见虚实相兼者，应补脾与祛邪并施，寒热错杂者，须温清同用。急性暴泻不可妄予补涩，慢性久泻不宜漫投分利。清热不可过于苦寒，太苦则伤脾。补虚不可纯用甘温，太甘则生湿，一般说来，急性泄泻，多易治疗，如迁延日久，则难期速效，且易反复发作。此外，本病在服药治疗的同时，还应做到饮食有节，忌生冷腥荤等食物，才能有助于提高疗效。

泄泻应与痢疾相鉴别，前者为大便稀溏或水样，色黄，泻下爽利，甚或滑脱不禁；后者为大便混杂红白脓血黏液，里急后重，利下不爽。

二、辨证治疗

(一)寒湿伤脾

主症：泄泻稀薄多水，腹部胀痛，肠鸣不已。饮食减少，甚则恶心欲吐。身体困倦，懒说懒动。或兼寒热，头痛如裹，肢体酸楚，口淡不渴，舌苔白，脉浮。

治法：温寒化湿，疏散表邪。

首选方剂：藿香正气散。方解：藿香温化中寒，芳香辟秽，理气和中，为主药；紫苏、白芷、桔梗辛温发散，解表邪而利气机；厚朴、大腹皮燥湿除满；半夏、陈皮理气化瘀；茯苓、白术、甘草和中，健脾化湿。本方既能驱散表邪，又能燥湿除满，健脾宽中，调理肠胃，使湿浊得化，风寒外解，脾胃功能恢复而泻止。

备用方剂：甘草干姜茯苓白术汤。方解：干姜、甘草补中暖土，茯苓、白术健脾利湿。脾主运化，寒湿中阻，运化失常，发为泄泻，故使用暖土胜湿之法，使寒去湿化，则泄泻自止，凡寒湿伤脾，不兼表证者，宜此方。

　　随症加减：若表寒重者，可加荆芥、防风等增强疏散风寒之力。腹部胀痛、肠鸣，加砂仁、炮姜，以温寒行气。胸闷脘痞，肢体倦怠，舌苔垢腻者，加豆蔻仁、法半夏，以芳香化湿。尿少，加泽泻、车前子，以利小便而实大便。恶心欲吐，加生姜、砂仁，以和胃止呕。肢体怠倦，舌苔白腻，脉象濡缓者，加苍术、广木香，以助燥湿健脾之力。头痛如裹加藁本、羌活，以表散寒湿。

(二)湿热下注

　　主症：腹痛即泻，泻下急迫，势如水注，粪色黄褐而臭，肛门灼热，心烦口渴，小便短赤，舌苔黄而厚腻，脉濡滑而数。

　　本证应与寒湿伤脾相鉴别。二者皆为湿盛，但一寒一热，各不相同。《证治要诀》曰："冷泻不言而喻，热亦能泻者，盖冷泻替之盐，见火热则凝，冷则复消；热泻替之水，寒则结冰，热则复化为水。"寒湿伤脾者，粪便不臭；肛门不热，湿热下注者粪便多臭，肛门灼热，寒者肢体倦怠，懒说懒动；热者心烦意燥，声音壮亮。寒者小便清白不涩，不渴；热者小便赤黄而涩，烦渴。寒者苔白脉沉细，热者苔黄脉濡数。至于泄泻时间的久暂，不足为凭。

　　治法：清热化湿，利尿厚肠。

　　首选方剂：葛根黄芩黄连汤。方解：方中重用葛根，解肌清热，升举内陷之热邪，黄芩、黄连苦寒，清热燥湿厚肠为辅，甘草甘缓和中，协和诸药。诸药使湿热分消，而泄泻自止。本方外解肌表，内清肠胃之热，湿热泄泻而兼有表邪者尤宜之。

　　备用方剂：二妙散。方解：黄檗苦寒清热，苍术芳香燥湿，两者相结合，有清热燥湿之功。

　　随症加减：湿偏重者，舌苔黄厚而腻，腹胀不适，加厚朴、苍术，苦温燥湿，行气宽中。挟滞者，脘腹胀闷，恶心呕吐，加山楂、神曲，消食导滞，和胃安中。热偏重者，烦渴尿少，肛门灼热，加连翘、地锦，清泄热邪，以防暴注下迫。若发于炎暑盛夏之时，感冒暑气，暑伤其外，而湿伤其中，症见泄泻如水，烦渴尿赤，自汗面垢，舌苔薄黄，脉象濡数，加藿香、香薷、扁豆衣、荷叶等清暑化湿。小便短赤，舌苔厚腻，加木通、金银花，消热利尿，利小便即实大便，湿热从小便中去，泄泻亦能速止。

(三)酒食伤中

　　主症：腹部胀痛拒按，泻下粪便臭如败卵，泻后痛减，或泻而不畅，胸脘痞闷，嗳气不欲食，舌苔垢腻，脉滑而数，或见沉弦。

　　伤食和伤酒，临床症状，各有不同。食泻的特点为：有伤食史，腹痛，腹泻，泻后腹痛减轻，泻出物为消化不良，且噫气反酸。如《医学入门》曰："食泻食积痛甚，泻后痛减，如抱坏鸡子，噫气作酸。"酒泻的特点是：有伤酒史，多晨起作泻，能食善饮，泻出物为水样便，带有酒臭味，午后反便结粪，或时有血。如《张氏医通》曰："有人患早起泄泻，或时有血，午后仍便结粪，能食善饮，此是酒积作泻。"二者大同小异。

　　治法：消食导滞，健脾和胃。

　　首选方剂：保和丸。方解：山楂酸温，消内食积；神曲辛燥，能醒酒洗胃，除陈腐之积；莱菔子善消面积，更兼豁痰下气，宽畅胸膈，配以半夏、陈皮、茯苓和胃利湿；连翘芳香，散结清热。诸药合用，以成和胃消食之功。饮食过度则脾运不及，势必停积而为食滞，食停上脘，有上逆之势，当以吐法引而越之。食停下脘，有坚结之形，又当以下法攻之。食停中脘，嗳腐不食，大便泄泻，既无上逆之势，又无坚结之形，如此则吐、下两法皆不相宜，唯以平和之品，消而化之，因此本方有"保和"之称，食滞一去，脾之运化复常，泻可自止。

备用方剂：枳实导滞丸。方解：枳实消痞导滞为君，大黄荡涤实积为臣，黄芩、黄连清热利湿为佐，茯苓、白术、泽泻、神曲渗湿和中为使，合用具有推荡积滞，清利湿热之功。对于湿热食滞互阻肠胃，痞闷不安，腹痛泄泻，甚为合适。因湿热积滞一日不去，则腹痛泄泻一日不出，只有湿热清，积滞去，泄泻才能自止。

随症加减：如腹痛胀甚，大便泻下不畅者，可加枳实、槟榔，通腑导滞。积滞化热，加连翘、黄连，清热厚肠。恶心呕吐，加半夏、豆蔻仁，和胃止呕。食欲不振，加藿香、佩兰，芳香醒胃。舌苔垢腻，加苍术、薏苡仁，芳香和淡渗同用，以增强去湿之功。

（四）寒热错杂

主症：心下痞满，按之柔软不痛，肠鸣不利，水谷不化，恶心呕吐，干噫食臭，心烦不安，苔多滑腻，或白或黄，脉象滑数。

治法：和中止泻，降逆消痞。

首选方剂：半夏泻心汤。方解：黄芩、黄连苦寒泄热，干姜、半夏辛温散寒，为辛开苦降，寒温并用，阴阳并调之法，从而达致恢复中焦升降，消除痞满、泄泻的目的。更佐以人参、甘草、大枣，补益脾胃，助其健运之力，使中焦得和，升降复常，泄泻自可痊愈。本方为和解剂，专为寒热错杂于中而设，治寒热错杂，脾胃升降失常之泄泻有良效。

备用方剂：甘草泻心汤。方解：本方即半夏泻心汤加重甘草用量而成，重用甘草，取其调中补虚，余义相同，适用脾胃运化之力更显薄弱，下利频作，水谷不化者。

随症加减：若干噫食臭，腹中雷鸣，是寒热错杂于中，升降失常，气机痞塞之外，兼有饮食停滞和水气不化，用半夏泻心汤，减少干姜，另加生姜，名"生姜泻心汤"，以干姜配黄芩、黄连辛开苦降，调理脾胃，复其升降；生姜、半夏宣散水气，降逆止呕，更用人参、炙甘草、大枣补中益气，共为和胃消食，宣散水气之方。本方与主方、备用方，三方虽同名泻心，均治寒热错杂之痞满泄泻，而主治则同中有异。

（五）脾胃虚弱

主症：病程较长，反复发作，稍有饮食不慎，大便次数即显著增加，大便时溏时泻，内夹不消化食物，腹胀且鸣，或兼隐痛，纳谷不香，纳后脘痞不适，面色淡黄少华，精神倦怠，舌淡苔白，脉象缓弱。

泄泻一证，凡发病骤急，病程短，为实证；发病较缓，病程较长，多虚证。本证脾胃虚弱，故病程较长，反复发作。脾胃虚弱，则脾气不能升发，水谷不化，清阳易于下陷，故稍有饮食不慎，大便次数即显著增加，大便时溏时泻。脾虚气滞，水走肠间，故腹胀且鸣，或兼隐痛。脾胃不和，运化无权，故纳谷不香，纳后脘痞不适。久泻不已，脾胃愈弱，生化精微亦受影响，气血来源不足，是以面色淡黄少华，精神倦怠。舌淡苔白，脉象缓弱，均属脾胃虚弱之象。

治法：健胃补脾，温阳运中。

首选方剂：参苓白术散。方解：人参、白术、茯苓、甘草合为"四君子汤"，为治疗脾胃虚弱的基本方剂。现又加上补脾的山药、扁豆、莲肉，和胃气的砂仁，理脾渗湿的薏苡仁，载药上行的桔梗，从功效来说，较四君原方功宏，而且药性中和，无寒热偏胜之弊，对于脾胃虚弱，饮食不消，泄泻体虚者，补其虚，除其湿，行其滞，调其气，两和脾胃，本方最为妥当。

备用方剂：补中益气汤。方解：黄芪益气为君，人参、甘草补中为臣，此为方中主要部分，有益气升陷之妙。白术健脾，当归补血，陈皮理气，均为佐药；更用升举清阳的升麻、柴胡，以为引使。如此则升阳益气，补中固脱，气陷自举，泄泻可止。《八法效方举隅》曰："形气衰少，阳气下陷阴中，阴虚而生内热，内不化则外不和，其表证颇同外感；唯东垣知其机窍在里，而不在表，为劳倦伤脾，而立补中益气一法。遵《内经》劳者温之，损者益之义，选用甘温之品，实脾益胃，以升清阳。盖风寒外伤，其形为有余；脾胃内伤，其气为不足。脾土喜甘而恶苦，喜补而恶攻，喜温而恶寒，喜通而恶滞，喜升而恶降，喜燥而恶湿，此方正中奥窍。"

随症加减：脾阳不振，伴见形寒肢冷，脉沉迟，腹部冷痛绵绵者，加附子、肉桂、干姜，以温运脾阳。久利中气下陷，脱肛或肛门有下坠感者，可加黄芪、升麻、柴胡，以益气升陷。夹食滞，伴见嗳气呕恶者，加莱菔子、山楂、鸡内金，以消食导滞。若泄泻日久脾虚夹湿，肠鸣辘辘，舌苔厚腻，或食已即泻，当于健脾止泻药中加升阳化湿的药物，原方去白术，加苍术、厚朴、羌活、防风，以升阳燥湿。如脾虚而夹湿热，大便泻下黄褐者加黄连、厚朴、地锦草，以清化湿热。

(六)肝气乘脾

主症：泄泻发作常与情志因素有关，每因愤怒，情绪激动，即发生腹痛泄泻。胸胁痞满，嗳气食少，腹鸣攻痛，腹痛即泻，泻后痛减，矢气频作，舌苔白或两旁偏腻，脉细弦。

治法：顺肝之气，补脾之虚。

首选方剂：痛泻要方。方解：白芍泻肝抑木，白术健运补脾，陈皮理气醒中，防风散肝舒脾。四药相配，可以泻肝木而补脾土，调气机以止痛泻。本方长于治疗肝木乘脾，脾失克制，运化失常，而致泄泻者。

备用方剂：四逆散。方解：柴胡疏肝，白芍柔肝，共为抑肝之剂；枳实行气通滞，甘草益气建中，共为扶脾之补。抑肝扶脾，木土得和而气机流畅，腹痛泄泻可瘥。本方对于肝脾不调，气机阻塞，泄泻而兼四肢逆冷者，尤为相宜。

随症加减：若久泻不止，应加酸收之品，如乌梅、木瓜等，以涩肠止泻。脾虚，食少，神疲，加党参、山药，以补益脾气。如便秘和腹泻交替发作时，加槟榔、沉香，以疏导积滞。若两胁刺痛，加川楝子、青皮，以疏肝止痛。若腹胀腹痛，加枳实、厚朴，以行气消胀。若嗳气呕恶，加旋覆花、代赭石，以降逆止呕。若情怀郁结，不思饮食，加代代花、玫瑰花，以疏肝醒胃。

(七)命门火衰

主症：病程已久，黎明之前，脐下作痛，继则肠鸣而泻，完谷不化，泻后稍安，腹部发凉，喜暖畏寒，有时作胀，食欲不振，伴有腰膝酸软，形寒怕冷，舌淡苔白，脉象沉细。

本证辨证的重点，一是病程已久，因病延日久，穷必及肾，如《医宗必读》曰："五更溏泄，久而不愈。"《景岳全书》也曰："有经月连年弗止者，或暂愈而复作者。"二是泄泻多发生在天将明时，《景岳全书》认为"阳气未复，阴气极盛，命门火衰，胃关不固而生泄泻"。三是伴有一系列肾阳虚衰的症状，如腰膝酸软，形寒畏冷等，如《仁斋直指方》曰："诸泄泻……

抑且腹痛走上走下，或脐间隐痛，腰臀疼酸，骨节软弱，面色黧悴，尺脉虚弱，病安在哉？曰，此肾泻也。"

治法：温肾运脾，涩肠止泻。

首选方剂：四神丸。方解：补骨脂补命门之火；吴茱萸温中祛寒；肉豆蔻行气消食，暖胃涩肠；五味子敛阴益气，固涩止泻；生姜可以暖胃，大枣可以补土，合为温肾暖脾，涩肠止泻之方，治疗五更泻甚效。《八法效方举隅》曰："查此方为温肾暖脾，兴奋中下机能之方。故纸、豆蔻为二神丸，加五味子、吴茱萸为四神丸。故纸温补肾气，豆蔻宣发脾气，中下焦火化不足，脾泻肾泻，不思食，不化食，宜此方两两兴奋之。盖故纸一名补骨脂，涩而能固，润而多脂，煞具异秉。其性温涩，其脂柔润，为刚中之柔。豆蔻则刺激胃肠黏膜，增加分泌，且芳香醒豁，为开胃健食之要药，二药合用，温而不烈，香而不破，不仅宣利中焦，而且固温下焦。再加五味子，酸以益肝之体；加吴茱萸，辛以振肝之用。五味子收坎宫耗散之火，吴茱萸启东土颓废之阳，一阖一辟，鼓之舞之。二神治脾，而求之肾；四神治脾，而更求之肝；精义入神，故名二神、四神。"

备用方剂：豆附丸。方解：附子、肉桂、肉莲，辛大热，温补命门之火；干姜、茯苓，一辛热，一甘淡，互伍为用，温脾运湿；木香、丁香，芳香醒胃，行气止痛，合为温肾运脾，醒胃止泻之方。凡五更泻，泄泻如注，腹痛肠鸣，不思食，不化谷，手足厥冷者尤为宜之。

随症加减：若泄泻日久，滑脱不禁，加赤石脂、诃子肉、禹余粮、粟壳，以涩肠止泻。若虽为五更泻，脾肾阳虚不显，反见心烦嘈杂，而有寒热错杂症状者，宜去补骨脂、吴茱萸，加黄连、干姜，寒温并用，温脾止泻。若年老力衰，气陷于下，久泻脱肛，宜加升麻、柴胡，以升提阳气而固下脱。

(八)痰湿(饮)留滞

主症：形体肥盛，便泻稀溏或如鱼胨状，时或不泻，泻下或多或少，臭气不甚，多食后作泻，泻而不爽，或脘痞腹胀，身重怠惰，舌淡，舌体胖大，苔白腻，脉濡滑或沉滑。

本证多见于形盛痰湿之体。长期过食肥甘油腻、酒醴荤腥之物，或多食而食后多卧少动，或未及细嚼即下咽，脾胃难以磨消，久则滋酿痰湿，痰浊内蕴，脾为痰浊所遏而不振，运化不健，饮食不能化作精微反化为痰浊，痰浊内盛，故渐致形体肥盛；痰浊内积，日久不化，留滞肠中，故便泻稀溏或如鱼胨状，且多食后作泻，泻下或多或少；痰湿内阻，气机不利，故泻下不爽，脘痞腹胀；痰为湿聚，湿性重着，故见身重怠惰；舌体胖大，苔白腻，脉濡滑或沉滑为痰湿内阻之征。

亦有偏于水饮之邪留滞肠中而作泄泻者，症见形体消瘦，便泻清水，如注水状，伴见肠鸣辘辘有声，腹胀，苔白滑等水饮内停之象。

痰湿与水饮致泻，临床症状有所区别。痰湿留滞之泻表现为形体肥盛，便泻稀溏或如鱼胨状，多食后作泻，泻下不爽，且苔腻，脉沉滑。水饮留滞之泻则多便泻清水，如水注下，苔多白滑。两者均为痰湿水饮为患，然同中有异。

治法：消痰理气，燥湿和中。

首选方剂：导痰汤。方解：方中陈皮理气消痰，半夏、天南星燥湿化痰，枳实行气除痰，茯苓健脾渗湿，甘草和中培土。合用而成消痰燥湿之功，发挥其化痰行气，燥湿和中之效。

备用方剂：二陈平胃散。本方是由二陈汤与平胃散合方而成。二陈汤中半夏辛温性燥，功能燥湿化痰；气行则痰易化，故用陈皮理气消痰；痰由湿生，湿去则痰易消，故以茯苓健脾利湿；甘草和中补土。平胃散中用苍术燥湿健脾，厚朴燥湿行气，与陈皮、甘草合用成为燥湿健脾主方。痰湿留滞肠中所致泄泻，系痰湿内蕴，脾失健运而成，故取两方辛温香燥，祛其痰湿阻滞，理其脾胃，使中运得复，则泄泻易止，对舌苔白腻而厚，腹胀食少，身重怠惰者，尤为适宜。

随症加减：若舌苔厚腻，泻下频作，水湿偏盛者，可合五苓散；若脘闷少食者，可加白蔻仁、砂仁化湿醒胃；怠惰嗜卧，身重困倦甚者，加羌活、防风、独活胜湿通络；痰湿兼寒见手足冷、口泛涎沫者，加干姜、吴茱萸；口流涎或吐痰涎如蛋清者，加党参、白术、益智仁。

三、病案选录

病案一：泄泻案。

贺某，女，30岁。1942年6月以久患泄泻腿肿，误诊，六脉缓小，舌苔白，口不渴，腹中不舒，大便溏泻，四肢厥冷，虽盛暑亦必裹以厚棉，小便清长，经愆不至。是乃中焦湿郁较深，宿食停积日久之故。宜先禁绝一切复杂饮食，服药方可收效。方拟：藿香6g，陈皮6g，麦芽9g，莱菔子9g，苍术9g，厚朴6g，法半夏9g，茯苓皮9g，枳壳9g，神曲9g，薄荷5g，大腹皮9g，甘草3g。

服10余剂。诸症悉除。再服归脾汤8剂，月事遂调。

按语：泄泻日久，必伤阳耗阴。本案出现下肢浮肿，四肢厥冷，脉缓小，颇似阳虚，而实乃湿邪内郁，阳气不达所致。故用化湿燥湿、运脾健胃之药而效。

病案二：久泻案。

尹某，女，一岁半。食后腹胀吐泻，泻后稍松，顷刻胀泻如故。日夜20余次，病历半月，面色淡白，肌肉瘦削，肢冷神疲。症见指纹青，脉沉而伏，泻便夹有黏液，里急后重。此乃过食生冷，泄泻日久，脾胃虚寒，湿热内蕴，证属虚实夹杂，寒热并见，治当温中扶脾，清利湿热，寒热同用，虚实兼顾。红参3g，附片6g，干姜3g，白术6g，诃子6g，黄连3g，3剂。

次诊：药后呕吐腹泻止，精神稍振，但腹胀未除，下肢水肿，再以扶脾健胃、利湿消肿为治。条参6g，白术6g，茯苓皮6g，大腹皮6g，陈皮6g，商陆6g，3剂。

三诊：诸症皆除。

按语：钱仲阳："小儿不能食乳，泻褐色，身冷无阳也"。本例泄泻日久，虽以虚寒为主，但虚中夹实，寒中有热，故用药宜寒热同用，虚实兼顾，方获效验。

病案三：暑泻案。

李某，男，1岁。2天前发热，午后较剧，大便稀溏，带少量白色冻子；烦啼咳嗽，不食。1961年6月3日住院。检查：双眼轻度下凹，舌微红，扁桃体肿大。治疗月余，体温总在38℃以上，腹泻如故，至7月5日，要求中医诊治。指纹色紫，舌尖红，苔白，身热有汗，口干喜饮，脉证合参，乃暑邪为病。以甘寒清热生津为治。台党参3g，知母3g，石膏9g，竹叶3g，粳米一撮，甘草2g，2剂。

次诊：体温稍降，饮食渐进，大便日行3次。台党参3g，知母3g，黄芩5g，白术3g，

甘草 3g，半夏 2g，五味子 3g，茯苓 5g，

三诊：服上方 2 剂，发热未退，不食，小便黄，大便稀，指纹紫，精神疲倦，此发热泄泻日久，阴液已伤，宜用和解之剂，兼养阴生津，健脾利湿。银柴胡 3g，黄芩 3g，半夏 2g，麦冬 3g，生地黄 3g，木通 3g，白术 3g，白芍 3g，车前子 3g，石斛 3g，当归 3g，沙参 3g，粉甘草 3g。

四诊：发热腹泻等症完全消失，饮食正常。

按语：本例暑热腹泻，初用知母、石膏、竹叶清泻肺胃实热，台党参、甘草、粳米益气养胃；后用和解兼养阴生津，健脾利湿收功。暑泻要注意实热和津伤两方面的病机特点及转化，用药方能中的。

第七节　消化性溃疡

一、概述

消化性溃疡(peptic ulcer)或消化性溃疡病(peptic ulcer disease)，指在各种致病因子的作用下，黏膜发生的炎症与坏死性病变，病变深达黏膜肌层，常发生于与胃酸分泌有关的消化道黏膜，其中以胃、十二指肠为最常见，即胃溃疡(gastric ulcer，GU)和十二指肠溃疡(duodenal ulcer，DU)，因溃疡形成与胃酸/胃蛋白酶的消化作用有关而得名。

一般认为人群中约有 10%在其一生中患过消化性溃疡病。但在不同国家、不同地区，其发病率有较大差异。消化性溃疡病在我国人群中的发病率尚无确切的流行病学调查资料，有资料报道占国内胃镜检查人群的 10.3%～32.6%。本病可见于任何年龄，以 20～50 岁居多，男性多于女性[(2～5)：1]，临床上十二指肠溃疡多于胃溃疡，两者之比约为 3：1。

幽门螺杆菌(Helicobacter pylori，Hp)感染和非甾体类抗炎(non-steroidal anti-inflammatory drugs，NSAIDs)摄入，特别是前者，是消化性溃疡最主要的病因。另外，糖皮质激素药物、抗肿瘤药物和抗凝药的使用也可诱发消化性溃疡病，同时也是上消化道出血不可忽视的原因之一。吸烟、饮食因素、遗传、胃十二指肠运动异常、应激与心理因素等在消化性溃疡病的发展中也起一定作用。其发病机制主要与胃十二指肠黏膜的侵袭因素(aggressive factors)和黏膜自身防御/修复因素(defensive/repai-ring factors)之间失平衡有关。GU 和 DU 在发病机制上有不同之处，前者主要是防御/修复因素减弱，后者主要是侵袭因素增强。

本病属中医学的胃脘痛范畴，有时表现为吞酸、嘈杂。

二、病机病理

脾胃素虚或长期饮食失调，或精神情绪因素的刺激，寒邪犯胃，病情延久以及药物刺激是本病发生的主要病因。

(一)脾胃素虚或长期饮食失调或寒邪犯胃

禀素脾胃薄弱，先天遗传，加之忧思劳倦伤脾，或因外寒侵袭，过食生冷，饥饱无常，导致脾胃气虚，甚则及阳，以致脾阳亏虚，寒从内生，出现脾胃虚寒之证。进而使胃失温煦，脉络拘急失养，发生溃疡胃痛。

(二)情志因素

如忧思恼怒，焦虑紧张，可使气郁伤肝，肝失疏泄，横逆犯胃，使胃失和降。或加本体脾虚，不能斡旋中气，以致气滞肝、胃、脾，不通则痛。若肝郁化火，郁火暗耗胃阴，可使胃痛变得顽固。

(三)久病入络

胃病日久，久痛入络，气滞导致血瘀，气血失调，胃络失养，使胃痛持续难解，进一步损伤脾胃之气，甚或内生郁火，血瘀损伤胃络，以及气虚失于统摄，均可导致便血、吐血或溃疡反复。

(四)药物刺激

如一些致溃疡药物辛可芬、组织胺、保泰松、利舍平、水杨酸盐、吲哚美辛及肾上腺皮质激素等，刺激损害胃体，影响胃气通降及胃之脉络，诱发胃病或溃疡、出血。

(五)饮食偏嗜或七情因素均可化热化火

或胆邪犯胃，或湿热中阻，或痰火内结，使邪热伤络，血败肉腐，形成内痈。若加气虚血瘀，不能托毒生肌敛疮，则溃疡难愈，反复迁延。

上述共同的、也是基本的病机为气机不利、血脉瘀阻，气血不通，不通则痛。盖胃为多气多血之府也。但气血不通的原因很多，必先究其所因，伏其所主。此病病位虽在胃，但和肝(胆)、脾关系甚为密切。

三、诊断

(一)临床表现

1. 症状

慢性长期反复发生的周期性、节律性上腹部疼痛，应用碱性药物可缓解。腹痛发生与用餐时间的关系认为是鉴别胃与十二指肠溃疡病的临床依据。

胃溃疡疼痛多在餐后1小时内出现，持续约1～2小时自行缓解，直至下餐进食后再复现上述节律。十二指肠溃疡疼痛多在两餐之间发生，持续至下餐进食后缓解，有疼痛→进食→缓解的规律，有时疼痛常在夜间。胃十二指肠复合性溃疡或合并有慢性胃炎等其他胃部疾病时可使疼痛无明显规律。近年来，由于抗酸剂、抑酸剂等药物广泛使用，症状不典型的患者日益增多。由于NSAIDs有较强的镇痛作用，NSAIDs溃疡临床上无症状者居多，部分以上消化道出血为首发症状，也有表现为恶心、厌食、食欲缺乏、腹胀等消化道非特异性症状。

2. 体征

消化性溃疡缺乏特异性体征。在溃疡活动期，多数患者有上腹部局限性轻压痛；十二指肠溃疡患者压痛点常在右上腹；对于反复慢性失血者可有贫血；部分胃溃疡患者体质较瘦弱，呈慢性病容。

3. 并发症

消化性溃疡病的主要并发症为上消化道出血、癌变、穿孔和幽门梗阻，目前后者已较少见，此可能与临床上广泛根除幽门螺杆菌和应用PPI治疗有关。慢性胃溃疡恶变的观点至今尚有争议。

(二)内镜检查及胃黏膜组织活检

1.胃镜检查注意事项

检查过程中应注意溃疡的部位、形态、大小、深度、病期以及溃疡周围黏膜的情况。并常规性组织学活检,对不典型或难愈合溃疡,要分析其原因,必要时行超声内镜检查或黏膜大块活检,以明确诊断。

2.胃镜检查优越性

胃镜检查是消化性溃疡检查的金标准,可发现 X 检查难以发现的表浅溃疡及愈合期溃疡,并可对溃疡进行分期(活动期,愈合期,瘢痕期),结合直视下黏膜活检,对判断溃疡的良、恶性有较大的价值。同时,内镜可以用于溃疡并发症的治疗,如溃疡大出血时的止血治疗。

3.胃镜检查特征

(1)发生部位:GU 绝大多数发生于胃小弯,特别是胃角或胃角附近,位于胃大弯的溃疡常为恶性溃疡,但也有少数良性溃疡可发生在大弯侧。DU 多发生在球部,前壁比后壁多见,偶尔溃疡见于球部以下部位,称球后溃疡(postbulbar ulcer)。NSAIDs 溃疡以胃部多见,分布在近幽门、胃窦和胃底部,溃疡形态多样。

(2)溃疡形态:溃疡常呈圆形或卵圆形,其表面的炎性渗出物和坏死物形成胃镜可见特征性白苔。

(3)溃疡大小:GU 直径一般<2cm,DU 的直径一般<1.5cm,但巨大溃疡(GU>3cm,DU>2cm)亦非罕见,需与恶性溃疡鉴别。

(4)溃疡深度:有不同深度,浅者仅超过黏膜肌层,深者则可贯穿肌层,甚至浆膜层。

(5)溃疡数量:胃溃疡多为单个,两个或者两个以上为多发性溃疡(muliple ulcers),胃溃疡合并十二指肠溃疡称复合性溃疡,占 2%～3%。

(6)溃疡分期:溃疡活动期(A, active stage)。

A_1 期:溃疡的苔厚而污秽,周围黏膜肿胀,无黏膜皱襞集中。

A_2 期:溃疡苔厚而清洁,溃疡四周出现上皮再生所形成的红晕,周围黏膜肿胀面逐渐消失,开始出现向溃疡集中的黏膜皱襞。

溃疡愈合期(H, healing stage):

H_1 期:溃疡缩小,变浅,白苔边缘光滑,周边水肿消失,边缘再生上皮明显,呈红色栅状,皱襞集中,到达溃疡边缘。

H_2 期:溃疡明显缩小,白苔变薄,再生上皮范围加宽。

溃疡瘢痕期(S, scarring stage):

S_1:溃疡苔消失,中央充血,瘢痕呈红色,又称红色瘢痕期。

S_2:红色完全消失,又称白色瘢痕期。

4.X 线钡餐检查

多采用钡剂和空气做双重对比造影技术检查胃和十二指肠。消化性溃疡的 X 线征象有直接和间接两种,前者是诊断本病的可靠依据,后者的特异性有限。

直接征象:龛影,由于溃疡周围组织的炎症和水肿,龛影周围可出现透明带;因溃疡部位纤维组织增生和收缩,出现黏膜皱襞向溃疡集中的现象。

间接征象：包括局部痉挛、激惹现象、十二指肠球部畸形和局部压痛等。

另外，75%的溃疡穿孔在腹部平片上可见腹腔游离气体。

(三)其他实验室检查

1. Hp 检测

Hp(胃幽门螺杆菌)感染的诊断已成为消化性溃疡的常规检测项目，其方法分为侵入性和非侵入性两大类。

侵入性检查：需做胃镜检查和胃黏膜活检，包括快速尿素酶试验(rapid urease test，RUT)、胃黏膜直接涂片染色镜检、胃黏膜组织切片染色镜检(如 W-S 银染、改良 Giemsa 染色、甲苯胺蓝 Q 色、免疫组化染色)、细菌培养、基因检测方法(PCR、寡核苷酸探针杂交等)。

非侵入性检查：仅提供有无 Hp 感染的信息，包括^{13}C 或 ^{14}C 尿素呼气试验(urea breathtest，UBT)、粪便 Hp 抗原(H. pylori stool antigen，Hp SA)检测和血清及分泌物(唾液、尿液等)抗体检测以及基因芯片和蛋白芯片检测等。

2. 粪便隐血试验检查

活动性溃疡患者粪便潜血试验可呈阳性，对于判断溃疡有无活动出血有一定意义。

3. 胃液分析

GU 患者的胃酸分泌正常或低于正常，部分 DU 患者则增多，但与正常人均有很大重叠，故胃液分析对消化性溃疡的诊断和鉴别诊断价值不大。

四、鉴别诊断

(一)胃的良性溃疡与恶性溃疡的鉴别

胃癌发生的报警信号：①中老年人近期内出现上腹痛伴不明原因上消化道出血；②中老年人出现不明原因的食欲缺乏、贫血或消瘦；③胃溃疡患者疼痛加重，和(或)失去节律性，且抗溃疡治疗无效；④胃溃疡患者胃黏膜活检有重度萎缩/肠化/不典型增生；⑤胃溃疡患者出血与贫血不相符。

(二)溃疡病与胃泌素瘤的鉴别

本病又称 Zollinger-Ellison 综合征，有顽固性多发性溃疡，或有异位性溃疡，胃次全切除术后容易复发，多伴有腹泻和明显消瘦。患者胰腺有非β细胞瘤或胃窦 G 细胞增生，血清胃泌素水平增高，胃液和胃酸分泌显著增多。

(三)功能性消化不良

表现症状为上腹部不适、恶心呕吐，或者酷似消化性溃疡，且常伴有明显的全身神经症状，情绪波动与发病有密切关系。内镜检查与 X 线检查未发现明显异常。

(四)慢性胆囊炎和胆石症

多见于中年女性，常呈间歇性、发作性右上腹痛，常放射到右肩胛区，可有胆绞痛、发热、黄疸、Murphy 征。进食油腻食物常可诱发。B 超检查可以做出诊断。

(五)心绞痛、心肌梗死

本病可表现为上腹疼痛，多为急性起病，伴有胸闷、心慌等症状，心肌酶谱、肌钙蛋白、ECG 等可鉴别。

(六)克罗恩病继发的上消化道溃疡

克罗恩病为一种慢性肉芽肿炎症，病变可累及胃肠道各部位，以末端回肠及其邻近结肠为主，呈穿壁性炎症，多为节段性、非对称性分布，临床主要表现为腹痛、腹泻、瘘管、肛门病变等。肠镜检查可以明确诊断。

(七)淋巴瘤继发的上消化道溃疡

非霍奇金淋巴瘤的结外侵犯倾向，累及胃肠道部位以小肠为多，其中半数以上为回肠，其次为胃，可表现为腹痛、腹泻和腹块，症状可类似于消化道溃疡。但本病多以无痛性颈和锁骨上淋巴结肿大为首发表现，可出现发热、盗汗、消瘦等全身症状，血常规检查、骨髓穿刺和淋巴结活检可明确诊断。

五、并发症

本病常见的并发症有上消化道出血、穿孔、幽门梗阻、癌变。

六、辨证施治

(一)脾胃虚寒

主症：空腹胃痛，得食则缓，胃部怕冷，喜温喜按。气候转冷易诱发胃痛，不敢进食生冷。舌质多淡或淡黯，脉细或沉细。

治法：建中温阳止痛。

处方：黄芪建中汤合良附丸。

炙黄芪15～30g，桂枝10g，白芍10～30g，炙甘草6g，生姜3片，大枣5枚，高良姜10g，香附10g，乌贼骨15～30g，麦芽糖30g(冲入)。

此证临床最常见，除十二指肠溃疡外，还包括十二指肠炎、十二指肠过敏症、球变形等，几乎占80%以上。以上方药改善疼痛症效果明显，每在2～7天内获控制。但对胃脘冷感仅有好转，根除需长期坚持服药，但仍不免有反复，似较西医复发率低。高良姜为止痛要药。白芍根据具体情况增减剂量，如苔白润伴脘痞属寒湿者量宜少，6～10g即可；如苔少或净，胃痛有拘紧感，可用至15～30g。麦芽糖在便溏或湿重时不宜用。乌贼骨为必用之品，加强止酸，即使没有吞酸症。

如血虚面色无华，加当归10g、党参15g或参须6g，取归芍六君子汤意。便溏则不宜用当归。便溏者加煨肉蔻10g、焦白术10g、炮姜炭10g。寒痛重者加荜茇10g、丁香3g、川椒6g、吴茱萸3g，甚者加附子10～30g、细辛6g，止痛效果好。个别也有药后疼痛者，可能与大辛大热刺激溃疡局部末梢神经有关。黑便者加伏龙肝30g、熟附片10g、炮姜炭10g、生地榆15g、侧柏炭15g、阿胶10g。脘腹作胀加木香6g、甘松10g、小茴香6g。外寒诱发者加苏叶10g、吴茱萸3g。泛吐清水者加姜半夏10g、吴茱萸3g、苏叶6g。阳虚饮停，辘辘有声，改用苓桂术甘汤加吴茱萸3g、川椒10g、姜半夏10～20g，重用生姜10～15g。脾胃气虚证明显，但阳虚不著时，可改用香砂六君子汤或归芍六君子汤。不能偏信朱丹溪"痛无补法"之说。"若属虚痛，必须补之"(程钟龄语)。生冷伤脾见脘胀腹痛，可用强中汤或扶阳助胃汤。

(二)脾虚肝郁(热)

主症：胃痛无规律，饭前饭后皆可疼痛，痛连胸胁背，伴脘腹胀、吞酸，脘腹怕冷，但口苦，偶或胃灼热，情绪变化易诱发胃脘痛胀。苔薄白或微黄，脉弦。

治法：疏肝健脾，行气止痛。

处方：逍遥散、四逆散合柴胡疏肝散合方化裁。

(1)肝气为主：柴胡10g，郁金10g，白芍10g，香附10g，青陈皮各10g，川芎10g，瓦楞子15～30g，川楝子10g。

(2)脾虚为主：上方酌减2～3味，加白术10g，茯苓10g，党参10g。

(3)气郁化热：主方加丹皮10g，山栀10g，青木香10g，川连3g，吴茱萸2g。

此证多见于胃溃疡活动期，或伴胃炎、胃肠功能失调、慢性胆管疾患者，女性相对多见。用药要灵活，根据肝郁和脾虚或肝热(包括湿热)的主次调整药物，疗效差别较大，部分原因取决于患者的精神情绪状态。对气郁化火者要注意"火郁发之"原则的运用，取柴胡、川芎、香附、桑叶、丹皮、山栀、薄荷、吴茱萸等，火郁易耗阴，阴耗则肝气易急，故宜酌配白芍、木瓜、枸杞子、橹豆衣、沙参、麦冬、当归等以敛肝柔肝止痛，此时白芍量宜大。止酸用瓦楞子、乌贼骨。气郁日久，久痛入络则夹瘀，轻则脘胁刺痛或隐痛，每用疏肝调气而痛不止，重则舌黯有瘀斑点，宜加延胡索、炙五灵脂、三七粉。一般不用川楝子，因该品含苦楝素，有小毒，能直接刺激胃肠黏膜，导致炎症、水肿，加重溃疡，并可有引起呕吐、腹泻之虞。故有活动性溃疡、脾虚或胃肠功能薄弱者不宜用此药。瘀痛较重，加丹参饮，甚者加手拈散。肝胃火盛，见口臭龈痛便干，加黄芩、生石膏、酒军、蒲公英。若胆火上炎、胆汁逆胃，见呕苦、口苦、泛酸等，如《灵枢》所说"邪在胆，逆在胃"者，当清胆和胃，改用黄连温胆汤、小柴胡汤、旋覆代赭汤化裁以清降之。或选张锡纯的镇逆汤。常选川连、黄芩、柴胡、清半夏、茯苓、竹茹、生赭石、白芍、龙胆草等。兼呕恶，可改用连苏饮小量疏和，如川连1.5～2g，白蔻2～3g，竹茹3g，苏叶3g，有时可收功。在应用疏肝法治疗本证时，要注意"疏肝不忘和胃，理气还防伤阴"和"忌刚用柔"的使用原则，尤其伴有火郁和阴伤者。疏肝而不伤阴的药物有：佛手、香橼皮、白蒺藜、枳壳、郁金、木蝴蝶、绿萼梅、醋柴胡等，可供选择。

(三)胃阴不足

主症：胃脘隐痛或灼痛，嘈杂，胃灼热，便干纳少。口干咽燥，易生口疮，舌红或嫩红，或有裂纹，苔少或净，或苔剥，脉细。

治法：和阴止痛。

处方：芍药甘草汤合一贯煎、沙参麦冬汤加减。

白芍15～30g，生甘草6～10g，北沙参12g，麦冬10g，枸杞子12g，当归10g，丹参10～20g，石斛10～15g，玉竹10～15g，瓦楞子15～30g，青木香10g。

此证在溃疡病中较少见。阴虚证在使用上述方药后，部分患者舌转淡红、嫩红，部分舌质转淡，前者反映了阴虚好转与原有的气虚之本兼见，呈气阴两虚症，宜转手调补气阴，选用太子参、生白术、山药、扁豆、薏米、石斛、玉竹、沙参、麦冬、莲肉等甘平之剂以调补巩固之；后者阴虚好转后呈现素有的气虚、阳虚之本象，在此转化之际，必须药随证变，或养阴与温阳药同用，或甘平剂缓图其功。

阴虚兼气滞，加佛手、香橼皮、白蒺藜、绿萼梅等理气而不燥之品；阴虚夹湿，见舌红苔腻，不可过用辛苦燥，宜芳化淡渗和养阴并用，选用藿香、佩兰、荷梗、冬瓜子、芦根、白芍等；兼呕恶，加赭石、牡蛎、竹茹、芦根以育阴平肝和胃；阴虚虚火内灼，加蒲公英、生地。

(四)气滞血瘀

主症：气滞为主：胃脘胀痛，胀甚于痛，或胀甚则痛，往往兼血瘀征象，如舌质黯滞等；血瘀为主：多呈刺痛，部位固定，舌黯有瘀斑点。

治法：气滞为主，宜行气和络止痛。血瘀为主，和营止痛或化瘀止痛。

处方：

1)气滞为主：香苏饮合丹参饮加减。

香附10g，苏梗10g，陈皮6g，丹参10～15g，砂仁3g，白檀香6g，当归10g，延胡索10g，枳壳10g。

2)血瘀为主。

(1)血瘀轻症：桃红四物饮加失笑散、丹参饮化裁。

当归10g，桃仁10g，红花6～10g，丹参10～20g，赤芍10g，川芎10g，延胡索10g，五灵脂10g，香附10g，瓦楞子15～30g，生蒲黄10g，檀香6g。

(2)血瘀重症：猬皮香虫汤(董建华教授方)、活络效灵丹合五香丸、手拈散化裁。

炙刺猬皮6g，九香虫6g，延胡索10g，五灵脂10g，制乳没各6g，炮山甲10g，赤芍10g，当归10g，丹参15g，香附10g，三七粉3g(分冲)。

气滞与血瘀互相影响，每多兼见，要分清气滞与血瘀孰者为主，还要注意血瘀证之轻重。此证临床可单独出现，也可见于其他证型中，故可以与其他治疗法则配伍应用。溃疡病一般均或多或少存在血瘀证。气滞血瘀往往是导致胃脘痛的直接病机，不通则痛，故应重视。瘀血征除了通常人们所了解的之外，下列情况对血瘀证起提示作用：①性情善郁；②"宿有嗜饮，必有蓄瘀"(张石顽语)；③病程久或久治少效，对理气药反应差；④疼痛无规律，持续时间长；⑤痛而拒按，压痛部位固定而局限；⑥有反复胃出血史或新近便血后仍有胃痛；⑦舌底舌背青筋显露，舌质黯红瘀滞、暗紫；⑧只痛不胀；⑨胼胝样溃疡或反复发作的慢性溃疡、复发性吻合口溃疡。

胀痛明显属实者，加三棱、莪术、八月札。脐腹作胀，适当重用枳实、槟榔、全瓜蒌、大腹皮，有较好的通便排气作用。气滞夹湿的加川朴6～10g、白蔻仁3～6g。

使用活血化瘀药应注意：①化瘀药不宜久用，一旦痛止，当以养血和血、益气健脾法巩固之，如当归、丹参、地黄、党参等；②适当配行气药以加强止痛效果；③化瘀药性多偏润，故有脾虚便溏者可暂缓或少用，或适当选用性温之活血药；④便黑有块夹瘀者，当以祛瘀止血、养血和血为主，具有祛瘀止血作用的药物如：制军、丹皮、花蕊石、蒲黄炭、三七粉、茜草、丹参等，可以选用。

(五)寒热错杂

主症：即脾胃虚弱或虚寒证兼见胃经郁火证。见胃灼热吞酸，但不敢进凉食，喜温喜按。舌多淡胖，苔薄黄或淡黄腻，脉细。本证与脾虚肝郁证有近似处，不同之处是脾虚肝郁证有肝郁征象和痛无规律。此二证在胃溃疡多见，尤其溃疡活动阶段。

治法：辛开苦降，寒热并用。

处方：诸泻心汤、左金丸、连理汤、黄连汤等化裁组方。

黄连 3~6g，熟附片 6~10g，吴茱萸 1.5~3g，黄芩 10g，党参 10g，干姜 10g，炙甘草 6g。

此证患者多为素体脾胃虚寒，每因气郁、食积、胃酸增多、胆汁反流或伴发胃炎糜烂，或情志因素等诱发。治疗切不可见有胃灼热而过用寒凉，否则痛愈甚，胃灼热反不止，用温阳健脾和中药或酌配川连、左金丸等能较快消除胃灼热感，而于脾寒之本亦有裨益，可注意适当加用止酸剂。温阳药还可选加公丁香、肉桂，寒凉药仅作反佐，少许川连、淡芩即可。胃灼热重者可再加蒲公英，凉而不伤胃。

七、西医治疗

（一）治疗目的

缓解症状，促进溃疡愈合，预防并发症，预防复发。

（二）一般治疗

消化性溃疡病是自愈性疾病，在针对可能的病因治疗同时，要注意休息，减少不必要的活动，避免刺激性的饮食，但无须少量多餐，每天正餐即可，避免辛辣、过咸食物及浓茶、咖啡等饮料。服用 NSAIDs 者，应尽可能停服，即使患者未服用此类药物，应告诫今后慎用。

（三）抑酸治疗

抑酸治疗是缓解消化性溃疡病症状、愈合溃疡的最主要措施。PPI 是首选药物。药如：奥美拉唑、雷贝拉唑、埃索美拉唑等。

溃疡的愈合特别是 DU 的愈合与抑酸强度和时间成正比。如果抑制胃酸分泌，使胃内 pH 值升高 ≥ 3，每天维持 18~20 小时，则可使几乎所有十二指肠溃疡在 4 周内愈合。

PPI 制剂作用于壁细胞胃酸分泌终末步骤中的 H^+-K^+-ATP 酶，抑制胃酸作用强，且作用时间持久，消化性溃疡病治疗通常采用标准剂量的 PPI，每天 1 次，早餐前半小时服药。治疗十二指肠溃疡疗程为 4 周，胃溃疡为 6~8 周，通常内镜下溃疡愈合率均在 90% 以上。新一代的 PPI 抑酸作用更强，缓解腹痛等症状更为迅速。对于 Hp 阳性的消化性溃疡病，应常规行 Hp 根除治疗。在抗 Hp 治疗结束后，仍因继续应用 PPI 至疗程结束。

组胺的效应系统经 H_1 和 H_2 受体介导。受体位于支气管和小肠平滑肌内，与组胺的致支气管痉挛和小肠平滑肌收缩有关，H_2 受体位于壁细胞上和子宫内，与组胺的致胃酸分泌和子宫收缩作用有关，传统的抗组胺药如苯海拉明，能阻断 H_1 受体，而 H_2 受体只能被特异性 H_2 受体拮抗剂做阻断。H_2-RA 通常采用标准剂量，每天 2 次，疗程同 PPI，但溃疡愈合率低于 PPI，内镜下溃疡愈合率在 65%~85%。

对胃泌素瘤的治疗，通常服用标准剂量的 PPI，但需每天 2 次用药。若 BAO>10mmol/h，则还需增加剂量，直到理想的抑酸效果为止。

（四）抗幽门螺杆菌治疗

国内已对 Hp 相关性溃疡的处理达成共识：即无论溃疡初发或复发，无论活动或静止，无论有无并发症，均应该行 Hp 根除治疗。

由于 PPI 能增强抗生素杀灭 Hp 的作用，目前推荐的各类根除 Hp 治疗方案中最常用的是以 PPI 为基础的三联治疗方案（PPI、阿莫西林、克拉霉素），三种药物均采用常规剂量，疗程 7~14 天。Hp 根除率在 70%~90%。为提高根除率，在治疗消化性溃疡病时建议采用

10 天疗法。

对于首次根除失败者，应采用二、三线方案进行治疗。常用四联疗法，可根据既往用药情况并联合药敏试验，采取补救治疗措施(PPI+铋剂+2 种抗生素)或选用喹诺酮类、呋喃唑酮、四环素等药物，疗程多采用 10 天或 14 天。

序贯疗法治疗幽门螺杆菌感染具有疗效高、耐受性和依从性好等优点。目前推荐的序贯疗法为 10 天：前 5 天，PPI +阿莫西林，后 5 天，PPI+克拉霉素+替硝唑；或前 5 天，PPI +克拉霉素，后 5 天，PPI +阿莫西林+呋喃唑酮。据报道序贯疗法有效率明显优于 7 天或者 10 天常规疗法，且不良反应无明显增加。但对序贯疗法国内仍需积累更多的临床经验。

抗 Hp 治疗后复查：抗 Hp 治疗后，确定 Hp 是否根除的试验应该治疗完成后多 4 周时进行。用基于尿素酶的试验(RUT，UBT)进行检测时，至少在复查前 1 周停用 PPI 或者 H_2-RA，以免影响检测结果。

(五)胃黏膜保护剂

对老年人消化性溃疡病、巨大溃疡、复发性溃疡，在抗酸、抗 Hp 治疗同时，建议应用胃黏膜保护剂，这些药物或可在黏膜表面形成保护层，或可中和胃酸吸附胆汁，或可增加黏液的分泌，或可改善黏膜血流促进细胞再生，从而提高消化性溃疡病的愈合质量，减少溃疡的复发率。药物主要有以下三种：

硫糖锅(sucralfate)：通过黏附覆盖在溃疡表面而阻止胃酸、胃蛋白酶侵袭溃疡面，同时可促进内源性前列腺素合成，主要用于 GU 的治疗。不良反应：便秘。常用剂量：1.0g，一日 3 次。

次枸橼酸铋(Colloidal Bismuth Subcitrale，CBS)：本药除了具有硫糖锅的作用外，尚有较强的抗 Hp 作用，主要用于根除 Hp 联合治疗。不良反应：舌苔发黑以及黑便。常用剂量：110mg 一日 4 次。

米索前列醇(misprostol)：本药可能是通过干扰壁细胞内的环磷酸腺苷(cAMP)的生成起作用，主要用于 NSAIDs 相关性溃疡的预防。不良反应：腹泻，前列腺素可引起子宫收缩，故孕妇忌服。常用剂量：20μg，一日 4 次。

(六)NSAIDs 溃疡的治疗

非甾体抗炎药可以消耗组织内贮存的前列腺素，抑制黏膜的碳酸盐分泌，干扰上消化道运动，从而使黏膜发生糜烂出血，甚至溃疡。

单纯的 NSAIDs 相关性溃疡停服 NSAIDs 后，可用常规抗溃疡方案进行治疗。如不能停服 NSAIDs 的患者，则应选用 PPI 进行治疗，而常规剂量的 H_2-RA 效果不佳。

PPI 是防治 NSAIDs 溃疡的首选药物。通过高效抑制胃酸分泌作用，显著改善患者的胃肠道症状、预防消化道出血、提高胃黏膜对 NSAIDs 的耐受性等作用，并能促进溃疡愈合。PPI 疗程与剂量同消化性溃疡病。H_2-RA 仅能预防 NSAIDs 十二指肠溃疡的发生，但不能预防 NSAIDs 胃溃疡的发生。

伴有 Hp 感染的 NSAIDs 相关溃疡，一般认为：长期服用 NSAIDs 前根除 Hp 可降低 NSAIDs 相关溃疡的发生率；已发生溃疡停用 NSAIDs 者应根除 Hp 治疗；已发生溃疡而仍需服用 NSAIDs 者，根除 Hp 不能加快 PPI 治疗溃疡的愈合。

胃黏膜保护剂(如米索前列醇)可增加前列腺素合成、清除并抑制自由基作用，对 NSAIDs

溃疡有一定的治疗作用。

(七)消化性溃疡病并发出血的治疗

消化性溃疡病合并活动性出血的首选治疗方法是内镜下止血，建议24～48小时急诊内镜，并应同时静脉使用PPI。PPI通过抑制胃酸分泌，提高胃内pH，降低胃蛋白酶活性，减少对血凝块的消化作用，提高血小板的凝集率，从而有助于巩固内镜的止血效果。如大量出血，内科保守治疗无效者，应尽早行外科手术治疗。

(八)消化性溃疡病并发幽门梗阻的治疗

首先采取禁食、胃肠减压，经强有力的抑酸治疗大多能缓解。如长期的幽门梗阻系因反复的溃疡症痕挛缩导致，为外科性梗阻，需手术治疗。部分患者胃窦部溃疡恶变也会导致幽门梗阻，胃镜下活检可帮助诊断，同时亦应采取外科手术治疗。

(九)消化性溃疡病并发穿孔的治疗

若X线腹部平片见到膈下游离气体时，可明确为并发溃疡穿孔，应及早行胃肠减压并请外科会诊，出现休克时应积极抗休克治疗，为手术争取条件。

(十)消化性溃疡病癌变的治疗

尽快手术根除治疗。

八、饮食调护

溃疡病急性发作期：严格限制对胃黏膜有机械性刺激的食物如生、硬食物和化学性刺激食物和药物，包括辛辣刺激性食物、烈酒、酸性饮食、浓茶、咖啡以及易致溃疡的化学药物，以保护胃黏膜。给予适量蛋白质和糖，脂肪量可稍高，尽可能补充各种维生素，但属虚寒者不宜吃梨、柿等凉性水果。采用对胃液分泌作用较弱的食品和不含植物纤维的食物，如牛奶、牛奶大米粥、鸡蛋羹、蛋花汤、藕粉、蜂蜜、杏仁霜、果汁等。限制肉汤、鸡汤、鱼汤，因含氮高能强烈刺激胃液分泌，增加胃代谢负担。清淡饮食，易于消化，每天进餐6～7次。每隔2小时进餐一次。使食物常与胃酸结合，以缓解症状，促进溃疡愈合。

好转愈合期：逐渐过渡到锻炼性饮食，日餐5～6次。主食可用烤馒头片、面包干、大米粥、细面条、面片等，蛋白质、糖、脂肪量和盐可适当增加。

恢复期：日进餐4～5次。仍以清淡饮食和易消化饮食为主，忌煎炸厚味及辛辣刺激性食物，避免采用强烈促进胃液分泌的食物如酒、咖啡、汽水及芹菜、茴香、青葱，辣椒等，忌用能加重胃负担的含嘌呤较多的豆类、动物内脏和菠菜等。食疗方可采用：花生米50g、鲜牛乳200mL、蜂蜜30mL。将花生米浸清水中30分钟，取出捣烂，将牛乳先煮开后倒入捣烂的花生米，再煮开，取出待凉，加入蜂蜜。每天睡前一次服用。

第八节 胃 癌

一、概述

胃癌是发生在胃部的恶性肿瘤。是一种严重威胁健康的疾病。我国的胃癌发病率以西北最高，东北及内蒙古次之，华东及沿海又次之，中南及西南最低。胃癌可发生于任何年龄，但以40～60岁多见，男多于女，约为2：1。胃癌的病理类型主要是腺癌，其他类型的胃癌有鳞状细胞癌、腺鳞癌、类癌、小细胞癌等，后几种类型较少见。早期胃癌多无症状或仅有轻微症状。当临床症状明显时，病变已属晚期。因此，要十分警惕胃癌的早期症状，做到早发现、早诊断、早治疗。

胃癌由于生长部位及病程长短不一，临床上可出现相应的不同症状和体征；早期症状往往不明显或仅有轻度胃脘不适，进展期如生长在胃体部的肿瘤可出现胃脘疼痛、进食减少、消瘦等症。生长在贲门的肿瘤可出现进食发噎，饮食难下。生长在幽门区的肿瘤可出现幽门梗阻症状：朝食暮吐、暮食朝吐。胃癌晚期肿瘤增大，上腹部可能触及肿块。

胃癌分属于中医的"胃脘痛""反胃""噎膈""心下癌""伏梁""癥积"等范围。

二、病因病理

胃癌的病因较为复杂，中医认为是饮食不洁、忧思伤脾，饮食不化精微而生浊痰，气滞痰凝则血行阻滞，形成瘀血。浊痰、瘀血互阻互结，加之内外之因侵袭，血分蕴毒，与痰瘀互结，痰火毒瘀不散，人体正虚之际壅积结聚而成肿瘤。肿瘤一旦形成，病邪随血流、经络播散，可侵害全身多个组织器官，进一步耗伤正气，邪愈盛，正愈耗，终至气血阴津匮乏，病邪难以遏制，毒瘀蕴结愈盛，以致危及生命。

三、诊断

胃癌早期诊断比较困难，其主要原因是患者在早期多无明显的异常感觉，如果患者能在最初有轻微症状时就引起重视并进行进一步检查和治疗，则基本上可达到满意效果。

(一)临床表现

(1)早期表现临床上常被忽视，有的在普查中发现早期胃癌可无任何症状和体征，早期胃癌主要症状为上腹胀痛，有少量出血，多数为大便潜血阳性，内科治疗不易转阴，或即使转阴，以后又呈阳性反应。

(2)中期表现：较为明显，上腹部疼痛，腹胀，时有呕吐，大便潜血持续阳性。

(3)晚期表现：病情严重时表现为上腹部疼痛，顽固持续，不易为制酸剂所缓解，并出现顽固的恶心呕吐和脱水征，乏力，贫血，恶病质等症状。如果出现肝、卵巢、腹腔转移，可产生相应的临床表现。

(二)实验室检查

半数以上大便潜血持续阳性，大便潜血检查对胃癌诊断有一定的帮助。血常规检查，胃癌发展期可产生贫血，多为低血色素性，不明原因贫血伴胃脘不适者应想到胃癌的可能。胃液分析，多数患者胃酸低下或缺乏，用五肽胃泌素刺激仍无胃酸分泌，考虑胃癌可能。胃液检查也可检测是否存在出血。

(三)X 线钡餐造影

X 线上消化道钡餐造影有较高的诊断价值，特别是气钡双重造影，可清楚显示胃轮廓、蠕动情况、黏膜形态、排空时间、有无充盈缺损龛影等，检查准确率近 80%。

(四)纤维内镜检查

纤维内镜检查是诊断胃癌最直接准确有效的诊断方法，可以直接观察病灶大小、部位、形态、范围，可取活组织进行病理诊断。

（五）组织细胞检查

组织细胞检查是胃癌确诊的最主要方法，除胃镜活检以外，还有胃脱落细胞检查，晚期胃癌出现锁骨上淋巴结肿大，可行淋巴结活检。如有腹膜转移及卵巢转移出现腹腔积液，可抽腹腔积液找癌细胞以明确诊断。

（六）早期胃癌诊断要点

用纤维胃镜可直接观察胃内形态变化，并能取病变组织行活检，是诊断早期胃癌的首选方法。胃镜检查加病变组织活检能使早期胃癌的诊断率达 90%以上。提高早期胃癌检出率的关键在于，提高临床检查技能及医患双方对胃癌的警觉性。对 40 岁以上出现不明原因上腹部症状者，可常规行内镜检查，对慢性胃病患者应定期复查胃镜。胃镜下活检病理报告为中重度不典型增生的患者，应重复多次胃镜及活检，以免延误诊断。积极开展普查是发现早期胃癌的关键。

四、鉴别诊断

胃癌与胃部其他疾病相鉴别，如萎缩性胃炎、胃溃疡、胃息肉、胃部其他良恶性肿瘤、平滑肌瘤及平滑肌肉瘤、胃的恶性淋巴瘤等相鉴别。

胃癌肝转移应与原发性肝癌相鉴别，肝脏出现多发性转移应与肝囊肿相鉴别，与其他部位肿瘤肝转移相鉴别。

胃癌出现卵巢转移和腹膜转移出现腹腔积液要与卵巢癌相鉴别。

胃癌腹膜转移出现癌性腹膜炎与感染性腹膜炎相鉴别。

五、并发症

（一）出血

消化道出血表现为呕血和（或）黑粪，偶为首发症状。约 5%患者可发生大出血，表现为呕血和（或）黑便，偶为首发症状。可出现头晕、心悸、柏油样大便、呕吐咖啡色物。

（二）梗阻

决定于胃癌的部位。邻近幽门的肿瘤易致幽门梗阻。可出现呕吐，上腹部见扩张之胃型、闻及震水声。

（三）胃穿孔

比良性溃疡少见，可见于溃疡型胃癌，多发生于幽门前区的溃疡型胃癌，穿孔无粘连覆盖时，可引起腹膜炎，出现腹肌板样僵硬、腹部压痛等腹膜刺激征。

（四）继发性贫血

由于胃癌细胞可分泌一种贫血因子。部分患者虽然没有出血，但表现为贫血貌。

六、临证要点

胃癌的基本病机是正气虚损，邪气内实。正气虚是指脾胃虚弱，故扶正治疗的重点是健脾和胃。邪气实主要是指痰瘀内结和毒热蕴结，故祛痰化瘀，清热解毒亦是本病的重要治疗法则，常需要相互兼顾。

本病初期正虚而邪不盛，仅显示脾胃功能不足，治疗当以祛邪为主，适当扶助脾气。晚期则正不胜邪，邪毒内窜，病变可累及肺、肾、肝等诸脏器。而邪毒久羁又使机体阴阳气血进一步亏损，呈现出一派正虚邪实之象，临床上常用扶正为主兼以祛邪的治疗法则。在灵活运用温补脾肾、大补气血的基础上适当给予解毒散结、活血化瘀之品，力求恢复正气，稳中求效。

七、辨证施治

(一)痰湿凝结

主症：胃脘闷胀，或隐隐作痛，呕吐痰涎，面黄虚胖，腹胀便溏，纳呆食少。舌淡，苔白腻、脉细濡或滑。

治法：燥湿化痰，健脾和胃。

处方：宽中消积汤。

柴胡10g，香附10g，枳壳10g，法半夏10g，陈皮10g，党参15g，白术10g，砂仁3g，瓜蒌15g，白屈菜15g，茯苓10g，老刀豆30g，八月札15g，藤梨根15g。

此证多见于生长在贲门胃底等部位的早期患者，由于脾胃虚弱，而致痰湿凝滞，阻碍气机。方中党参、白术、茯苓益气健脾；陈皮、半夏、柴胡、香附、枳壳等理气化痰散结；白屈菜、八月札缓急止痛，行气散结；老刀豆具有扩张食管贲门的作用。若呕吐较重可加旋覆花、代赭石以降逆止呕；胃脘疼痛较重者加杭芍、元胡以缓急止痛。若脾胃功能尚可，方中可辨证加2～3味抗癌的中草药。

(二)气滞血瘀

主症：胃脘部刺痛或拒按，痛有定处，或可扪及肿块，腹胀满不欲食，呕吐宿食或如赤豆汁，或见柏油样大便。舌紫黯或有瘀斑、瘀点，脉涩细。

治法：行气活血，化瘀止痛。

处方：膈下逐瘀汤加减。

生蒲黄10g，五灵脂10g，三棱10g，莪术10g，桃仁10g，红花10g，白花蛇舌草30g，半枝莲30g，元胡15g，大黄10g，沙参30g，玉竹10g，赤茯苓15g，龙葵15g，黄精10g。

此证表现血瘀毒热并存，多属于胃癌进展期，正气盛而邪气实，治疗以祛邪为主。方中半枝莲、白花蛇舌草、龙葵有清热解毒作用，又是用于胃癌的常用抗肿瘤药物，选用于本证最为合适。桃仁、红花、三棱、莪术化瘀以止痛，其中三棱、莪术具有一定的抗肿瘤作用。本证病情进展迅速而多变，临床上应注意。由于肿瘤侵及大血管可引起大出血，出现休克，危及生命，此时应及时采取中西医措施给予止血，停用活血化瘀药物。

(三)脾胃虚寒

主症：面色㿠白，神倦无力，胃脘部隐痛，喜温喜按，呕吐清水，或朝食暮吐：暮食朝吐，四肢欠温，浮肿便溏。舌淡胖，有齿印，苔白润，脉沉缓或细弱。

治法：温中散寒，健脾和胃。

处方：附子理中汤加减。

党参15g，白术10g，茯苓10g，良姜10g，陈皮10g，附片10g，半夏10g，荜茇10g，紫蔻10g，娑罗子15g。

本证主要特征为脾胃虚寒，运化迟缓。多见于肿瘤晚期或久有脾胃虚寒者。以温中散寒，健脾温胃为主法。方中党参、白术、茯苓、陈皮、半夏健脾和胃；良姜、附片、紫蔻温中散寒。其中荜茇，具有温中同时又有抗肿瘤作用，用于此证最宜。其他用于抗肿瘤药物，一般性味偏凉，于此证应少用或不用，以免加重患者症状。

（四）胃热伤阴

主症：胃脘灼热，有隐痛，口干欲饮，喜冷饮，或胃脘嘈杂，饥不欲食，纳差，五心烦热，大便干燥。舌质红或绛，或舌见裂纹，舌苔少或花剥，脉细数。

治法：养阴清热解毒。

处方：养胃汤加减。

沙参 30g，玉竹 15g，黄精 10g，白术 10g，白芍 10g，茯苓 10g，姜半夏 10g，生地 15g，玄参 15g，陈皮 10g，神曲 15g，麦冬 15g，藤梨根 15g，肿节风 15g。

本证为胃热伤阴，方中沙参、玉竹、黄精以养胃阴，白术、茯苓、陈皮、半夏和胃醒脾，生地、麦冬、玄参可增液润便，藤梨根、肿节风清热解毒，并有抗癌的作用，陈皮、神曲和胃助消化。

（五）气血双亏

主症：神疲乏力，面色无华，唇甲色淡，自汗盗汗，或见低热，纳呆食少，胃脘疼痛或有肿块，食后胃胀，形体消瘦。舌淡白，苔薄白，脉细弱无力。

治法：益气补血，健脾和胃。

处方：八珍汤加减。

潞党参 15g，生黄芪 30g，生白术 15g，生薏米 15g，仙鹤草 30g，白英 15g，白花蛇舌草 30g，七叶一枝花 15g，石见穿 15g，陈皮 10g，姜半夏 9g，内金 10g。

此证特征为正虚邪实，虚多实多，体弱难以攻邪，攻邪又虑伤正。治疗时应注意侧重于用扶正之品。方中党参、黄芪、薏米、白术益气健脾，如患者出现元气大伤之象，可重用黄芪 30～60g，并以人参易党参；白花蛇舌草、七叶一枝花、石见穿、白英、仙鹤草均具有抗癌散结的作用。此类药物不宜多用重用，否则肿瘤未消，而正气徒伤，反而可促使肿瘤进一步恶化，以重补缓攻，缓缓图治为要。

八、西医治疗

（一）手术治疗

手术是目前治疗胃癌的主要方法，主要包括以下几种：

1. 胃癌根治术

胃癌根治术指除了切除肿瘤病灶，还要清扫淋巴结。

2. 姑息性手术

患者病期较晚，已无法清扫淋巴结，只能单纯切除肿瘤病灶。

3. 短路术

胃癌晚期，肿瘤巨大或出现转移，并有梗阻时所采取的一种手术方式，如幽门梗阻出现呕吐无法进食，病程很晚又不能切除病灶，也不能清扫淋巴结，只能行胃空肠吻合术，此种手术可以缓解患者症状，使消化道重新开通，暂时解决患者进食问题和改善患者营养状况，有利于争取下一步治疗机会。

(二)化学药物治疗

胃癌对化疗药物有一定的敏感性。近年来，新的抗癌药物不断涌现，使得不少新的联合化疗方案在临床应用。单一化疗药物疗效低，临床上多采用联合化疗。胃癌化疗广泛运用于术后的辅助性治疗，术后复发转移及晚期不能切除病灶的病例的姑息性治疗，也有用于术前化疗，以提高手术切除肿瘤的成功率。

胃癌常用的化疗药物：多西他赛（TAT）、5-氟尿嘧啶（5-FU）、顺铂（PDD）、伊立替康（CPT-11）。胃癌有不少常用化疗方案，现提供以下方案（供参考）。

1. DF 方案

多西他赛（docetaxel），175mg/m^2，静滴（3 小时），第 1 天。5-氟尿嘧啶（5-FU），750mg/m^2，静滴（24 小时连续输注），第 1～5 天。每 3 周重复。

2. ECF 方案

表柔比星（Epi-ADM），50mg/m^2，静滴（3 小时输注），第 1 天。卡铂（CBP），300mg/m^2，静滴，第 1 天。5-氟尿嘧啶（5-FU），200mg/m^2，静滴，第 1～5 天。每 21 天重复。

3. PF 方案

顺铂（PDD），30mg/m^2，静滴 3 小时，第 1 天。5-氟尿嘧啶（5-FU），500mg/m^2，静滴，第 1 天。本方案顺铂可以改用卡铂或奥沙利铂，5-氟尿嘧啶改用希罗达口服，不良反应相对减少，适用于身体弱和年纪较大的患者。4 周后重复。

4. ELF 方案

依托泊苷（VP-16），20mg/m^2，静滴（50 分钟输注），第 1～3 天。四氢叶酸（CF），300mg/m^2，静滴（10 分钟输注），第 1～3 天。5-氟尿嘧啶（5-FU），500mg/m^2，静滴（10 分钟输注），第 1～3 天。每 3～4 周重复。

5. CP 方案

伊立替康（CPT-11），350mg/m^2，静滴，第 1 天。顺铂（PDD），30mg/m^2，静滴 3 小时，第 1 天。每 3 周重复。本方案为胃癌的二线治疗用药，对 5-氟尿嘧啶耐药的胃癌患者有效。

(三)胃癌的其他治疗

1. 胃癌的放射治疗

胃癌对放疗不敏感，胃癌的术前放疗、术中放疗可降低局部肿瘤的复发率，提高生存期。

2. 胃癌的免疫治疗

目前尚未见成功的免疫制剂。临床上常用的免疫药物有香菇多糖、胸腺素、白细胞介素等。生物免疫治疗，有的单位已经开展。具体是把手术的癌细胞在体外培养与免疫细胞结合产生"抗体"。把这种抗体再注射到患者体内。确切疗效未见文献报道。

3. 晚期患者的支持治疗和对症治疗

（1）补液：胃癌患者出现高烧或进食困难，摄入量不足者，必须静脉补液及补充营养，其中包括输鲜血及血液制品、氨基酸、脂肪乳、葡萄糖、维生素、电解质等。出现梗阻或根本不能进食的患者可以考虑胃肠外营养治疗。

（2）止血：胃癌出血，可用氨甲苯酸、酚磺乙胺加入静脉滴入。局部止血可用冰水加入肾上腺素或孟氏液局部止血。亦可通过内镜下进行电凝止血。

（3）止痛：胃癌晚期出现脏器转移可出现疼痛，药物可选择阿托品、布桂嗪、曲马朵等，后期疼痛剧烈可考虑用吗啡类强止痛药物。

九、饮食调护

注意饮食卫生，少食烟熏、腌制、油炸食物，戒烟酒，宜多吃高营养食物，平时应以新鲜的瓜果蔬菜、粗粮为主食，肉类少吃，做到饮食搭配合理，防止体液偏酸，摄入的饮食应该做到"二酸八碱"，使体液达到弱碱性。食品中的许多食物对癌细胞都有抑制作用，如山药、扁豆、薏米、菱角、金针菜、香菇、蘑菇、葵花籽、猕猴桃、无花果、苹果等。胃癌患者有气虚者可喝参粥：党参30g、茯苓20g、生姜6g，水煎去渣留汁，加粳米120g煮粥，临熟时加鸡蛋1枚及少许盐，继续煮粥至熟而成。常吃此粥能健脾益气。脾虚有湿，可吃薏米粥：生薏米50g煮粥服。常服此粥健脾祛湿，生薏米还有抗病毒和抗癌的作用。血虚失眠者可用莲子汤：莲子30g、大枣15枚，加水煮，可放少量糖。久食可健脾生血安神。化疗血象降低可用猪骨髓、牛骨髓、鹿胎盘、人胎盘等。

第七章 肺系病症

第一节 感 冒

一、概述

感冒是由卫表不和引起，以鼻塞、流涕、喷嚏、咳嗽、头痛、恶寒、发热、全身不适等为主要临床表现的外感疾病。

感冒又有伤风、冒风、伤寒、冒寒、重伤风等名称。

"感冒"一词首见于北宋《仁斋直指方•诸风》，此后历代医家沿用此名。隋代《诸病源候论》所指的"时气病"之类，应包含有"时行感冒"。

《内经》认识到感冒主要是外感风邪所致，《素问•骨空论》："风从外入，令人振寒，汗出，头痛，身进，恶寒。"汉代《伤寒论》已经论述了寒邪所致感冒。《诸病源候论•风热候》指出："风热之气，先伤皮毛，乃入于肺也……其状使人恶风寒战，目欲脱，涕唾出……有青黄脓涕。"已经认识到风热病邪可引起感冒并较准确地描述其临床症候。清代不少医家已认识到本病与感受时行疫毒有关，《类证治裁•伤风》就有"时行感冒"之名。

汉代张仲景《伤寒论》所列桂枝汤、麻黄汤为感冒风寒轻重两类证候的治疗作了示范。

金元时期《丹溪心法•伤风》明确指出本病病位在肺，治疗"宜辛温或辛凉之剂散之"。明代《万病回春•伤寒附伤风》说："四时感冒风寒者宜解表也。"

清代《证治汇补•伤风》等对虚人感冒有了进一步认识，提出扶正祛邪的治疗原则。

二、病因病机

病机关键：卫表不和。

1.外感风邪，时行疫毒

风邪或时行疫毒，从皮毛或口鼻侵犯人体，使卫表不和而发病。风邪虽为六淫之首，但在不同季节，往往随时气而入侵。临床上以冬、春两季发病率较高，故以夹寒、夹热为多见。疫毒指一种为害甚烈的异气，或称疫疠之气，是具有较强传染性的邪气，即指时行疫毒之邪。人感时行疫毒而病感冒则为时行感冒。由此可见，外感风邪是感冒的主要原因，但风邪多合时气或时行疫毒伤人为病。

2.正气虚弱，卫表不和

人体感冒，除因邪气盛外，总是与人体的正气失调有关。由于正气素虚，或素有肺系疾病，不能调节肺卫而感受外邪。即使体质素健，若因生活起居不慎，如疲劳、饥饿而机体功能下降，或因汗出裹衣，或餐凉露宿、冒风沐雨，或气候变化时未及时加减衣服等，正气失调，腠理不密，邪气得以乘虚而入。

总之，风性轻扬，即"伤于风者，上先受之"。肺为脏腑之华盖，其位最高，开窍于鼻，职司呼吸，外主皮毛，其性娇气，不耐邪侵，故外邪从口鼻、皮毛入侵，肺卫首当其冲、感冒病位在肺卫，主要在卫表，其基本病机是外邪影响肺卫功能失调，易致卫表不和，肺失宣肃，尤以卫表不和为主要方面。

三、诊断与鉴别

(一)诊断

1.病史

四季皆有，以冬春季为多见，气候突然变化，有伤风受凉、淋雨冒风的经过，或时行感冒正流行之际；起病较急，病程较短，病程3~7天，普通感冒一般不传变。

2.证候

典型的肺卫症状，初起鼻咽部痒而不适，鼻塞，流涕，喷嚏，语声重浊或声嘶，恶风，恶寒，头痛等。继而发热，咳嗽，咽痛，肢节酸重不适等。部分患者病及脾胃，而兼有胸闷，恶心、呕吐，食欲减退，大便稀溏等症。时行感冒呈流行性发病，多人同时发病，迅速蔓延。可有咽部充血，扁桃体肿大。

3.理化检查

血常规、胸部X线检查。

(二)鉴别诊断

1.风温

二者均有发热，风温早期更与风热感冒相似。但感冒一般病情轻微，发热不高或不发热，病势少有传变，服解表药后多能汗出热退，病程较短，四时可发；而风温其病情较重，必有发热，甚至高热寒战，服解表药后热虽暂减，但旋即又起，多有传变，由卫而气，入营入血，甚则神昏、谵妄、惊厥等，有明显季节性。

2.鼻渊

二者均可见鼻塞流涕，或伴头痛等症。但鼻渊多流浊涕腥臭，眉额骨处胀痛、压痛明显，一般无恶寒发热，病程漫长，反复发作；而感冒一般多流清涕，并无腥臭味，寒热表证明显，头痛范围不限于前额或眉骨处，病程短，治疗后症状很快消失。

四、辨证论治

(一)辨证要点

1.辨风寒感冒与风热感冒

感冒常以风邪夹寒、夹热而发病，因此临床上应先分清风寒、风热两证。二者均有恶寒、发热、鼻塞、流涕、头身疼痛等症，但风寒证多见恶寒重发热轻，无汗，有时无汗恶寒，可伴高热，头身疼痛不适症状明显，鼻流清涕，口不渴，舌苔薄白，脉浮或浮紧；风热证发热重恶寒轻，有汗，鼻流浊涕，口渴，舌苔薄黄，脉浮数。

2.辨普通感冒与时行感冒

普通感冒呈散发性发病，肺卫症状明显，但病情较轻，全身症状不重，少有传变；时行感冒呈流行性发病，传染性强，肺系症状较轻而全身症状显著，症状较重，且可以发生传变，入里化热，合并他病。

3.辨常人感冒与虚人感冒

普通人感冒后，症状较明显，但易康复。平素体虚之人感冒之后，缠绵不已，经久不愈或反复感冒。在临床上还应区分是气虚还是阴虚。气虚感冒，兼有倦怠乏力，气短懒言，身痛无汗，或恶寒甚，咳嗽无力，脉浮弱等症。阴虚感冒，兼有身微热，手足心发热，心烦口干，少汗，干咳少痰，舌红，脉细数。

（二）治疗原则

感冒，邪在肺卫，治疗当因势利导，从表而解，以解表达邪为原则。解表之法应根据所感外邪寒热暑湿的不同，而分别选用辛温、辛凉、清暑解表法。时行感冒的病邪以时行疫毒为主，解表达邪又很重视清热解毒。虚人感冒应扶正祛邪，不可专事发散，以免过汗伤正。病邪累及胃肠者，又应辅以化湿、和胃、理气等法治疗，照顾其兼证。

（三）分证论治

1. 风寒感冒

证候：恶寒重，发热轻，无汗，头痛，肢节酸痛，鼻塞声重，时流清涕，喉痒，咳嗽，咳痰稀薄色白，舌苔薄白，脉浮或浮紧。

病机：风寒外袭，肺气失宣，故咳嗽，咳痰清稀色白；肺气失宣，窍道不利，故鼻塞声重，流清涕，咽痒；风寒之邪外束肌表，卫阳被郁，故见恶寒发热，无汗；清阳不展，络脉失和，则头痛，肢节酸痛；寒为阴邪，故口不渴或喜热饮；苔薄白而润，脉浮紧，俱为表寒之象。

治法：辛温解表，宣肺散寒。

方药：荆防败毒散。

加减：风寒重，恶寒明显，加麻黄、桂枝；头痛，加芷，项背强痛，加葛根；风寒夹湿，身热不扬，身重苔腻，脉濡，用羌活胜湿汤加减；风寒兼气滞，胸闷呕恶，用香苏散加减。

2. 风热感冒

证候：发热，微恶风寒，或有汗，鼻塞，喷嚏，流稠涕，头痛，咽喉疼痛，咳嗽痰稠，舌苔薄黄，脉浮数。

病机：风热犯表，热郁肌腠，卫表不和，故身热，微恶风寒，汗出不畅；风热上扰，则见头胀痛；风热之邪熏蒸清道，则咽喉肿痛，咽燥口渴，鼻流黄涕；风热犯肺，肺失清肃，则咳嗽，痰黄黏稠；舌苔薄黄，脉浮数，为风热侵于肺卫之征。

治法：辛凉解表，宣肺清热。

方药：银翘散。

加减：发热甚，加黄芩、石膏、大青叶；头痛重，加桑叶、菊花、蔓荆子；咽喉肿痛，加板蓝根、玄参；咳嗽痰黄，加黄芩、知母、浙贝母、杏仁、瓜蒌皮；口渴重，重用芦根，加花粉、知母。

时行感冒，呈流行性发生，寒战高热，全身酸痛，酸软无力，或有化热传变之势，重在清热解毒，方中加大青叶、板蓝根、重楼、贯众、生石膏等。

3. 暑湿感冒

证候：发生于夏季，面垢身热汗出，但汗出不畅，身热不扬，身重倦怠，头昏重痛，或有鼻塞流涕，咳嗽痰黄，胸闷欲呕，小便短赤，舌苔黄腻，脉濡数。

病机：夏季感冒，感受当令暑邪，暑多夹湿，每多湿热并重，暑湿伤表，卫表不和，故发热，汗出热不解；暑湿犯肺，肺气不清，窍道不利，故鼻塞流浊涕；暑邪夹湿上犯，则面垢，头昏重胀痛；暑热内扰，热盛津伤，则心烦口渴，小便短赤；暑湿阻滞，气机不展，故身重倦怠，胸闷泛恶；舌苔黄腻，脉濡数为暑热夹湿之象。

治法：清暑祛湿解表。

方药：新加香薷饮。

加减：暑热偏盛，加黄连、青蒿、鲜荷叶、鲜芦根；湿困卫表，身重少汗恶风，加藿香、佩兰；小便短赤，加六一散、赤茯苓。

4.体虚感冒

(1)气虚感冒，具体如下：

证候：素体气虚，易反复感冒，恶寒，发热，热势不高，鼻塞流涕，头痛，汗出，倦怠乏力，气短，咳嗽咯痰无力，舌质淡苔薄白，脉浮无力。

病机：老年人多病者，气虚则卫表不密，故恶风，易汗出；腠理不固，易受邪侵，风寒外袭，卫表不和，故恶寒发热，头痛鼻塞；气虚腠理不固，易受邪侵，故反复发作，稍有不慎即易感冒；肺气失宣，则咳嗽，咯痰无力；素体气虚体弱，故见倦怠无力，气短；舌质淡苔薄白，脉浮无力为气虚邪在卫表之征。

治法：益气解表。

方药：参苏饮。

加减：表虚自汗，加黄芪、白术、防风；表证轻，气虚明显，用补中益气汤。

(2)阴虚感冒，具体如下：

证候：微恶风寒，少汗，身热，手足心热，头昏心烦，口干，干咳少痰，鼻塞流涕，舌红少苔，脉细数。

病机：由于素体阴虚，感受外邪后邪从热化，故见身热头痛，微恶风等证；阴虚生内热，故头晕心悸，手足心热；虚热迫津外泄，则盗汗；虚火上扰，心神不安，故心烦，失眠；肺阴不足，气失宣肃，故干咳少痰；阴虚津少，津不上承，故口干咽燥；舌红少苔，脉细数均为阴虚内热之象。

治法：滋阴解表。

方药：加减葳蕤汤。

加减：阴伤明显，口渴心烦，加沙参、麦冬、黄连、天花粉。

(四)其他

1.单验方

(1)生姜10g，红糖适量，煎水服用。适用于风寒感冒轻证。

(2)蒲公英、大青叶各30g，草河车15g，薄荷5g(或荆芥10g)，水煎服。适用于风热感冒热毒较重者。

(3)柴胡、炒黄芩、青蒿各15g，大青叶30g，水煎服。适用于感冒身热持续，或发热起伏不退者。

(4)贯众、紫苏、荆芥各10g，甘草3g，水煎顿服，连服3天。适用于预防冬春季节流行性感冒。

(5)藿香、佩兰各5g，薄荷2g，煎汤代茶口服。适用于预防夏季暑湿感冒。

2.中成药

(1)通宣理肺丸：每次1丸，每天2次口服。适用于风寒感冒。

(2)感冒退热冲剂：每次1袋，每天3次，开水冲饮。适用于风热感冒。

(3)银翘解毒片：每次 4 片，每天 2～3 次。适用于风热感冒。

(4)正柴胡饮冲剂：每次 1 袋，每天 3 次，开水冲服。适用于外感风寒初起。

(5)藿香正气软胶囊：每次 2～3 粒，每天 3 次口服。适用于外感风寒，内伤湿滞之头痛昏重、脘腹胀满、呕吐泄泻等症。也可用藿香正气的其他剂型。

(6)板蓝根冲剂：每次 1 包，每天 2～3 次口服。适用于风热感冒，发热、咽喉中烂，以及时行感冒。

(7)玉屏风滴丸：每次 1 袋，每天 3 次口服。适用于气虚易感冒患者。

3.外治法

(1)刮痧：用边缘光滑的瓷汤匙蘸润滑油(花生油或麻油)刮颈背，颈自风池穴向下，骨从背脊两旁由上而下。刮时要用力均匀，不要太重，防止刮破皮肤，刮到出现紫色出血点为止。感冒周身酸痛者，可以均匀力量反复刮胸背、腋窝、肘窝处至皮肤出现红色斑点或紫色斑片。

(2)拔火罐：选大椎、身柱、大抒、肺俞，拔罐后留罐 15 分钟后起罐，或用闪罐法。适用于风寒感冒。

(3)刺络拔罐：选大椎、风门、身柱、肺俞，常规消毒后，用三棱针点刺，使其自然出血，待出血颜色转淡后，加火罐于穴位上，留罐 10 分钟后起罐，清洁局部并再次消毒针眼。适用于风热感冒。

4.针灸

(1)主穴：列缺、合谷、大椎、太阳、风池。

配穴：风寒感冒者加风门、肺俞；风热感冒者加曲池、尺泽、鱼际；夹湿者加阴陵泉；夹暑者加委中；体虚感冒者加足三里。鼻塞流涕者加迎香；咽喉疼痛者加少商；全身酸楚者加身柱。

(2)耳针：选肺、内鼻、屏尖、额，用中强刺激，适用于感冒初期。咽痛加咽喉、扁桃体，毫针刺。

五、辨病思路

(1)感冒有普通感冒与时行感冒之分，中医感冒与西医学感冒基本相同，普通感冒相当于西医学的普通感冒、上呼吸道感染，时行感冒相当于西医学的流行性感冒。

(2)反复感冒，引起正气耗散，由实转虚，或在素体亏虚的基础上，反复感邪，以致正气愈亏，而风邪易侵，均可导致本虚标实之证。

第二节 咳 嗽

一、概述

咳嗽是指肺气不清，肺失宣肃而上逆，发出咳声或咳吐痰液为主要表现的一种病证。

历代将有声无痰称为咳，有痰无声称为嗽，有痰有声谓之咳嗽。临床上多为痰声并见，很难截然分开，故以咳嗽并称。

《黄帝内经》对咳嗽的成因、症状及证候分类、证候转归及治疗等问题已做了较系统的论述，阐述了气候变化、六气影响及肺可以致咳嗽，如《素问•宣明五气》说："五气所病……肺为咳。"《素问•咳论》更是一篇论述咳嗽的专篇，指出"五脏六腑皆令人咳，非独肺也"。强调了肺脏受邪以及脏腑功能失调均能导致咳嗽的发生。对咳嗽的症状按脏腑进行分类，分为肺咳、心咳、胃咳、膀胱咳等，并指出了证候转归和治疗原则。

汉代张仲景所著《伤寒论》《金匮要略》不仅拟出了不少治疗咳嗽行之有效的方药，还体现了对咳嗽进行辨证论治的思想。

隋代《诸病源候论•咳嗽候》在《黄帝内经》脏腑咳的基础上，又论述了风咳、寒咳等不同咳嗽的临床证候。唐宋时期，如《备急千金要方》《外台秘要》《太平惠民和剂局方》等收集了许多治疗咳嗽的方药。

明代《景岳全书》将咳嗽分为外感、内伤两类，《明医杂著》指出咳嗽"治法须分新久虚实"，至此咳嗽的理论渐趋完善，切合临床实际。

二、病因病机

病机关键：肺气不清。

咳嗽分外感咳嗽与内伤咳嗽，外感咳嗽病因为外感六淫之邪；内伤咳嗽病因为饮食、情志等内伤因素致脏腑功能失调，内生病邪。外感咳嗽与内伤咳嗽，均是病邪引起肺气不清，失于宣肃，迫气上逆而作咳。

1. 外感

由于气候突变或调摄失宜，外感六淫从口鼻或皮毛侵入，使肺气被束，肺失肃降，《河间六书•咳嗽论》谓："寒、暑、湿、燥、风、火六气，皆令人咳嗽。"即是此意。风为六淫之首，其他外邪多随风邪侵袭人体，所以外感咳嗽常以风为先导，或夹寒，或夹热，或夹燥，其中尤以风邪夹寒者居多。《景岳全书•咳嗽》说："外感之嗽，必因风寒。"

2. 内伤

内伤病因包括饮食、情志及肺脏自病。饮食不当，嗜烟好酒，内生火热，熏灼肺胃，灼津生痰；或生冷不节，肥甘厚味，损伤脾胃，致痰浊内生，上干于肺，阻塞气道，致肺气上逆而作咳。情志刺激，肝失调达，气郁化火，气火循经上逆犯肺，致肺失肃降而作咳。肺脏自病者，常由肺系疾病日久，迁延不愈，耗气伤阴，肺不能主气，肃降无权而肺气上逆作咳；或肺气虚不能布津而成痰，肺阴虚而虚火灼津为痰，痰浊阻滞，肺气不降而上逆作咳。

《素问•咳论》说："五脏六腑皆令人咳，非独肺也。"说明咳嗽的病变脏腑不限于肺，凡脏腑功能失调影响及肺，皆可为咳嗽病证相关的病变脏腑。但是其他脏腑所致咳嗽皆须通过肺脏，肺为咳嗽的主脏。肺主气，咳嗽的基本病机是内外邪气干肺，肺气不清，肺失宣肃，肺气上逆迫于气道而为咳。

三、诊断与鉴别

(一)诊断

1. 病史

有外感病史或脏腑失调表现。

2. 证候

以咳逆有声，或咳吐痰液为主要临床症状；听诊可闻及两肺野呼吸音增粗，或干湿啰音。

3. 理化检查

血常规、胸部 X 线、肺 CT 或肺功能检查。

(二)鉴别诊断

1. 哮病、喘病

共同点是均有咳嗽。哮病和喘病虽然也会兼见咳嗽，但各以哮、喘为其主要临床表现。哮喘病主要表现为喉中哮鸣有声，呼吸气促困难，甚则喘息不能平卧，发作与缓解均迅速；喘病主要表现为呼吸困难，甚至张口抬肩，鼻翼翕动，不能平卧。

2. 肺胀

二者均有咳嗽症状。但肺胀有久患咳、哮、喘等病证的病史，除咳嗽症状外，还有胸部膨满，喘逆上气，烦躁心慌，甚至颜面紫黯、肢体浮肿等，病情缠绵，经久难愈。

3. 肺痨

二者均有咳嗽，咳嗽是肺痨的主要症状之一，但尚有咯血、潮热、盗汗、身体消瘦等主要症状，具有传染性，X 线胸部检查有助鉴别诊断。

4. 肺癌

二者均有咳嗽，但肺癌常以咳嗽或咯血为主要症状，多发于 40 岁以上吸烟男性，咳嗽多为刺激性呛咳，病情发展迅速，呈恶病质，一般咳嗽病证不具有这些特点。肺部 X 线检查及痰细胞学、气管镜检查有助于确诊。

四、辨证论治

(一)辨证要点

1. 辨外感内伤

外感咳嗽，多为新病，起病急，病程短，常伴肺卫表证。内伤咳嗽，多为久病，常反复发作，病程长，可伴见他脏见证。

2. 辨证候虚实

外感咳嗽以风寒、风热、风燥为主，均属实，而内伤咳嗽中的痰湿、痰热、肝火多为邪实正虚，阴津亏耗咳嗽则属虚，或虚中夹实。另外，咳声响亮者多实，咳声低怯者多虚；脉有力者属实，脉无力者属虚。

(二)治疗原则

外感咳嗽，为邪气壅肺，多为实证，故以祛邪利肺为治疗原则，根据邪气为风寒、风热、风燥的不同，应分别采用疏风散寒、清热解表、润燥宣肺治疗。内伤咳嗽，多属邪实正虚，故以祛邪扶正、标本兼顾为治疗原则，根据病邪为"痰"与"火"，祛邪分别采用祛痰、清火为治，正虚则养阴或益气为宜，又应分清虚实主次处理。

咳嗽的治疗，除直接治肺外，还应从整体出发注意治脾、治肝、治肾等。外感咳嗽一般均忌敛涩留邪，当因势利导，肺气宣畅则咳嗽自止；内伤咳嗽应防宣散伤正，注意调理脏腑，顾护正气。咳嗽是人体祛邪外达的一种病理表现，治疗决不能单纯见咳止咳，必须按照不同的病因分别处理。

（三）分证论治

1. 外感咳嗽

（1）风寒袭肺，具体如下：

证候：咳声重浊，气急，喉痒，咯痰稀薄色白，常伴鼻塞、流清涕、头痛、肢体酸楚、恶寒发热、无汗等表征，舌苔薄白，脉浮或浮紧。

病机：风寒之邪外束肌表，内袭于肺，肺卫失宣，肺气闭郁，不得宣通，故咳嗽声重，气急咽痒；寒邪郁肺，气不布津，凝聚为痰，故痰白清稀；风寒束表，皮毛闭塞，卫阳被郁，故见鼻塞，流清涕，头痛，肢体酸楚，恶寒发热，无汗等风寒表证；舌苔薄白，脉浮或浮紧均为风寒袭肺之象。

治法：疏风散寒，宣肺止咳。

方药：三拗汤合止嗽散。

加减：痒甚，加牛蒡子、蝉蜕；鼻塞声重，加辛夷花、苍耳子；夹痰湿，咳而痰黏，胸闷，苔腻，加半夏、茯苓、厚朴；表证明显，加防风、苏叶；表寒未解，里有郁热，热为寒遏，咳嗽音嘎，气急似喘，痰黏稠，口渴心烦，身热，加生石膏、桑白皮、黄芩。

（2）风热犯肺，具体如下：

证候：咳嗽咳痰不爽，痰黄或稠黏，喉燥咽痛，常伴恶风身热、头痛肢楚、鼻流黄涕、口渴等表热证，舌苔薄黄，脉浮数或浮滑。

病机：风热犯肺，肺失清肃而见咳嗽频剧，气粗或咳声嘶哑；肺热伤津，则见口渴，喉燥咽痛；肺热内郁，蒸液成痰，故咳痰不爽，痰黄或稠黏；风热犯表，卫表不和而见鼻流黄涕、头痛，汗出，四肢酸楚，恶风身热等表热证；舌苔薄黄，脉浮数或浮滑，均为风热犯肺之征。

治法：疏风清热，宣肺止咳。

方药：桑菊饮。

加减：咳嗽甚，加前胡、瓜蒌、枇杷叶、浙贝；表热甚，加银花、荆芥、防风；咽喉疼痛，声音嘎哑，加射干、牛蒡子、山豆根、板蓝根；痰黄稠，肺热甚，加黄芩、知母、石膏；鼻衄或痰中带血，加白茅根、生地；咽燥口干，加沙参、麦冬；夏令暑湿，加六一散、鲜荷叶。

（3）风燥伤肺，具体如下：

证候：喉痒干咳，无痰或痰少而黏连成丝，咳痰不爽，或痰中带有血丝，咽喉干痛，唇鼻干燥，口干，常伴鼻塞，头痛，微寒，身热等表证，舌质红干而少津，苔薄白或薄黄，脉浮。

病机：风燥犯肺，肺失清肃故见干咳作呛；燥热灼津则咽喉口鼻干燥，痰黏不易咯吐；燥热伤肺，肺络受损，则痰中夹血；本病多发生于秋季，乃燥邪与风热并见的温燥证，故见风燥外客，卫气不和的表证；舌质红干而少津，苔薄白或薄黄，脉浮，均为温燥伤肺的表现。

治法：疏风清肺，润燥止咳。

方药：桑杏汤。

加减：表证较重，加薄荷、荆芥；津伤较甚，加麦冬、玉竹；肺热重，加生石膏、知母；痰中带血丝，加生地、白茅根。

干咳而少痰或无痰，咽干鼻燥，兼有恶寒发热，头痛无汗，舌苔薄白而干，用杏苏散加减；恶寒甚、无汗，加荆芥、防风。

2. 内伤咳嗽

(1)痰湿蕴肺，具体如下：

证候：咳嗽反复发作，尤以晨起咳甚，咳声重浊，痰多，痰黏腻或稠厚成块，色白或带灰色，胸闷气憋，痰出则咳缓、憋闷减轻，常伴体倦，脘痞，腹胀，大便时溏，舌苔白腻，脉濡滑。

病机：痰湿蕴肺，肺失宣降，故咳嗽痰多，咳声重浊，痰黏腻或稠厚成块，色白或带灰色；晨间痰壅，故咳痰尤甚，痰出则咳缓、憋闷减轻；湿痰中阻，脾为湿困，故见胸闷、体倦，脘痞，腹胀，大便时溏等症；舌苔白腻，脉濡滑，为痰湿内盛之象。

治法：燥湿化痰，理气止咳。

方药：二陈汤合三子养亲汤。

加减：肺气不宣，加桔梗、杏仁、枳壳；胸闷脘痞，加苍术、厚朴；寒痰较重，痰黏白如泡，怯寒背冷，加干姜、细辛；脾虚证候明显，加党参、白术；有表寒，加紫苏、荆芥、防风；病情平稳后可服六君子汤加减调理。

(2)痰热郁肺，具体如下：

证候：咳嗽气息急促，或喉中有痰声，痰多稠黏或为黄痰，咳吐不爽，或痰有热腥味，或咳吐血痰，胸胁胀满，或咳引胸痛，面赤，或有身热，口干欲饮，舌苔薄黄腻，舌质红，脉滑数。

病机：痰热壅阻肺气，肺失清肃，故咳嗽气息粗促，痰多稠黏或为黄痰，咳吐不爽；痰热郁蒸，则痰有腥味；热伤肺络，故咳吐血痰，胸胁胀满，或咳引胸痛；肺热内郁，则有身热，口干欲饮；舌苔薄黄腻，舌质红，脉滑数，均为痰热壅肺之征。

治法：清热肃肺，化痰止咳。

方药：清金化痰汤。

加减：痰黄如脓或有热腥味，加鱼腥草、金荞麦根、象贝母、冬瓜仁等；便秘，加葶苈子、风化硝；咳痰不爽，加北沙参、麦冬、天花粉。

(3)肝火犯肺，具体如下：

证候：上气咳逆阵作，咳时面赤，常感痰滞咽喉，咯之难出，量少质黏，或痰如絮状，咳引胸胁胀痛，咽干口苦，症状可随情绪波动而增减，舌红或舌边尖红，舌苔薄黄少津，脉弦数。

病机：肝失调达，郁结化火，上逆侮肺，肺失宣肃以致气逆作咳，咳则连声；肝火上炎，故咳时面红，咽干口苦；木火刑金，炼液成痰，肺热津亏，则痰黏或痰如絮状，难以咳出；胁肋为肝经循行的区域，故咳引胸胁胀痛；舌红或舌边尖红，舌苔薄黄少津，脉弦数，皆为肝火肺热之征。

治法：清肝泻火，化痰止咳。

方药：黛蛤散合黄芩泻白散。

加减：火旺，加山栀、丹皮；胸闷气逆，加葶苈子、瓜蒌、枳壳；咳引胁痛，加郁金、丝瓜络；痰黏难咯，加海浮石、浙贝母、冬瓜仁；咽燥口干，咳嗽日久不减，加北沙参、百合、麦冬、天花粉、诃子。

(4)肺阴亏耗，具体如下：

证候：干咳，咳声短促，痰少黏白，或痰中带血丝，或声音逐渐嘶哑，口干咽燥，常伴有午后潮热，手足心热，夜寐盗汗，口干，舌质红少苔，或舌上少津，脉细数。

病机：肺阴不足，虚火内灼，肺失滋润，肃降无权，肺气上逆，则干咳，咳声短促；虚火灼津为痰，肺损络伤，故痰少黏白，或痰中带血丝；阴虚肺燥，津液不能濡润上承，则咳声逐渐嘶哑，口干咽燥；阴虚火旺，故午后潮热，手足心热，颧红，夜寐盗汗；阴精不能充养而致形瘦神疲；舌质红少苔，或舌上少津，脉细数，为肺阴亏虚，阴虚内热之征。

治法：滋阴润肺，化痰止咳。

方药：沙参麦冬汤。

加减：久热久咳，用桑白皮易桑叶，加地骨皮；咳剧，加川贝母、杏仁、百部；咳而气促，加五味子、诃子；咳吐黄痰，加海蛤粉、知母、瓜蒌、竹茹、黄芩；痰中带血，加山栀、丹皮、白茅根、白及、藕节；低热，潮热骨蒸，加功劳叶、银柴胡、青蒿、白薇；盗汗，加糯稻根须、浮小麦。

(四)其他

1. 单验方

(1)川贝母 3g，白梨 2 个，白冰糖适量，水煎服用。适用于燥热咳嗽。

(2)蚕茧 2 个剪碎，用棉籽油 30g 炸焦后，打入鸡蛋 1 个，炒热，1 次吃完，每天 1 次。适用于慢性咳嗽。

(3)生梨 1 个，洗净连皮切碎，加冰糖炖水服；或用大生梨 1 个，切去盖，挖去心，加入川贝母 3g，仍旧盖上，以竹签插定，放碗内隔水蒸 2 小时，喝汤吃梨，每天 1 个。适用于肺燥咳嗽，痰量少，咯痰不爽者。

(4)佛耳草、苏子、莱菔子各 6g，煎服。适用于咳嗽痰浊壅盛证。

(5)桑皮、枇杷叶各 12g，煎服。适用于咳嗽痰热证。

(6)矮地茶 30g，每天 1 次，服 20～30 天。适用于咳嗽肺热证。

2. 中成药

(1)二冬膏每次 9～5g，每天 2 次口服。适用于咳嗽阴虚证。

(2)二陈丸每次 9～15g，每天 2 次口服。适用于咳嗽痰湿停滞证。

(3)川贝枇杷糖浆每次 10mL，每天分 3 次口服。适用于感冒、咳嗽风热犯肺，内郁化火证。

(4)止嗽定喘口服液每次 10mL，每天分 2～3 次口服，儿童酌减。适用于咳嗽表寒里热证。

(5)蛇胆川贝散每次 0.3～0.6g，每天 2～3 次口服。适用于咳嗽肺热痰多证。

(6)蛇胆陈皮口服液每次 10mL，每天 2～3 次口服。适用于咳嗽痰热证。

(7)清肺消炎丸 1 袋，每天 2～3 次口服，适用于咳嗽痰热阻肺证。

3. 外治法

(1)石白散(熏洗法)：石菖蒲、麻黄、生姜、葱白、艾叶各适量。上药共研粗末，入锅内炒热后，用纱布包裹备用。取药袋趁热在胸背上，由上而下，反复热熨。凉后再炒用，每次热熨 10～15 分钟。每天 1 次。适用于咳嗽，兼有喘促者。

(2)药蛋熨法：半夏、苍术、麻黄各 25g，鸡蛋(连壳)1 枚。将药放入砂锅内，加清水适量(水超出药面 1cm)，入鸡蛋，以文火煎沸 15 分钟，待药性深入鸡蛋后取出鸡蛋备用。趁热取鸡蛋搓熨背部的心俞、肺俞及足部涌泉双侧穴位。蛋凉再入药液中煮之再熨，每次热熨 10～15 分钟，每天 1～2 次。适用于咳嗽肺气上逆证。

(3)熏洗法：款冬花(适量)。蛋拌、晾干，将药放入有嘴壶中点燃烧之，吹熄盖住壶口，备用。将壶嘴对准患者口咽吸之。若胸中发闷，抬起头，以指掩盖住嘴，稍定再吸咽之，每次吸 3～5 分钟，每天 1 次。适用于慢性咳嗽(久嗽)。

4. 针灸

(1)外感咳嗽，具体如下：

主穴：列缺 合谷 肺俞。

配穴：风寒加风门、太渊；风热加大椎、曲池；咽喉痛加少商放血；急性支气管炎加大椎、风门、足三里；肺炎加大椎、身柱、膻中；支气管扩张加尺泽、鱼际、孔最。

(2)内伤咳嗽，具体如下：

主穴：肺俞 太渊 三阴交。

配穴：痰湿阻肺加丰隆、阴陵泉；肝火灼肺加行间；肺阴亏虚加膏肓；咯血加孔最；上呼吸道感染加尺泽、鱼际；慢性支气管炎加身柱、膏肓、足三里；肺结核加尺泽、膏肓、百劳。

(3)穴位贴敷法：选肺俞、定喘、风门、膻中、丰隆。用白附子 16%、洋金花 48%、川椒 33%、樟脑 3%制成粉剂。将药粉少许置穴位上，用胶布贴敷，每 3～4 天更换 1 次，最好在三伏天应用。亦可用白芥子、甘遂、细辛、丁香、苍术、川芎各等量，研成细粉，加入基质，调成糊状，制成直径 1cm 圆饼，贴在穴位上，用胶布固定，每 3 天更换 1 次，5 次为 1 个疗程。

(4)穴位注射法：选定喘、大杼、风门、肺俞，用维生素 B_1 100mg 注射液或胎盘注射液，每次 1～2 穴，每穴注入药液 0.5mL，选穴由上而下依次轮换。隔天 1 次。本法用于慢性咳嗽。

五、辨病思路

(1)咳嗽既是独立性的病证，又是肺系多种病证的一个症状。本节是讨论以咳嗽为主要临床表现的一类病证。西医学的上呼吸道感染、支气管炎、支气管扩张、肺炎等以咳嗽为主症者可参考本病证进行辨证论治，其他疾病兼见咳嗽者，可与本病证联系互参。

(2)咳嗽是许多肺系疾患所共有的症状，但作为中医病证之一的咳嗽，应着重与肺痨、肺胀、喘证、哮证、肺癌等病证相鉴别。

(3)外感咳嗽与内伤咳嗽可相互影响为病，病久则邪实转为正虚。外感咳嗽如迁延失治，邪伤肺气，更易反复感邪，而致咳嗽屡作，转为内伤咳嗽；肺脏有病，卫外不固，易受外邪引发或加重，特别在气候变化时尤为明显。久则从实转虚，肺脏虚弱，阴伤气耗。由此可知，咳嗽虽有外感、内伤之分，但有时两者又可互为因果。

第三节　肺　痈

一、概述

肺痈是肺叶生疮，形成脓肿的一种病证，属内痈之一。其临床特征为发热、咳嗽、胸痛、咳吐腥臭脓血浊痰。

现代医学所指的多种原因引起的肺组织化脓症，如肺脓肿、化脓性肺炎、肺坏疽，以及支气管扩张继发感染等疾病，均可参照本篇辨证论治，其中，肺脓肿的临床表现与肺痈更为贴近。

二、临床表现

发病多急，常突发高热，咳嗽胸痛，初期咳少量黏液痰，溃脓期即病后 10 天左右，咯吐多量黄绿色脓痰或脓血痰，气味腥臭。并多伴有精神不振、乏力、食欲减退等全身感染中毒症状。

三、鉴别诊断

肺痈应注意与下列病证做鉴别。

1. 风温

由于肺痈初期与风温极为类似，故应注意区别。风温起病多急，以发热、咳嗽、烦渴，或伴气急胸痛为特征，与肺痈初期颇难鉴别。但肺痈之振寒、咯吐浊痰明显，喉中有腥味。风温经正确及时治疗后，多在气分解除，如经一周后身热不退，或热退而复升，应进一步考虑肺痈之可能。

2. 痰饮

痰饮咳嗽有咳逆倚息，咳痰量多等症，易与肺痈相混，但痰饮咳嗽起病较缓，痰量虽多，然无腥臭脓痰，亦非痰血相兼，且痰饮咳嗽的热势不如肺痈亢盛。

3. 肺痿、肺痈

同属肺部疾患，症状也有相似之处，两者虽同为肺中有热，但肺痈为风热犯肺，热壅血瘀，肺叶生疮，病程短而发病急，形体多实，消瘦不甚，咳吐脓血腥臭，脉数实；肺痿为气阴亏损，虚热内灼，或肺气虚冷，以致肺叶萎缩不用，病程长而发病缓，形体多虚，肌肉消瘦，咳吐涎沫，脉数虚。两者一实一虚，显然有别。《金匮要略心典》："肺痿、肺痈二证虽同，惟胸中痛，脉滑数，唾脓血，则肺痈所独也。比而论之，痿者萎也，如草木之萎而不荣，为津烁而肺焦也，痈者壅也，如土之壅物而不通，为热聚而肺溃也。故其脉有虚实不同，而其数则一也。"若肺痈久延不愈，误治失治，痰热壅结二焦，熏灼肺阴，可转成肺痿。《外科正宗》："久嗽劳伤，咳吐痰血，寒热往来，形体消瘦，咯吐瘀脓，声哑咽痛，其候传为肺痿。"

4. 肺疽

《外科精义》："其肺疮之候，口干喘满，咽燥而渴，甚则四肢微肿，咳嗽脓血，或腥臭浊沫，胸中隐隐微痛者，肺疽也。"即把肺痈亦称之谓肺疽。因此，肺痈、肺疮、肺疽有时可视为一义。然《中国医学大辞典》："肺疽。①此证生于紫宫、玉堂二穴，属任脉之经，十日可刺，脓水黄白色者可治，如无脓或渐大旁攻，上硬下虚，自破流水不绝，咳唾引痛者，不治。②因饮酒或食辛热之物而吐血者之称。治详伤酒吐血条。"即把位于紫宫、玉堂穴之疮疡和伤酒或食辛热饮食物所致之吐血亦称之谓肺疽，与称谓肺疽之肺痈，当不难区别。

四、辨证论治

(一)辨证要点

1.掌握病性

本病为热毒瘀结于肺，成痈酿脓，故发病急，病程短，属于邪盛证实。临床以实热证候为主要表现。

2.辨别病期

根据病程的先后不同阶段和临床表现，辨证可分为初期、成痈期、溃脓期、恢复期以作为分证的依据。

(二)分证论治

1.初期

主症：恶寒、发热、咳嗽、胸痛、咳则痛甚，呼吸不利，咯白色黏沫痰，痰量日渐增多，口干鼻燥。舌苔薄黄或薄白，脉象浮数而滑。

治法：疏风散热，宣肺化痰。

方药：银翘散加减。

金银花18g，连翘15g，芦根20g，竹叶10g，荆芥10g，薄荷6g(后下)，瓜蒌仁15g，鱼腥草30g，甘草6g。水煎服。

头痛者，可加菊花、桑叶、蔓荆子等以疏风热，清头目；内热转甚者，可加石膏、炒黄芩以清肺热，或可加鱼腥草以加强清热解毒之力；咳甚痰多者，可加杏仁、桑白皮、冬瓜子、枇杷叶、贝母以化痰止咳；胸痛呼吸不利，可加瓜蒌皮、广郁金、桃仁以活血通络，化瘀止痛；喘甚者，可加用麻杏石甘汤以清肺平喘。

2.成痈期

主症：身热转甚，时时振寒，继则壮热不退，汗出烦躁，咳嗽气急，胸满作痛，转侧不利，咳吐黄稠脓痰，气味腥臭，口干咽燥。舌质红苔黄腻，脉滑数或洪数。

治法：清热解毒，化瘀散结，泄肺逐痰。

方药：苇茎汤合如金解毒散加减。

苇茎30g，冬瓜仁20g，薏苡仁20g，桃仁12g，桔梗12g，黄芩12g，黄连10g，栀子10g，鱼腥草30g，红藤30g，蒲公英20g，瓜蒌仁18g，甘草6g。水煎服。

咳痰黄稠，酌配桑白皮、瓜蒌、射干、竹茹等清化之品；咳而喘满，咯痰稠浊量多，不得卧者，合葶苈大枣泻肺汤泄肺逐痰；咯脓浊痰，腥臭味严重者，可合用犀黄丸；胸痛甚者，可加乳香、没药、郁金、赤芍药、丹参等活血散结，通络定痛；烦渴甚者，可加石膏、知母、天花粉清热保津；便秘者，可加大黄、枳实荡涤积热。

3.溃脓期

主症：咳吐大量脓痰，或如米粥，或痰血相兼，腥臭异常，有时咯血，胸中烦满而痛，甚则气喘不能平卧，有热面赤，烦渴喜饮。舌质红或绛，苔黄腻，脉象滑数或数实。

治法：清热解毒，化瘀排脓。

方药：加味桔梗汤加减。

桔梗 15g，薏苡仁 20g，川贝母 12g，金银花 18g，白及 12g，鱼腥草 30g，野荞麦根 30g，败酱草 20g，黄芩 12g，甘草 6g。水煎服，每天 1 剂。若咯血者，可加牡丹皮 12g，三七末 3g，紫珠草 30g，藕节 20g。伤津者，加沙参 15g，麦冬 12g，天花粉 18g。气虚者，加黄芪 18g。

4.恢复期

主症：身热渐退，咳嗽减轻，咯吐脓血痰日渐减少、臭味亦减，痰液转为清稀，食纳好转，精神渐振；或见胸胁隐痛，难以久卧，短气，自汗盗汗，低热，午后潮热，心烦，口燥咽干，面色不华，形体消瘦，精神萎靡，或见咳嗽，咯血脓血痰日久不净，或痰液一度清稀而复转臭浊，病情时轻时重，迁延不愈。舌质红或淡红，苔黄或薄黄；脉细或细数无力。

治法：益气养阴，润肺化痰，扶正托邪。

方药：沙参麦冬汤加减。

北沙参 18g，麦冬 15g，玉竹 15g，天花粉 12g，桑叶 12g，桔梗 12g，薏苡仁 18g，冬瓜仁 20g，百合 18g，川贝母 10g，甘草 6g。水煎服。

若低热者，加青蒿 15g，白薇、地骨皮各 12g。咯痰腥臭脓浊者，加鱼腥草 30g，败酱草 20g。

五、其他疗法

简验方如下。

(1)鲜薏苡根。适量、捣汁，温热服，一日 3 次，或加红枣煨服，可下臭痰浊脓。

(2)丝瓜水。丝瓜藤尖(取夏秋间正在生长的)，折去一小段，以小瓶在断处接汁，一夜得汁若干，饮服。

(3)白及 30g，生蛤壳 45g，怀山药 30g，共研细末，一日 2 次，每次 3g，开水送服。

(4)白及 120g，浙贝 30g，百合 30g，共研细末，早、晚各服 6g。

前二方用于溃脓期，后二方用于恢复期。

六、预防与调摄

凡属肺虚或原有其他慢性疾患，肺卫不固，易感外邪者，当注意寒温适度，起居有节，以防受邪致病；并禁烟酒及辛辣炙煿食物，以免燥热伤肺。一旦发病，则当即早治疗，力求在未成脓前得到消散，或减轻病情。

肺痈患者，应做到安静卧床休息，每天观察记录体温、脉象的变化，咳嗽情况，咳痰的色、质、量、味，注意室温的调节，做好防寒保温。在溃脓后可根据肺部病位，予以体位引流；如见大量咯血，应警惕血块阻塞气道，或出现气随血脱的危症，当按"咯血"采取相应的调摄措施。

饮食宜清淡，多食蔬菜，忌油腻厚味。高热者可予半流质。多吃水果，如橘子、梨、枇杷、莱菔等，均有润肺生津化痰的作用。每天可用薏米煨粥食之，并取鲜芦根煎汤代茶。禁食一切辛辣刺激及海腥发物，如辣椒、葱、韭菜、黄鱼、鸭蛋、虾子、螃蟹等。吸烟、饮酒者一律均须戒除。

七、病案选录

邹某，男，56岁，1972年10月24日初诊。

病史：发热、咳嗽、吐脓痰约一周。患者过去有慢性咳嗽史，西医诊为支气管扩张。一周前感冒后病情加重，咳嗽，吐脓性痰，量多，有恶臭味，伴发热(38.6~39.2℃)、口干、右胸痛。曾服四环素、土霉素等无效。脉滑数，苔薄黄腻。

辨证施治：痰热壅肺，蕴而成痈。治以清热化痰，解毒化瘀之法。

处方：银花15g，连翘24g，鱼腥草30g，蒲公英30g，黄芩9g，瓜蒌12g，陈皮9g，半夏9g，茯苓12g，薏苡仁24g，桃仁9g，赤芍12g，甘草6g。

二诊：服药二剂，咳嗽轻，吐痰少，发热、胸闷，口干等症状有所好转。脉滑而不数。照原方续服。

三诊：又服上方四剂，病情显著好转，体温正常，咳嗽轻，痰量又较前减少，亦无明显腥臭味，偶感胸痛，舌苔薄白，脉弦。

原方去蒲公英，加丹参12g。后以此方为基础，随证化裁，共服20余剂，病愈。

第四节　肺　胀

一、概述

肺胀是多种慢性肺系疾患反复发作，迁延不愈，导致肺气胀满，不能敛降的一种病证。临床表现为胸部膨满，憋闷如塞，喘息上气，咳嗽痰多，烦躁，心悸，面色晦暗，或唇甲发绀，脘腹胀满，肢体浮肿等。其病程缠绵，时轻时重，经久难愈，严重者可出现神昏、痉厥、出血、喘脱等危重证候。

根据肺胀的临床证候特点，与西医学中慢性支气管炎合并肺气肿、肺源性心脏病相类似，肺性脑病则常见于肺胀的危重变证，可参考本节内容进行辨治。但由于本病是临床常见的慢性疾病，病理演变复杂多端，还当与咳嗽、痰饮(支饮、溢饮)等互参，注意与心悸、水肿(喘肿)、喘厥等病证的联系。

二、诊断依据

(1)有慢性肺系疾患病史多年，反复发作，时轻时重，经久难愈。多见于老年人。

(2)临床表现为咳逆上气，痰多，胸中憋闷如塞，胸部膨满，喘息，动则加剧，其则鼻扇气促，张口抬肩，目胀如脱，烦躁不安，日久可见心慌动悸，面唇发绀，脘腹胀满，肢体浮肿，严重者可出现喘脱。

(3)常因外感而诱发：其他如劳倦过度、情志刺激等也可诱发。

三、相关检查

1.X线检查

胸廓扩张，肋间隙增宽，肋骨平行，活动减弱，横膈降低且变平，两肺野透亮度增加，肺血管纹理增粗、紊乱，右下肺动脉干扩张，右心室增大。

2. 心电图检查

表现为右心室肥大的改变，电轴右偏，顺钟向转位，出现肺型 P 波等。

3. 血气分析检查

可见低氧血症或合并高碳酸血症。

4. 血液检查

红细胞和血红蛋白可升高，全血黏度和血浆黏度可增加。白细胞总数可增高，中性粒细胞增加。后期可有肝、肾功能的改变，血清电解质紊乱。

四、鉴别诊断

肺胀与哮病、喘证：肺胀与哮病、喘证均以咳而上气、喘满为主症，有其类似之处。区别言之，肺胀是多种慢性肺系疾病日久积渐而成，除咳喘外，尚有心悸，唇甲发绀，胸腹胀满，肢体浮肿等症状；哮是呈反复发作性的一个病种，以喉中哮鸣有声为特征；喘是多种急慢性疾病的一个症状，以呼吸气促困难为主要表现。从三者的相互关系来看，肺胀可以隶属于喘证的范畴，哮与喘病久不愈又可发展成为肺胀。此外，肺胀因外感诱发，病情加剧时，还可表现为痰饮病中的"支饮"证。凡此俱当联系互参，掌握其异同。

五、辨证论治

(一)辨证要点

辨证总属标实本虚，但有偏实、偏虚的不同，因此应分清其标本虚实的主次。一般感邪时偏于邪实，平时偏于本虚。偏实者须分清痰浊、水饮、血瘀的偏盛。早期以痰浊为主，渐而痰瘀并重，并可兼见气滞、水饮错杂为患。后期痰瘀，正气虚衰，本虚与标实并重。偏虚者当区别气(阳)虚、阴虚的性质，肺、心、肾、脾病变的主次。早期以气虚为主，或为气阴两虚，病在肺、脾、肾；后期气虚及阳，甚则可见阴阳两虚，病变以肺、肾、心为主。

(二)治疗原则

治疗应抓住治标、治本两个方面，祛邪与扶正共施，依其标本缓急，有所侧重。标实者，根据病邪的性质，分别采取祛邪宣肺。降气化痰，温阳利水，甚或开窍、息风、止血等法。本虚者，当以补养心肺、益肾健脾为主，或气阴兼调，或阴阳两顾。正气欲脱时则应扶正固脱，救阴回阳。

(三)分证论治

1. 痰浊壅肺证

主症：胸膺满闷，短气喘息，稍劳即著，咳嗽痰多，色白黏腻或呈泡沫，畏风易汗，脘痞纳少，倦怠乏力，舌暗，苔薄腻或浊腻，脉小滑。

证机概要：肺虚脾弱，痰浊内蕴，肺失宣降。

治法：化痰降气，健脾益肺。

方药：苏子降气汤合三子养亲汤加减。二方均降气化痰平喘，但苏子降气汤偏温，以上盛兼有下虚，寒痰喘咳为宜；三子养亲汤偏降，以痰浊壅盛，肺实喘满，痰多黏腻为宜。

常用药：苏子、前胡、白芥子化痰降逆平喘；半夏、厚朴、陈皮燥湿化痰，行气降逆；白术、茯苓、甘草运脾和中。

痰多，胸满不能平卧，加葶苈子、莱菔子泻肺祛痰平喘；肺脾气虚，易出汗，短气乏力，痰量不多，酌加党参、黄芪、防风健脾益气，补肺固表。

若属外感风寒诱发，痰从寒化为饮，喘咳，痰多黏白泡沫，见表寒里饮证者，宗小青龙汤意加麻黄、桂枝、细辛、干姜散寒化饮；饮郁化热，烦躁而喘，脉浮，用小青龙加石膏汤兼清郁热；若痰浊夹瘀，唇甲紫暗，舌苔白腻者，可用涤痰汤加丹参、地龙、桃仁、红花、赤芍、水蛭等。

2. 痰热郁肺证

主症：咳逆，喘息气粗，胸满，烦躁，目胀睛突，痰黄或白，黏稠难咯，或伴身热，微恶寒，有汗不多，口渴欲饮，溲赤，便干，舌边尖红，苔黄或黄腻，脉数或滑数。

证机概要：痰热壅肺，清肃失司，肺气上逆。

治法：清肺化痰，降逆平喘。

方药：越婢加半夏汤或桑白皮汤加减。前方宣肺泄热，用于饮热郁肺，外有表邪，喘咳上气，目如脱状，身热，脉浮大者；后方清肺化痰，用于痰热壅肺，喘急胸满，咳吐黄痰或黏白稠厚者。

常用药：麻黄宣肺平喘；黄芩、石膏、桑白皮清泄中郁热；杏仁、半夏、苏子化痰降气平喘。

痰热内盛，胸满气逆，痰质黏稠不易咯吐者，加鱼腥草、金荞麦、瓜蒌皮、海蛤粉、大贝母、风化硝清热化痰利肺；痰鸣喘息，不得平卧，加射干、葶苈子泻肺平喘；痰热伤津，口干舌燥，加天花粉、知母、芦根以生津润燥；痰热壅肺，腑气不通，胸满喘逆，大便秘结者，加大黄、芒硝通腑泄热以降肺平喘；阴伤而痰量已少者，酌减苦寒之味，加沙参、麦冬等养阴。

3. 痰蒙神窍证

主症：意识恍惚，表情淡漠，谵妄，烦躁不安，撮空理线，嗜睡，甚则昏迷，或伴肢体瞤动，抽搐，咳逆喘促，咳痰不爽，苔白腻或黄腻，舌质暗红或淡紫，脉细滑数。

证机概要：痰蒙神窍，引动肝风。

治法：涤痰，开窍，息风。

方药：涤痰汤加减。本方可涤痰开窍，息风止痉，用于痰迷心窍，风痰内盛，意识昏蒙或嗜睡，痰多，肢体相动者。

常用药：半夏、茯苓、橘红、胆星涤痰息风；竹茹、枳实清热化痰利膈；菖蒲、远志、郁金开窍化痰降浊。另可配服至宝丹或安宫牛黄丸以清心开窍。

若痰热内盛，身热，烦躁，谵语，神昏，苔黄舌红者，加葶苈子、天竺黄、竹沥；肝风内动，抽搐，加钩藤、全蝎，另服羚羊角粉；血瘀明显，唇甲发绀，加丹参、红花、桃仁活血通脉；如皮肤黏膜出血，咯血，便血色鲜者，配清热凉血止血药，如水牛角、生地、丹皮、紫珠草等。

4. 阳虚水泛证

主症：心悸，喘咳，咳痰清稀，面浮，下肢浮肿，甚则一身悉肿，腹部胀满有水，脘痞，纳差，尿少，怕冷，面唇青紫，苔白滑，舌胖质暗，脉沉细。

证机概要：心肾阳虚，水饮内停。

治法：温肾健脾，化饮利水。

方药：真武汤合五苓散加减。前方温阳利水，用于脾肾阳虚之水肿；后方通阳化气利水，配合真武汤可加强利尿消肿的作用。

常用药：附子、桂枝温肾通阳；茯苓、白术、猪苓、泽泻、生姜健脾利水；赤芍活血化瘀。

若水肿势剧，上凌心肺，心悸喘满，倚息不得卧者，加沉香、牵牛子、川椒目、葶苈子、万年青根行气逐水；血瘀甚，发绀明显，加泽兰、红花、丹参、益母草、北五加皮化瘀行水。待水饮消除后，可参照肺肾气虚证论治。

5.肺肾气虚证

主症：呼吸浅短难续，声低气怯，甚则张口抬肩，倚息不能平卧，咳嗽，痰白如沫，咯吐不利，胸闷心慌，形寒汗出，或腰膝酸软，小便清长，或尿有余沥，舌淡或黯紫，脉沉细数无力，或有结代。

证机概要：肺肾两虚，气失摄纳。

治法：补肺纳肾，降气平喘。

方药：平喘固本汤合补肺汤加减。前方补肺纳肾，降气化痰，用于肺肾气虚，喘咳有痰者；后方功在补肺益气，用于肺气虚弱，喘咳短气不足以息者。

常用药：党参(人参)、黄芪、炙甘草补肺；冬虫夏草、熟地、胡桃肉、脐带益肾；五味子收敛肺气；灵磁石、沉香纳气归原；紫菀、款冬、苏子、法半夏、橘红化痰降气。

肺虚有寒，怕冷，舌质淡，加肉桂、干姜、钟乳石温肺散寒；兼有阴伤，低热，舌红苔少，加麦冬、玉竹、生地养阴清热；气虚瘀阻，颈脉动甚，面唇发绀明显，加当归、丹参、苏木活血通脉。如见喘脱危象者，急用参附汤送服蛤蚧粉或黑锡丹补气纳肾，回阳固脱。病情稳定阶段，可常服皱肺丸。

六、预防调护

(1)原发病的治疗。

(2)防止经常感冒、内伤咳嗽迁延发展成为慢性咳喘，是预防形成本病的关键。

(3)既病之后，更应注意保暖，秋冬季节，气候变化之际，尤需避免感受外邪。

(4)一经发病，立即治疗，以免加重。

(5)平时常服扶正固本方药增强正气，提高抗病能力，禁烟酒，忌食辛辣、生冷、咸、甜之物。

(6)有水肿者应进低盐或无盐饮食。

第五节 肺 痿

一、概述

肺痿，系咳喘日久不愈，肺气受损，津液耗伤，肺叶痿弱，临床表现以咳嗽气短，咳吐浊唾涎沫，动则气喘发作为特点。

大凡各种原因所致的慢性咳嗽，如现代医学的慢性支气管炎、支气管扩张症、慢性肺脓肿后期纤维化、肺不张、肺硬变、硅肺等，经久不愈，咳唾稠痰、脓痰或涎沫，或痰中带血丝，咯血者，参照本病辨证论治。

二、临床表现

咳吐浊唾涎沫，虚热者痰黏而稠，不易咯出，容易咯血；虚寒者吐涎沫，痰清稀而量多。有肺伤久咳，或痰热久嗽，或肺痨久咳，或肺痈日久，或寒哮日久等病史。

三、鉴别诊断

1.肺痿与肺痈

同属肺脏疾患，但肺痿以咳吐浊唾涎沫为主症；而肺痈以咳则胸痛、吐痰腥臭，甚则咳吐脓血为主症。《医门法律》说："肺痈者，肺气壅而不通也；肺痿者，肺气衰而不振也。"一般说，肺痈为实证，或虚实夹杂为主，肺痿则纯属虚；肺痈脓痰腥臭，肺痿浊痰不臭，肺痿虽亦咯吐黄痰浊痰，或咳唾脓血，但痰浊脓血不腥；肺痈发病急，病势凶，形体不瘦，肺痿发病缓，病程长，形体消瘦。肺痈失治久延，可转为肺痿。肺痈脉数而实，肺痿脉数而虚。《医宗金鉴》说："肺痿得之于热亡津液，虚邪也，故脉数虚；肺痈得之于热毒蓄结，实邪也，故脉数而实。"

2.劳嗽与肺痿

都存在程度不同的肺脏器质性和功能性病变，但肺痿不同于劳嗽的病理改变，二者有轻重因果关系。一般说，肺痿较劳嗽更为严重，是在劳嗽的基础上进一步恶化而临床表现二者都有口干舌燥、痰中带血，骨蒸盗汗，气短，喘促，语声低怯，皮毛干枯，神疲消瘦，失精亡血，脉虚数等，为阴虚内热，鉴别要点就在于有无浊唾涎沫及气息张口抬肩。一般说，劳嗽未恶化到肺痿病理阶段，不出现浊唾涎沫之症状；劳嗽虽然可以出现呼吸困难，气短，但其程度没有肺痿严重，待劳嗽发展成肺痿时，呼吸就更加困难，不得不借助于张口抬肩来进行呼吸。临床见有劳嗽后期可转为肺痿重疾。

3.涎沫与饮痰

肺痿与痰饮病之临床表现不难区别，仅就咳吐涎沫与饮痰而言，一般肺燥津伤之轻者，则发为无痰之干咳，然肺燥深重津气伤极而叶萎者，则发为"吐白沫"之肺痿，这种白沫的特点是中间不带痰块，胶黏难出，伴口燥咽干，白沫之泡，小于粟粒，轻如飞絮，结如棉球，有时粘在唇边，吐而不爽，与痰饮病咳吐之饮痰，痰液成块，或虽色白粘连成丝，但口咽一般不燥，较易咯出，显然有别。肺痿咳吐之浊唾涎沫与痰饮病之饮痰，乃一燥一湿，一虚一实，有如水之与火，冰之与炭，不可混为一谈。

四、辨证论治

(一)辨证要点

1.辨寒热

虚热肺痿是阴液不足，虚热内生；虚寒肺痿是阳气耗伤，肺中虚冷；两者容易辨认。唯虚热肺痿日久，阴损及阳，可见气阴两虚，或出现寒热夹杂现象。寒热夹杂者，应当辨其阴虚内热为主，或是气伤虚冷为主，施治方可中的。如虚寒肺痿仍按虚热论治，必将进一步耗伤阳气，反使病情加重，不可不慎。

2.辨兼证

肺痿病位主要在肺，肺阴不足可以同时有肾阴不足，证见潮热盗汗，手足心热，腰痛膝软，足跟疼痛等；肺气不足可以同时有脾气虚损，证见全身乏力，纳少腹胀，大便溏稀，四肢沉重等。在辨证中均宜分辨。

(二)分证论治

1.肺燥津伤，虚热肺痿

主症：咳吐浊唾涎沫，其质黏稠，不易咯出，胶黏唇边，吐不清爽，长丝不断，或涎沫中带有血丝，或咳甚则咯血，血色鲜红，咳声不扬，语声低怯，甚则音嘎，气急喘促，咽干口燥，潮热盗汗，形体消瘦，皮毛干枯，可兼肾阴亏损或心阴不足等见症。舌质红，津少而干；脉象虚数。

治法：滋润生津，益气养阴，清金救肺。

方药：麦门冬汤加减。

党参 15g，麦冬 12g，法半夏 10g，山药 18g，玉竹 15g，石斛 12g，甘草 6g。水煎服，每天 1 剂。

如阴虚燥热较盛、虚热表现比较明显，可用清燥救肺汤(桑叶、石膏、杏仁、甘草、麦冬、人参、阿胶、炒胡麻仁、炙枇杷叶)以清热润燥。津伤甚者，再加沙参、玉竹养其肺津；潮热明显，可加银柴胡、地骨皮等以清虚热。平时可常服琼玉膏调理(生地黄汁、茯苓、人参、白蜜)。

2.肺中虚冷，虚寒肺痿

主症：咳吐涎沫，其质清稀量多，口不渴，形寒气短，神疲乏力，不思饮食，尿频数或遗尿不禁，夜尿次数较多，舌质淡苔薄白，舌体胖嫩，脉虚弱。

治法：温肺散寒，益气生津。

方药：甘草干姜汤加味。

炙甘草 9g，干姜 12g，党参 15g，白术 12g，茯苓 12g，黄芪 12g，大枣 5 枚。水煎服，每天 1 剂。

阴虚血少气弱者，可选用炙甘草汤以益气养血滋阴(炙甘草、人参、桂枝、生姜、阿胶、生地黄、麦冬、火麻仁、大枣)，往往可收到比较好的效果。

五、其他疗法

简验方如下。

(1)百合 30g 煮粥，每天一次，适用于虚热肺痿。

(2)银耳 15g，冰糖 10g。同煮内服，适用于虚热肺痿。

六、预防与调摄

由于肺痿是因久咳引起，积极预防咳嗽反复发作，对预防肺痿有积极的意义，除了外感咳嗽及时治疗外，平时还需要做到以下几点：

(1)要加强锻炼，增强体质，提高机体的抗病能力。

(2)要戒烟，减少对呼吸道的刺激，也可减轻咳嗽的发作。

(3)避免过食黏腻肥甘之品，以免助痰生湿，加重病情。

(4)改善环境卫生，消灭烟尘等空气污染，对预防咳嗽有重要意义。

第六节　肺　痨

一、概述

肺痨是指以咳嗽、咯血、潮热、盗汗及身体逐渐消瘦为主要临床表现的一种具有传染性的慢性虚弱性肺系病证。病轻者诸症间作，重者则每多兼见。西医所称的肺结核可参考本篇辨证论治。

二、病因病机

肺痨的致病因素，主要有两个方面，外则痨虫传染，内伤则正气虚弱，两者多互为因果。痨虫蚀肺，肺阴耗损，可致阴虚火旺，或气阴两虚，甚则阴损及阳，其病理性质主要在于阴虚。

(一)感染"痨虫"

"痨虫"传染是形成本病的主要病因，因直接接触本病患者，导致"痨虫"入肺，侵蚀肺脏而发病。如探病、酒食、看护患者或与患者朝夕相处，都是导致感染的条件。

(二)正气虚弱

由于先天禀赋不足，小儿发育不良，抗病能力低下，"痨虫"乘虚入侵；或因酒色过度，耗伤才血，元气受伤；或劳倦太过，忧思伤脾，脾虚肺弱，痨虫入侵而发病；或因大病、久病后身体虚弱，失于调治；或外感咳嗽，经久不愈；或胎产之后失于调养，气血不足等，皆易致"痨虫"入侵。还可因生活贫困，或厌食挑食，饮食营养不足，终致体虚不能抗邪而感染"痨虫"。

肺痨之病机特点以阴虚为主。肺喜润恶燥，痨虫蚀肺，肺体受损，首耗肺阴，而见肺阴亏损之候，继则肺肾同病，兼及心肝，导致阴虚火旺；或因肺脾同病，导致气阴两伤，甚则阴损及阳，而见阴阳两虚之候。

三、临床表现

初期仅感疲劳乏力、干咳、食欲不振、形体逐渐消瘦。病重者可出现咳嗽、咯血、潮热、颧红、盗汗、形体明显消瘦等主要临床表现。与肺痨患者且有长期密切接触史。

四、相关检查

X线检查可早期发现肺结核，X线摄片大多可见肺部结核病灶。活动性肺结核痰涂片或结核菌培养多呈阳性。听诊病灶部位呼吸音减弱或闻及支气管呼吸音及湿啰音。红细胞沉降率增快、结核菌素试验皮试呈强阳性有助于诊断。

五、鉴别诊断

1.虚劳

肺痨与虚劳的共同点是都有正气虚表现，而主要区别在于肺痨为痨虫侵袭所致，主要病变在肺，具有传染性，以阴虚火旺为其病机特点，以咳嗽、咯血、潮热、盗汗、消瘦为主要临床症；而虚劳则由多种原因所导致，病程较长，病势缠绵，一般不具有传染性，可出现五脏气、血、阴、阳亏虚的虚损症状，是多种慢性虚损证候的总称。

2.肺痿

肺痨与肺痿两者病位均在肺，但肺痿是多种慢性肺部疾患所导致的肺叶痿弱不用。在临床上肺痿是以咳吐浊唾涎沫为主要症，而肺痨是以咳嗽、咯血、潮热、盗汗为特征。肺痨后期亦可致肺痿。

3.肺胀

以咳嗽、咳痰、气喘、浮肿四大主症为特征，其中气喘不续症状最为显著，多为久哮证等肺系疾病演变而成，而肺痨以咳嗽、咯血、潮热、盗汗、消瘦为主要临床症状。

六、辨证论治

(一)辨证要点

初期仅感疲劳乏力、干咳、食欲不振、形体逐渐消瘦。病重者可出现咳嗽、咯血、潮热、颧红、盗汗、形体明显消瘦等主要临床表现。且有与肺痨患者长期密切接触史。

(二)分证论治

肺痨的病变部位主要在肺，临床以肺阴亏损为多见，如进一步演变发展，则表现为阴虚火旺，或气阴耗伤，甚至阴阳两虚。病久多及脾肾，临床上以咳嗽、咯血、潮热、盗汗四大主要症状为特点。

肺痨的治疗当以补虚培元和治痨杀虫为原则。根据体质强弱分别主次，尤需重视增强正气，以提高抗病能力。调补脏器重点在肺，同时注意补益脾肾。治疗大法应以滋阴为主，火旺者兼以降火，合并气虚、阳虚者，则当同时兼顾。杀虫主要是针对病因治疗，如《医学正传•劳极》指出"一则杀其虫，以绝其根本，一则补其虚，以复其真元"的两大治则。

1.肺阴亏损

主症：干咳少痰，咳声短促，或痰中带血丝，血色鲜红，胸部隐痛，午后自觉手足心热，或盗汗，皮肤干灼，口干咽燥，苔薄，舌边尖红，脉细或兼数。

证候分析：阴虚肺燥，肺失滋润，其气上逆，故咳；虚火灼津，故少痰；肺损络伤，则痰中带血，血色鲜红，胸部隐痛；阴虚内热，故午后手足心热，皮肤干灼；肺阴耗伤，则口干咽燥；苔薄质红，脉细数属阴虚之候。

治法：滋阴润肺。

方药：月华丸(《医学心悟》)。本方功能补虚杀虫，滋阴镇咳，化痰止血。方中沙参、麦冬、天冬、生地、熟地滋阴润肺；百部、獭肝、川贝润肺止嗽，兼能杀虫；桑叶、白菊花疏风清热，清肺止咳；阿胶、三七有止血和营之功；茯苓、山药健脾补气，以资气血生化之源。若咳频而痰少质黏者，可加甜杏仁与方中川贝共奏润肺化痰止咳之功，并可配合琼玉膏(《洪氏集验方》)以滋阴润肺；痰中带血丝较多者，加白及、小蓟、仙鹤草、白茅根等和络止血；若低热不退者可酌配银柴胡、地骨皮、功劳叶、青蒿、胡黄连等以清热除蒸；若久咳不已，声音嘶哑者，可加诃子皮等以养肺利咽，开音止咳。

2.虚火灼肺

主症：呛咳气急，痰少质黏，或吐痰黄稠量多，咯血，血色鲜红，午后潮热，骨蒸，五心烦热，颧红，盗汗量多，心烦口渴，失眠，急躁易怒，或胸胁掣痛，男子遗精，女子月经不调，形体日渐消瘦，舌红而干，苔薄黄或剥，脉细数。

证候分析：肺病及肾，肺肾阴伤，虚火内灼，炼津成痰，故呛咳气急，痰少质黏，或吐痰黄稠量多；虚火灼伤血络，则咯血，血色鲜红；肺病及肾，不能输津滋肾，致肾水亦亏，水亏火旺，故骨蒸，潮热，盗汗，五心烦热；肝肺络脉不和，故见胸胁掣痛；心肝火盛，则心烦失眠，易怒；肾阴亏虚，相火偏旺，扰动精室，则遗精；冲任失养，则月经不调；阴精耗伤以致形体日渐消瘦；舌红而干，苔薄黄而剥，脉细数均为阴虚燥热内盛之象。

治法：滋阴降火。

方药：百合固金汤（《医方集解》）合秦艽鳖甲散（《卫生宝鉴》）加减。百合固金汤功能滋养肺肾，用于阴虚阳浮，肾虚肺燥之证。用百合、麦冬、玄参、生地、熟地滋阴润肺，止咳生津；当归活血养血；白芍柔润滋阴；桔梗、贝母、甘草清热化痰止咳；合鳖甲、知母滋阴清热；秦艽、柴胡、地骨皮、青蒿清热除蒸；另可加龟甲、阿胶、五味子、冬虫夏草滋养肺肾之阴，培其本元；百部、白及补肺止血，抗结核杀虫。若火旺较甚，热势明显者，酌加胡黄连、黄芩苦寒泻火、坚阴清热；痰热蕴肺，咳嗽痰黄稠浊，酌加桑白皮、花粉、知母、马兜铃、鱼腥草等清化痰热；咯血较著者，加黑山栀、丹皮、紫珠草、大黄炭、地榆炭等凉血止血；血出紫黯成块，伴胸胁刺痛者，可酌加三七、茜草炭、蒲黄、郁金等化瘀和络止血；盗汗甚者可选乌梅、锻牡蛎、麻黄根、浮小麦等养阴止汗。

3. 气阴耗伤

主症：咳嗽无力，气短声低，咳痰稀白量多，或痰中带血，午后潮热，伴有畏风寒，自汗、盗汗，纳少神疲，便溏，面色㿠白，颧红，舌质淡、边有齿痕，苔薄，脉细弱而数。

证候分析：肺脾同病，阴伤气耗，清肃失司，肺不主气而为咳，气不化津而成痰，肺虚络损，痰中带血；阴虚内热则午后潮热，盗汗，颧红；阴虚日久而致气虚，气虚不能卫外，故畏风，自汗；脾虚不健，则纳少神疲，便溏；舌质淡、边有齿痕，苔薄，脉细弱而数均为气阴两虚之候。

治法：益气养阴。

方药：保真汤（《十药神书》）加减。本方功能补气养阴，兼清虚热。药用人参、黄芪、白术、茯苓、大枣、炙甘草补肺益脾，培土生金；天冬、麦冬、五味子滋阴润肺止咳；熟地、生地、当归、白芍以育阴养荣，填补精血；地骨皮、银柴胡清退虚热；黄柏、知母滋阴清热；陈皮、生姜运脾化痰。亦可加白及、百部以补肺杀虫。若夹有湿痰者，可加姜半夏、橘红、茯苓等燥湿化痰；咯血量多者可酌加蒲黄、仙鹤草、三七等，配合补气药，以补气摄血；咳嗽痰稀者，可加紫菀、款冬花、苏子温润止嗽；有骨蒸、盗汗等伤阴症状者，可加鳖甲、牡蛎、乌梅、地骨皮、银柴胡等补阴培阳，清热除蒸；如纳少腹胀、大便溏薄者，酌加扁豆、薏苡仁、莲子肉、山药等甘淡健脾。

4. 阴阳虚损

主症：咳逆喘息，少气，咳痰色白有沫，或夹血丝，血色暗淡，潮热，盗汗，自汗，声嘶或失音，面浮肢肿，心慌，唇紫，形寒肢冷，或见五更泄泻，口舌生糜，大肉尽脱，男子滑精阳痿，女子经少、经闭，舌质光淡隐紫，少津，脉微细而数，或虚大无力。

证候分析：肺痨日久，阴伤及阳，出现阴阳两虚，肺、脾、肾三脏并损的证候。肺不主气，肾不纳气，故咳喘少气，咳痰色白；咳伤血络则痰中带血，血色暗淡；阴伤则潮热盗汗；阴伤声道失润，金碎不鸣而声嘶；脾肾两虚则见浮肿，肾泄；病及于心，则心慌，唇紫；虚火上炎，则口舌生糜；卫虚则形寒自汗；精气衰竭，无以充养形体、资助冲任之化源，故女子经少、经闭，大肉尽脱；命门火衰，故男子滑精、阳痿；舌脉均为阴阳俱损之象。

治法：滋阴补阳。

方药：补天大造丸(《医学心悟》)加减。本方温养精气，培补阴阳。方中用人参、黄芪、白术、山药、茯苓以补肺脾之气；白芍、当归、枣仁、远志养血宁心；枸杞、熟地、龟甲培补阴精；鹿角、紫河车助真阳而填精髓。另可酌加麦冬、阿胶、五味子滋养肺肾。若肾虚气逆喘息者，配钟乳石、冬虫夏草、诃子、蛤蚧、五味子等摄纳肾气以定喘；心悸者加丹参、远志镇心安神；五更泄泻者配用煨肉豆蔻、山茱萸、补骨脂以补火暖土，并去地黄、阿胶等滋腻碍脾的药物。

七、其他疗法

(一)针灸治疗

1. 基本处方

膏肓、肺俞、膻中、太溪、足三里。

膏肓功擅补肺滋阴；肺俞、膻中属前后配穴法，可补肺止咳；太溪补肾水以滋肺阴；足三里疗诸劳虚损。

2. 加减运用

(1)肺阴亏损证：加肾俞、复溜、三阴交以养阴润肺。诸穴针用补法，膏肓、肺俞可用灸法。

(2)虚火灼肺证：加尺泽、阴郄、孔最以滋阴清热、凉血止血。诸穴针用平补平泻法，膏肓、肺俞可用灸法。

(3)气阴耗伤证：加气海、三阴交以益气养阴。诸穴针用补法，膏肓、肺俞可用灸法。

(4)阴阳虚损证：加肾俞、脾俞、关元以填补精血、温补脾肾。诸穴针用补法，膏肓、肺俞可用灸法。

(5)胸痛：加内关以理气宽胸。诸穴针用平补平泻法。

(6)心烦失眠：加神门以养心安神。诸穴针用平补平泻法。

(7)急躁易怒：加太冲以疏肝理气。诸穴针用平补平泻法。

(8)面浮肢肿：加关元、阴陵泉以温肾健脾利水。诸穴针用平补平泻法，关元可用灸法。

(二)耳针疗法

取肺区敏感点、脾、肾、内分泌、神门，每次取双耳穴 2~3 穴，毫针刺法，留针 15~20 分钟，隔天 1 次，10 次为 1 个疗程。

(三)穴位敷贴法

(1)取穴：颈椎至腰椎旁膀胱经第一侧线。

(2)药物：五灵脂、白芥子各 15g，甘草 6g，大蒜 15g。

(3)方法：五灵脂、白芥子研末，与大蒜同捣匀，入醋少量，摊纱布上，敷于颈椎至腰椎旁膀胱经第一侧线上，保持 1~2 小时，皮肤有灼热感则去之，7 天 1 次。

八、预防及预后

肺痨是一种慢性传染性疾病，长期以来一直威胁着人类健康。结核病的传染源主要是痰涂片检查阳性的肺结核排菌患者，传染途径是经呼吸道传染。结核病传染的程度主要受结核患者的排菌量、咳嗽症状以及接触的密切程度等因素的影响。预防或减少发生结核病的措施首先就是不要受结核菌感染，不受结核菌感染就不会发生结核病。因此及时发现和彻底治疗结核患者，消灭传染源，是控制结核病在人群中流行的最有效和最重要的方法。如能在人群中及时发现并彻底治疗传染源，则能保护健康人减少或免受结核菌的传染，从而使受结核菌感染的人群和发生结核病的人明显减少。

新生儿应进行疫苗注射，结核病患者，尤其是排菌患者应尽量减少出现在公共场所，避免对着他人咳嗽、打喷嚏，在患病期间最好不结婚、生育，以免把病菌传染给对方或加重病情，应待肺结核病情稳定后再结婚、生育。肺结核患者一旦确诊必须进行全程规律化疗，这种方法能治愈 90%以上新发的肺结核患者。对长期与排菌患者密切接触且结核菌素试验呈强阳性人群也主张用异烟肼预防性化疗六个月。卡介苗接种是预防儿童粟粒型肺结核和结核性脑膜炎的有效方法，所以对新生儿应该按计划免疫程序进行卡介苗接种，以提高对结核病的免疫能力。

做好宣传工作，预防疾病的传播流行。痰是结核杆菌最集中的地方，对痰的处理，是防止结核病传播的重要手段之一。最科学简便的方法是把吐在纸上，包好，然后烧掉。或在痰盒中装少量石灰，能杀死结核菌。做到"无病早防，有病即查，查出必治，治必彻底"，并且向广大群众进行防痨宣传，使广大群众掌结核病的防治知识。定期集体肺部检查，对新生儿接种卡介苗，是预防结核病发生的重要措施。

九、病案选录

郭某，女，20 岁，1976 年 3 月 25 日初诊。

病史：咳嗽，发热两个多月，伴精神不振，身软乏力，食欲减退，口苦乏味，吐痰不多，两颧潮红，午后发热，体温在 37.4～38.3℃，夜间盗汗，有时心悸，睡眠不实，停经一个多月，血沉 38mm，胸透为浸润型肺结核，注射链霉素有反应。现仅服异烟肼，但症状不减。脉沉弦数，舌质红，苔薄。

辨证施治：肺阴不足，阴虚火旺，肺失清肃，虚热内生。治以滋阴清热之法。

处方：沙参 12g，生地 12g，黄芩 9g，夏枯草 15g，连翘 15g，麦冬 12g，丹皮 6g，地骨皮 12g，百部 12g，甘草 6g。

二诊：服上方 6 剂，精神佳，咳嗽轻，痰少，仍低热，纳呆。上方加麦芽 24g，银柴胡 9g。

三诊：服药 10 剂，症状明显好转，精神好，食欲增，体温降低，37.2～37.5℃。原方加赤芍 12g，银柴胡 9g。

四诊：又服 10 剂，一般情况好转，体重增加，身不发热，体温正常，盗汗也不明显。仍以上方化裁，共服 40 余剂，病情稳定，60 多天后复查血常规、血沉均属正常，5 个月后胸部透视病灶已趋硬结。

第七节　咯　血

一、概述

咯血是血由肺而来，经咳嗽而出的一种证候。或痰血相混，或痰中夹有血丝，或为纯血，间夹泡沫，或一咯即出，满口皆血，故前人又称为嗽血或咯血。

咯血的发生多和肺有关，但其他疾病，特别是心脏疾患也可引起咯血。

现代医学的肺结核、肺炎、肺脓肿、支气管扩张、心力衰竭、血液病等，都能引起咯血，均可参照本篇施治。

二、辨证论治

（一）辨证要点

1. 辨外感、内伤

外感者多属肺有燥热，证见发热头痛，咽痒咳嗽，口干鼻燥，脉浮数。内伤者，或属肝火犯肺，证见口苦胁痛，烦躁火升，苔黄，脉弦数，或属阴虚阳亢，两颊潮红，午后潮热，咳嗽痰少，五心烦热，舌红苔少，脉弦细。

2. 辨标本虚实

咯血者其标在肺，其本在肾。张景岳说："咳血属肾。"即是指其本而言。若肾阴亏损，则虚火上犯于肺，而里上盛下虚之侯。一般来说，外感者属实，内伤者多虚或虚实夹杂之证。

3. 咯血与吐血相鉴别

两者容易混淆，但其病因证治各不相同，故必须分清。

（二）分证论治

1. 燥热伤肺

主症：喉痒咳嗽，痰中带血，口干鼻燥，或有身热，舌红，少津，苔薄黄，脉数。

治法：清热润肺，宁络止血。

方药：桑杏汤。

桑叶、栀子、淡豆豉、沙参、梨皮、杏仁、贝母。

加减：兼有外感风热的表证时，加银花、连翘、牛蒡子。

2. 肝火犯肺

主症：咳嗽阵作，痰中带血或纯血鲜红，胸胁胀痛，烦躁易怒，口苦，舌质红，苔薄黄，脉弦数。

治法：清肝泻肺，凉血止血。

方药：泻白散合黛蛤散。

桑白皮、地骨皮、海蛤壳、青黛、甘草。

加减：肝火较甚者加丹皮、栀子、黄芩；若咯血量多、纯血鲜红，可用犀角地黄汤加三七粉冲服。

3. 阴虚肺热

主症：咳嗽痰少，痰中带血或反复咯血，血色鲜红，口干咽燥，颧红，潮热盗汗，舌质红，脉细数。

治法：滋阴润肺，宁络止血。

方药：百合固金汤。

百合、麦冬、玄参、生地、熟地、当归、白芍、贝母、甘草。

加减：盗汗加糯稻根、浮小麦、五味子、牡蛎。

三、其他疗法

(1)鲜土大黄 60g。水煎服。适用于肺结核咯血。

(2)生地 18g，黄芩 8g，丹皮 9g，大黄炭 9g。水煎服。适用于热伤血络之咯血。

(3)地榆、甘草各 12g。水煎服。适用于肺结核咯血。

(4)白及 30g，百部 30g，百合 60g，桃仁 9g。共为细末，每次 9g，每天 2 次。适用肺结核，支气管扩张咯血。

(5)白及、花蕊石、血余炭各等分，或其中任何一味研细末，每次 6～9g。适用于应急止血。

四、预防与调摄

咯血，是内科常见急症，病因复杂，病情多变，严重者威胁患者生命，应尽快找出病因，明确出血部位。急则治其标，先止血。但千万不能忽略针对病因的治疗。虽然咯血国内常见的仍是支气管扩张、肺结核、肺肿瘤，但对于每个患者均需全面考虑具体分析，有的放矢地进行检查、治疗。

(1)预防感冒。外出时要根据天气变化增加衣服，防止受寒感冒。

(2)注意饮食。以富含维生素的食物为首选。

(3)管理空气。房间经常通风，保持适宜温度（一般 18～25℃）和湿度（一般 40%～70%）。

(4)锻炼身体。要进行适度的体育锻炼和呼吸功能锻炼。

(5)备急救药。家里要备小药箱，尤其要备足止咳药物，如治疗干咳为主的喷托维林（咳必清）片和糖浆；以镇咳为主的可愈糖浆；以镇咳化痰为主的棕胺合剂等。家庭必备止血药物如云南白药、镇静的药物如安定等。注意要及时更换小药箱里的过期药物。

(6)戒烟、限酒。患有呼吸道疾病的患者，一定要戒烟、限酒，以减少发生咯血的诱因。

(7)情志调畅。中医认为，情志变化和疾病有一定的关系，如"喜伤心""忧伤肺"。像《红楼梦》中患有肺结核的林黛玉平时忧虑过度，对花落泪，悲天悯人，最后因咯血而死。所以，预防咯血还要注意修身养性。

五、病案选录

励某，男，39 岁，1973 年 9 月 6 日初诊。

病史：吐血五天。患者于 7 年前发现胃小弯溃疡。5 天前突然大口吐血，量较多，同时黑便，在某医院治疗五天，稍有好转，但仍断断续续，且黑便不止，伴胃脘嘈杂不适，头晕，耳鸣，口干苦，全身乏力，精神不振，睡眠不安，过去有吐血、便血史。

体检：面色苍白，精神萎靡，呈明显贫血貌，肺(-)，心前区可闻柔软之吹风样收缩期杂音，上腹部轻压痛，肝脾未触及，3 天前查血色素 10.9g，现大便潜血试验仍阳性。舌质淡，苔白，脉沉细数。

辨证施治：胃病日久，脾胃虚弱，劳倦过度以致气不摄血，血液妄行而吐血。治以益气摄血，佐以降逆清火之法。

处方：黄芪30g，当归15g，赤、白芍各12g，生地炭12g，旱莲草9g，丹参12g，白及9g，黄芩炭12g，仙鹤草12g，煅牡蛎30g。

二诊：服药2剂，症状明显好转，头晕减轻，食欲好，未再吐血，大便转为黄色，仍感全身乏力，有时上腹部不适，舌淡苔白，脉细弱。仍宗前方加减：黄芪30g，党参12g，当归15g，白芍12g，茯苓9g，白术9g，白及9g，仙鹤草12g，陈皮9g，麦芽15g，牡蛎30g，甘草6g。

三诊：服药3剂，大便潜血试验(−)，精神食欲均佳，有时上腹轻微不适，舌质较前转红，上方去仙鹤草，加山药15g，远志6g。

四诊：一般情况较好，生活自理如常，唯感腰困，乏力，仍以上方为基础去白及、牡蛎，加枸杞子、麦冬等。后以此方加减化裁，又服中药10余剂，恢复正常工作。

第八节　哮　病

一、定义

哮病是一种突然发作，以呼吸喘促、喉间哮鸣有声为临床特征的疾病。痰浊内伏，是哮病的宿根，常因感受外邪、饮食不当或情志失调而诱发。

由于哮必兼喘，所以哮病又称作哮喘；亦有称之为哮吼或喘者。

二、历史沿革

《内经》虽无哮病之名，但在许多篇章里都有与哮病相关的症状、病因病机的记载。如《素问·阴阳别论篇》说："阴争于内，阳扰于外，魄汗未藏，四逆而起，起则熏肺，使人喘鸣。"《素问·通评虚实论篇》亦有"乳子中风热，喘鸣肩息……"的记载。喘，指气喘；鸣，即指喉间作声。《素问·太阴阳明论篇》又把这一症状称作"喘呼""犯贼风虚邪者阳受之阳……受之则入六腑……入六腑则身热不时卧，上为喘呼。""喘呼"也就是气喘而呼鸣有声的意思。可见，《内经》不但对哮病的临床特征有所掌握，而且还认识到本病主要是肺的病变，且与其他脏腑有关；外邪入侵，影响脏腑(特别是肺)的生理功能，是哮病的主要病因病机。

汉代张仲景《伤寒论》中虽然亦无"哮病"这一病名，但"喘家作桂枝汤，加厚朴杏子佳"之"喘家"，可能就是指素有哮喘史的患者。"作"，则指本病之发作。《金匮要略·肺痿肺痈咳嗽上气病脉证并治》的"咳而上气，喉中水鸡声""其人喘，目如脱状""咳逆上气，时时唾浊，但坐不得眠"；《金匮要略·痰饮咳嗽病脉证并治》的"膈上病痰，满喘咳吐，发则寒热，背痛、腰疼，目泣自出，其人振振身目瞤剧，必有伏饮"，即是对哮病发作时的喉间哮鸣有声、不能平卧的临床特点的描述，同时也指出伏饮、痰浊与本病的发病直接有关。仲景对本病的治疗有丰富的经验，他的许多处方，如桂枝加厚朴杏子汤、越婢加半夏汤、小青龙汤、射干麻黄汤、皂荚丸、葶苈大枣泻肺汤等，至今仍为治疗哮病常用之方。

隋代巢元方《诸病源候论》称本病为"上气鸣息""咳嗽"，对其病机有精辟的阐发："肺主于气，邪乘于肺，则肺疾，疾则肺管不利，不利则气道涩，故气上喘逆，鸣息不通。"该书还指出本病之发与痰有关："其胸膈痰饮多者，嗽则气动于痰，上搏咽喉之间，痰气相击，随嗽动息，呼呷有声。"其书虽不载方药，但对本病有"应加消痰破饮之药"的原则性的提示。

唐代孙思邈《备急千金要方》、王焘《外台秘要》等著作，以广搜博采为特点，保留了古代医家许多宝贵的经验。如《外台秘要•卷九•久咳坐卧不得方》所载"久患气嗽，发时奔喘，坐卧不得，并喉里呀声，气欲绝"的证候和以麻黄、杏仁为主药的处方，就很明确地认识到本病的发作性和证候特点。

宋代赵佶《圣济总录》等方书虽然没有专门论及哮病，但所论之"伤寒喘""肺实""肺气喘急"等证，无疑也包括哮病在内。在"伤寒喘"一证里，就指出"其证不一"，有邪气在表、邪实在里以及水气、郁热之异；并强调治法虽多，"各求其本"；已经初具辨证论治的规模。陈无择《三因极一病证方论•喘脉证治》认为上气喘咳一类疾患，主要是肺的病变，应明确定位，庶免迷乱多歧。他说："夫五脏皆有上气喘咳，但肺为五脏华盖，百脉取气于肺，喘既动气，故以肺为主。"杨士瀛《仁斋直指附遗方论》亦谓："肺主气，一呼一吸，上升下降，营卫息数，往来流通，安有所谓喘；惟夫邪气伏藏，痰涎浮涌，呼不得呼，吸不得吸，于是上气促急，填塞肺脘，激动争鸣，如鼎之沸，而喘之形状具矣。"从他所描述的喘的症状与病因病机看，很明显的是指哮喘，即哮病。许叔微《普济本事方•卷一》称哮病为"齁喘"，并谓"凡遇天阴欲作雨，便发……其至坐卧不得，饮食不进，此乃肺窍中积有冷痰，乘天阴寒气从背、口鼻而入，则肺胀作声。此病有苦至终身者，亦有母子相传者"。对哮病的病因病机、临床特点、预后都有了比较明确的认识。书中还载有治哮专方"紫金丹"，以砒剂治哮，至今还为临床所用。在王执中的《针灸资生经》中，已经有了哮喘之名，如他说："因与人治哮喘，只缪（刺）肺俞，不缪（刺）他穴""凡有喘与哮者，为按肺俞无不酸疼，皆为缪刺肺俞，令灸而愈"。此期医方中治疗哮病的处方多不胜计，如《圣济总录》一书，单肺气喘急一门就有35方；《普济本事方》还载有治哮专方"紫金丹"，以砒剂治哮。

金元时期，朱丹溪在《丹溪心法》一书中始以"哮喘"作为独立的病名成篇。他认为"哮喘必用薄滋味，专注于痰"；并把哮喘的治法，精辟地概括为"未发以扶正气为主，既发以攻邪气为急"。此论一直为后世医家所宗，影响颇大。

到明代，朱丹溪弟子戴思恭在《秘传证治要诀•卷六•哮喘》中，明确地提出本病有"宿根"之说："喘气之病，哮吼如水鸡之声，牵引胸背，气不得息，坐卧不安，此谓嗽而气喘，或宿有此根…… 遇寒暄则发。"虞抟《医学正传》明确地对哮与喘做出了区别："喘以气息言，哮以声响言"，"喘促喉中如水鸡响者，谓之哮；气促而连续不能以息者，谓之喘"。王肯堂《证治准绳》更详细地叙述了两者见症之异："喘者，促促气急，喝喝息数，张口抬肩，摇身撷肚"，"哮与喘相类，但不似喘开口出气之多……以胸中多痰，结于喉间，与气相搏，随其呼吸呀呷于喉间作声……待哮出喉间之痰去，则声稍息；若味不节，其胸中未尽之痰复与新味相结，哮必更作"。秦景明《病因脉证》认为，哮与喘的主要区别，在于哮是发作性疾患："每发六、七日，轻则三、四日。或一月，或半月，起居失愤，则旧病复发。"在哮喘的治疗方面，王肯堂《证治准绳》比较系统地对前人经验进行了总结，对哮之属冷而发者，属中外皆寒，用东垣参苏温肺汤合紫金丹劫寒痰；属寒包热，宗仲景、丹溪用越婢加半夏；遇厚味而发者，用清金丹。李士材《医宗必读》则认为哮病其因甚多，或因坐卧寒湿，或因酸咸过食，或因积火熏蒸，总不外乎痰火郁于内，风寒束于外，所以用药不可过于寒凉，恐风邪难解；亦不可过热，恐痰火易升，主张用苏子、枳壳、桔梗、防风、半夏、瓜蒌、茯苓、甘草一方统之，冬加麻黄，夏加石膏，寒加生姜。张景岳《景岳全书》认为哮病之治，应宗丹溪未发扶正、已发攻邪之说，但"扶正气须辨阴阳，阴虚者补其阴，阳虚者补其阳；攻邪气须分微甚，或温其寒，或清其痰火；发久者，气无不虚，故于消散中宜酌加温补，或于温补中宜量加消散"。明人论哮病的治疗，要推张氏最为全面精当。

他还指出："倦倦以元气为念，必使元气渐充，庶可望其渐愈，若攻之太甚未有不致日甚而危者。"亦很有见地。

清代医家在哮病的认识上较之前人又有所进展。李用粹《证治汇补·卷五》精辟地把哮病病因总结为"内有壅塞之气，外有非时之感，膈有胶固之痰"三句话；吴谦《医宗金鉴》把喘吼分作寒热虚实四类，按外寒伤肺、停饮、火郁、痰盛、气虚、肾气虚寒立方。沈金鳌《沈氏尊生书》更进一步认识到本病"大都感于童稚之时，客犯盐醋，渗透气腕，一遇风寒，便窒塞道路，气息喘促"。又谓本病有食哮、水哮、风痰哮、远年久哮种种之异。此外，张璐《张氏医通》、林佩琴《类证治裁》、俞根初《通俗伤寒论》、陈修园《医学三字经》等书中有关哮喘的部分，都结合自己临床实践，对前人经验进行总结和整理。

三、范围

西医学的支气管哮喘、哮喘型支气管炎以及嗜酸性粒细胞增多症或其他急性肺部过敏性疾患引起的哮喘，均可参考本篇进行辨证论治。

四、病因病机

宿痰内伏于肺，每因外感、饮食、情志、劳倦等因素，以致痰阻气道、肺失宣降，是哮病的基本病因病机。

1. 痰伏于内

痰为体内的病理产物，哮病的形成与发作，均以痰为基本病因。产生痰的原因很多，由于痰为津液败浊所成，而脾主饮食水谷的精华与水湿的运化，所以一般常说"脾为生痰之源"，但除脾运失健之外，其他脏腑的功能失调也能产生痰，同时与外界各种致病因素对人体的影响也分不开。如外感风寒而失于表散，或燥热之邪袭肺，病邪由浅入深，留于肺系，影响人体气机和津液的流通，日久而变生痰浊；或因饮食不节，恣食厚味肥甘，嗜饮茶水、酒浆，损伤脾胃；或因长期吸烟，熏灼气道，亦能生痰。此外，如愤怒忧思不断，气机郁滞；或病后体弱，失于调摄，也能造成脏腑功能失调，从而产生痰浊。痰伏于内，胶结不去，遂成为哮病的宿根，一经新邪引动，则痰随气动，聚于肺系，发为哮喘。

2. 肺失宣降

肺主气，司呼吸，外合皮毛，主宣发和肃降。痰浊既为哮病的宿根，又因其久留人体不去，而使正气逐渐虚弱。脾土虚弱，运化功能低下，则新痰日生；肺气耗散，卫外不固，又易致外邪入侵。如外受风寒，或淋雨践露，或气候突然变化，或正值节气递换，宿痰为新邪引动；或积食化热，火升气逆；或情志违和，或疲劳困乏；以至痰动气阻，壅于肺系，使肺气既不得宣发于外，又不能肃降于下，上逆而为喘息急促，而哮鸣作声。

总之，哮病的病理因素以痰为主，痰伏藏于肺，成为发病的"宿根"。此后如遇气候突变、饮食不当、情志失调、劳累等多种诱因，均可引起发作。发作期的基本病机变化为"伏痰"遇感引触，痰阻气闭，以邪实为主。若反复久发，肺脾肾渐虚，则在平时也有正虚表现，当大发作时，可见正虚与邪实相互错杂，甚则发生喘脱。

五、诊断与鉴别诊断

(一)诊断

1. 发病特点

哮病大多起病于童稚之时，与禀赋有关，以后可因感冒、气候变化、疲劳、饮食不当、起居失宜等诱因引动而发作，常数年、数十年发作不愈。且发作常有明显的季节性。一般发于秋初或冬令者居多，其次是春季，至夏季则缓解。但也有常年反复发作者。发作时以呼吸迫促、喉间痰鸣有声以及咳嗽、咯痰、胸闷为特点。

2. 临床表现

哮喘发作时的表现：常突然发作，或先有寒热、喷嚏、鼻痒、咽痒、咳嗽或胸闷、恶心呕吐、腹胀、情绪不宁等症状而后出现哮喘并逐渐加重。患者呼吸困难，呼气延长，往往不能平卧，伴有哮鸣、咳嗽，痰多呈黏液样或稀水样，咯吐不利，如能咯出黏痰则痰鸣气喘可得暂时平息，而移时复作。哮喘严重时，甚至张口出气，两肩高耸，心跳心慌，额部冷汗淋漓，面唇紫黑，晴突，烦躁不安，痛苦异常。每次发作可持续数分钟、数小时或数日不等。

哮喘缓解期的表现：哮病在缓解期，可有轻度咳嗽、咯痰、呼吸紧迫感等表现，但也有毫无症状者；病程日久，反复发作者，平时亦可见气喘、咳嗽、咯痰，呼吸时喉间有声，以及自汗畏风、神疲形瘦、腰酸、浮肿等症状。

(二)鉴别诊断

喘证以气息喘急迫促为主要表现，多并发于多种急、慢性疾病病程中。而哮病是一个独立的疾病，除了气息喘促外，以在发作时喉中哮鸣如水鸡声为其特点。"喘以气息言，哮以声响言"，两者以此为辨。实喘中的痰喘，也可能出现气息喘促、哮鸣有声，有类似于哮病、但不若哮病有反复发作的特点，不难鉴别。

六、辨证论治

(一)辨证

1. 辨证要点

(1)辨冷哮、热哮：哮病在发作期主要表现为实证，但有寒热之别。寒证内外皆寒，谓之冷哮；其证喉中哮鸣如水鸡声，咳痰清稀，或色白而如泡沫，口不渴，舌质淡，苔白滑，脉象浮紧。热证痰火壅盛，谓之热哮；其证喉中痰声如拽锯，声高气粗，咳痰黄稠胶黏，咯吐不利，口渴喜饮，舌质红，舌苔黄腻，脉象滑数。

(2)辨肺、脾、肾之虚：哮病在缓解期可表现为虚证，但有肺虚、脾虚、肾虚之异。肺气虚者，证见自汗畏风、少气乏力；脾气虚者，证见食少、便溏、痰多；肾气虚者，证见腰酸耳鸣、动则喘乏。俱当加以辨别，分清主次。

2. 证候

1)发作期分为冷哮和热哮两种情况。

(1)冷哮。

症状：初起恶寒，发热，头痛，无汗，咳嗽，呼吸紧迫感，喉痒、鼻痒或身痒，鼻流清涕如水样；继则喘促加剧，喉中痰鸣如水鸡声，咳吐稀痰，不得平卧，胸膈满闷如窒，面色苍白或青灰，背冷，口不渴，或渴喜热饮。舌质淡，苔白滑，脉浮紧。也有一开始就突然发作，咳喘哮鸣皆呈，而兼见恶寒发热头痛等表证者。

病机分析：感受风寒，或坐卧寒湿，或进食生冷或气候突变，新邪引动在里之伏痰，壅于气道，痰气相搏，故呼吸迫促，哮鸣有声。恶寒、发热、头痛、无汗、鼻痒、喉痒，皆风寒束表之征；咳吐稀痰，背部冰冷，面色苍白或青灰，为寒痰在里之象。痰气阻于气道，肺失清肃宣发，气机不得流通，故胸闷如窒、不能平卧；中外皆寒，故不渴；渴者，亦非津液之虚，而是痰气交阻、津液不升，故虽渴而不思饮，即使饮亦喜饮热汤。苔白滑、脉浮紧，亦为外有风寒、里有寒痰之象。

(2)热哮。

症状：发热，头痛，有汗，气促胸高，喉中哮鸣，声若拽锯，张口抬肩，不能平卧，痰色黄而胶黏浓稠，呛咳不利，胸闷，烦躁不安，面赤，口渴喜饮，大便秘结。舌质红，苔黄腻或滑，脉滑数。

病机分析：肥甘厚味，酿痰积热，熏灼肺胃，引动宿痰，窒塞关隘，使肺失清肃下行之常，故胸高气粗、痰喘哮鸣；痰火壅盛，故胸闷烦躁、痰黄黏稠难出、咳呛不已；痰火内蒸，则汗出、身热、头痛、口渴饮冷、大便秘结；舌红、苔黄、脉滑数，亦皆痰热内盛之象。

2)缓解期，具体如下：

(1)肺脾气虚。

症状：咳嗽短气，痰液清稀，面色㿠白，自汗畏风，食少，纳呆，便溏，头面四肢浮肿。舌淡有齿痕，苔白，脉濡弱。

病机分析：哮病反复发作，正气日伤，脾虚则运化失职，其证食少、便溏、多痰、浮肿；咳喘既耗肺气，脾虚母气亏虚，土不生金，而肺气更虚，皮毛不固，则自汗畏风，藩篱空疏，外邪易侵；舌薄脉濡弱皆脾肺气虚之征。

(2)肺肾两虚。

症状：咳嗽短气，自汗畏风，动则气促，腰膝酸软，脑转耳鸣，盗汗遗精。舌淡脉弱。

病机分析：肺为气之主，肾为气之根；久病不已，穷必及肾。咳嗽、短气、自汗、畏风，为肺气不足；动则气喘、腰酸耳鸣等症状，为肾气不纳、肾精匮乏的表现。

(3)哮病危证：阳气暴脱。

症状：哮病发作过程中，陡见吐泻，肉瞤筋惕，神气怯倦，面色青紫，汗出如油，四肢厥冷。舌色青黯，苔白滑，脉微欲绝。

病机分析：哮病屡发，正气日虚，或因内外皆寒，格阳外越，或凉下太过，克伐真阳，而致阳气暴脱的危症。阳气浮于外，阴邪盛于内，故吐泻不止、汗出如油、神倦气怯、肢厥脉微，种种败象悉呈。

(二)治疗

1.治疗原则

以发时治标、平时治本为原则。由于痰浊是本病之宿根，故发时以宣肺豁痰为重点，并根据证候寒热之属性，或宣肺散寒，或宣肺清热。治本主要从肺、脾、肾着手，区别不同的证候，或补益脾肺，或肺肾双补。

2. 治法方药

1）发作期，具体如下：

（1）冷哮。

治法：宣肺散寒，豁痰平喘。

方药：初起用九宝汤加半夏、赤茯苓以散邪豁痰。方中麻黄、杏仁、甘草即三拗汤，有宣肺平喘之效；更配合薄荷、姜、葱，透邪于外；肉桂、紫苏、陈皮、大腹皮行气于里，加半夏、茯苓等以化痰。俾表解气顺，肺气得宣降之常，而哮喘自已。

哮喘大作，可选用厚朴麻黄汤、射干麻黄汤、小青龙汤。三方立方相同之处在于都用麻黄、细辛、半夏、五味子；麻黄宣肺平喘，半夏化痰降逆，细辛、五味子一开一阖，以利肺气的升降；不同之处在厚朴麻黄汤兼用干姜、厚朴温化行气；小麦宁神除烦；杏仁、石膏清热平喘，故适用于外受寒邪、里有水饮、饮邪化热而见烦躁里热症状者。射干麻黄汤兼用射干下逆气，生姜散寒，大枣和中，紫菀、款冬花温肺止咳，故适用于内外皆寒、呛咳不已者。小青龙汤兼用干姜、桂枝等以温化水饮，故适用于外寒内饮之证。三方各有侧重，应视具体情况，斟酌选用，或加减化裁。冷哮久发可合冷哮丸温肺化痰，或紫金丹开关劫痰。

如经过治疗后，哮喘未完全平复，可用神秘汤或苏子降气汤消痰理气；继用六君子汤作丸常服，或服参苏温肺汤即六君子汤加肉桂、紫苏、五味子、木香、桑白皮、生姜，温肺畅气、健脾化痰，以善其后。

（2）热哮。

治法：宣肺清热，涤痰利气。

方药：越婢加半夏汤。方用麻黄、石膏开肺泄热；半夏、生姜化痰降逆；大枣、甘草甘缓和中。痰稠而黏者，去甘草、大枣，合苇茎汤（苇茎、冬瓜子均需用大量），竹沥、川贝母、全瓜蒌、鱼腥草、海浮石、桑白皮等清化热痰药物，亦可酌加。哮喘较剧者，加杏仁、地龙。热痰壅盛，阻塞气道，气急欲死者，加吞猴枣粉，每天 2 次，每次 0.3g。

厚味积热，痰热化火，或热哮当盛夏而发，面赤、身热、汗出、口渴饮冷、脉洪大者，用白虎汤泻火清金为主，加黛蛤散、黄芩、全瓜蒌、川贝母、枳壳、滑石、桑白皮、苇茎。痰火熏灼，津液消烁，舌苔黄燥、大便秘结者，用礞石滚痰丸坠下痰热；或三化汤，或大承气汤合小陷胸汤以通腑泄热，腑气得通，痰垢得下，其喘自平。

如服药后哮喘渐平，而痰热留恋于肺，气急、咳嗽、痰黄者，用定喘汤，或费氏鹅梨汤以清化之。如肺阴伤者，去麻黄，酌加沙参、麦门冬、玉竹、百合之类以润肺保金。

2）缓解期，具体如下：

（1）肺脾气虚。

治法：健脾益气，补土生金。

方药：四君子汤，常加山药、薏苡仁甘淡益肺；五味子摄纳肺气。表虚自汗加炙黄芪、浮小麦、大枣，不效加制附片、龙骨、牡蛎以敛汗固卫。食少、腹胀、痰多者，加半夏、陈皮、前胡。面色㿠白、形寒、心悸者，四君子汤合保元汤或黄芪建中汤温阳益气。平时可常服六君子丸或资生丸。

（2）肺肾两虚。

治法：肺肾双补。

方药：四君子汤合金水六君煎。方用熟地补肾纳气；人参补肺益气；白术、茯苓、炙甘草健脾；陈皮理气；当归养血；半夏化痰。以肺气虚为主者，加黄芪、山药之类；以肾虚为主者，加杜仲、怀牛膝、菟丝子、淫羊藿之类；或用大补元煎。咳嗽气喘者，兼以川贝母、杏仁、车前子、前胡、苏子、旋覆花之类出入。平时可常服《金匮》肾气丸、六君子丸或嵩崖脾肾丸以培其根本。

（3）哮病危证：阳气暴脱。

治法：回阳救逆。

方药：四逆汤加人参。方用附子、干姜迅化浊阴以回阳；人参、炙甘草益气固脱。面色青紫、舌紫者，加桃仁、红花活血化瘀。阳气津液两脱者，宜回阳固阴、益气生脉，用陶氏回阳救急汤。方用人参、附子、肉桂、干姜、炙甘草以回阳，麦门冬、五味子以固阴，并借麝香之香窜以醒脑通窍。

3.其他治法

1）古方：古代文献中治疗哮喘的复方很多，兹选录一部分，以供临床组方用药参考。

（1）橘皮汤（《备急千金要方》）：橘皮、麻黄、柴胡、紫苏、杏仁、生姜、石膏。用于寒包热之哮喘。

（2）厚朴汤（《备急千金要方》）：厚朴、麻黄、桂心、黄芩、石膏、大戟、橘皮、枳实、甘草、秦艽、杏仁、茯苓、细辛、半夏、生姜、大枣，水煎服。用于哮喘实证，寒热并见，胸满喘促。

（3）紫菀汤（《圣济总录》）：紫菀、甘草、葶苈子、槟榔、茯苓等。用于痰气交阻之哮喘。

（4）紫菀饮（《圣济总录》）：紫菀、川贝母、五味子、木通、大黄、杏仁、白前、竹茹。用于肺热哮喘。

（5）控涎丹（《三因极一病证方论》）：甘遂、大戟、白芥子。用于顽痰致哮。

（6）泻肺丸（《圣济总录》）：马兜铃、茯苓、桑白皮、杏仁、款冬花、甘草、葶苈子、防己、陈皮、皂荚。用于痰壅气滞，哮喘咳嗽。

（7）四神汤（《圣济总录》）：麻黄、五味子、杏仁（去皮尖）、炙甘草，嚼咀，如麻豆，水煎15 g，空腹温服。用治肺气喘嗽。

（8）清金丹（《类证治裁》）：莱菔子、牙皂、姜汁。

（9）五虎二陈汤（《古今医鉴》）：麻黄、杏仁、石膏、陈皮、半夏、茯苓、甘草、人参、木香、沉香、细茶、生姜，水煎服。用于哮吼喘急、痰盛。

（10）新增加味散邪定喘汤（《诸证提纲》）：陈皮、茯苓、半夏、贝母、瓜蒌、天南星、枳壳、黄芩、白术、桔梗、葶苈子、杏仁、麦门冬、羚羊角（可不用）、甘草、款冬花、苏子、桑白皮、生姜。用于气喘痰热。

（11）沉香降气散（《顾氏医镜》）：沉香、砂仁、苏子、橘红、郁金、蜜炙枇杷叶、茯苓、麦门冬，肺壅喘甚者加葶苈子，夹热者加茅根。用于肺郁致喘。

（12）皂荚丸（《沈氏尊生书》）：皂荚（去皮子弦）、明矾、杏仁、白丑头末、紫菀、甘草、桑皮、石菖蒲、半夏、胆星、百部。用于久哮。

(13)小萝皂丸(《诸证提纲》):萝卜子(蒸)、皂角(烧灰)、南星(白矾水浸,晒)、瓜蒌仁、海蛤粉,上为极细末,姜汁和蜜捣匀为丸,嚼化。用于痰喘。

2)针灸疗法,具体如下:

(1)实证,宜针。常用穴位有大椎、身柱、风门、肺俞、丰隆、膻中、曲池、合谷、外关、商阳、鱼际等。

(2)虚证,宜灸。常用穴位有肺俞、璇玑、膻中、天突、气海、关元、膏肓、神阙、三阴交、肾俞、复溜、命门等。

(3)穴位埋线选取定喘、大椎、肺俞、厥阴俞、中府、尺泽等穴,埋植羊肠线,20～30天1次,连续数次。

(4)贴敷法:①三健膏:天雄、川乌、川附子、桂心、官桂、桂枝、细辛、川椒目、干姜各等份,麻油熬,加黄丹收膏,摊贴肺俞穴,3天一换。②白芥子涂法:白芥子(研末)、延胡索各30g,甘遂、细辛各15g,入麝香1.5g,研末杵匀,姜汁调涂肺俞、膏肓、百劳等穴,10天一换,最好在夏月三伏天涂治。

此外,割治、拔罐、梅花针、药物小剂量穴位注射等疗法,均可酌情采用。

七、转归及预后

哮病虽有冷哮、热哮之分,但冷哮日久或治疗中长期过用温燥,或里之寒痰、湿痰亦有化燥化火的可能,而为寒热夹杂或外寒里热之证;热哮日久,如屡用凉下,损伤中阳,也可能转化为冷哮。无论冷哮、热哮,由于病邪久留不去,哮喘屡愈屡发,都会使人体正气日耗,由实证渐次向虚证方向转化,而为正虚邪恋或正虚邪实之证。

哮病是一种顽固难愈的疾病,病程颇长,反复发作,根深蒂固,难以速除。如能控制其发作,平时注意将护,调养正气,并坚持服用以扶正固本为主的方药,部分患者可望获得根治,即使未得根治,亦可望减少或减轻发作。

哮病如长期不愈,反复发作,见周身悉肿、饮食减少、胸凸背驼;发作时冷汗如油、面色苍白或青紫、四肢厥冷、下利清谷、脉来短数或按之如游丝者,预后不良。

八、预防与护理

哮喘每因气候突然变化、特别是寒冷空气的刺激而诱发,故患者应注意避免感冒,并可以根据具体情况,做适当的体育锻炼,如打太极拳、跑步等,以逐步增强体质。青壮年患者,可逐渐试作冷水浴,以适应寒冷刺激,减少发病。饮食宜清淡,忌肥甘厚味,如酒、鱼、虾、肥肉、浓茶等。勿过饮过饱。居住环境的空气宜新鲜,避免异味和烟尘刺激。有吸烟嗜好者,应坚决戒烟。

哮喘发作时应及时治疗;平时可长期服用切合具体情况的扶正固本中药,以增强机体抗病能力,减少发作,但严忌杂药乱投、损伤正气。

九、现代研究

(一)病因病机

近年来,许多学者认识到风、痰、瘀等为哮喘的重要病理因素,同时某些脏腑功能失调与哮喘的发生也有一定的关系。晁氏等针对哮病发病迅速、时发时止、反复发作、发时痰鸣气喘的特征，认为此与风邪善行数变的性质相符，以"风哮"命名，提出"风盛痰阻，气道挛急"是本病急性发作主要病机的观点。柯氏认为，无论发作期和缓解期，肾虚（尤其是肾阳虚）始终是哮病最根本的病理机制；吴氏认为，"痰、瘀"是哮喘发病的主要病理因素，而（肾）阳虚是哮喘反复发作的根本原因；周氏认为哮喘反复发作，因痰气交阻，肺气郁滞，久则肺络不通，瘀血停积，阻滞气道，妨碍气机升降，而致气逆喘息加重，此即"先由气病，后累血病""久病入络"。又提出痰气瘀阻、肺失宣降为哮喘的基本病机；武氏认为，哮喘发作是正邪交争、脏腑功能失调的结果，病性总属本虚标实，强调风、痰、气、瘀、虚为哮喘发作的基本病机特点。

（二）辨证分型

随着近代医家对哮病病因病机研究的不断深入，对哮病的辨证分型也出现了许多新的观点。曾氏将哮喘分寒邪伏肺型、热痰阻肺型、气郁痰阻型、痰瘀气壅型、肺肾两虚型；姜氏将哮病分为寒邪凝滞、热邪壅肺、贼风袭肺、肝乘肺金、痰毒互结、脾肺气虚、肺肾两虚七种证型；杨氏将哮喘分为寒痰型、热痰型、痰浊型、脾肾阳虚型；李氏根据哮病的发生发展规律，分为早、中、后期，同时以脏腑辨证为纲，把哮病归纳为鼻哮、肺哮、肝哮、脾哮、肾哮五个证型；窦氏等将哮病发作期分为寒痰伏肺、痰热蕴肺、风痰阻肺、痰浊壅肺四个证型；缓解期分为肺卫虚弱、脾失健运、肾气不足、肺络瘀阻四个证型；武氏则将哮病分为风哮、痰哮、气郁哮、血瘀哮、虚哮五个证型。

（三）辨证论治

1. 发作期

发作时治标，以攻邪为主。针对寒热，治分温清。近代学者多将发作期分为寒哮和热哮分别治之。邱氏等将支气管哮喘的患者 136 例，随机分为喘平胶囊（麻黄、杏仁、地龙、黄芩、椒目、党参等）治疗组 106 例，桂龙咳喘宁胶囊对照组 30 例，连续观察 2 星期，结果临床控制率分别为 45.28% 和 36.67%，总有效率分别为 92.45% 和 86.67%。余氏等以平喘定哮方（射干、炙麻黄、紫菀、款冬花、竹沥、半夏、柴胡、前胡、枳壳、桔梗、生甘草、丹参、郁金）为基础方治疗哮喘 232 例，临床控制 27 例，显效 88 例，有效 99 例，总有效率为 92.25%；1 星期内见效 211 例，占 90.25%。陈氏等将支气管哮喘中医证属热哮者 90 例随机分为治疗组 50 例、对照组 40 例，前者用止咳定喘片、后者用蠲哮片治疗。结果治疗组总有效率为 80%，对 FEV1 和 PEFR 均有升高作用，对 IgE 有降低作用，对喘息、哮鸣音、咳嗽、咯痰等有显著改善作用，与对照组相比差异有显著性（$P<0.05$）。王氏等将支气管哮喘急性发作期 60 例轻、中度患者，随机分为调肝理肺汤（香附、桑白皮、全瓜蒌、黄芩、清半夏、丹参、钩藤、白芍、桔梗、地龙、防风、炙麻黄）治疗组 30 例，对照组 30 例，予氨茶碱片；治疗 2 星期后，总有效率分别为 90% 和 86.67%，控显率分别为 63.33% 和 66.67%。倪氏等将支气管哮喘发作期的患者随机分为治疗组（23 例）和对照组（20 例），分别给予常规药合复方丹参注射液和常规药物治疗，疗程均 14 日。结果：治疗组总有效率为 95.7%，与对照组比较有显著差异（$P<0.05$）。提示加用活血化瘀药物复方丹参注射液治疗支气管哮喘发作期有较好的疗效。干氏将 65 例支气管哮喘患者随机分为 2 组，治疗组 34 例，采用自拟补虚止哮汤（黄芪、半夏、白果、皂荚、淫羊藿、补骨脂、五味子、射干、杏仁、白术、茯苓、炙麻黄、桃仁、甘草）内服治疗；对照组 31 例，采用泼尼松、酮替芬等治疗。均 4 个星期为 1 个疗程，

结果：治疗组总有效率为97.06%，对照组总有效率为80.65%，两组差异有显著性($P<0.05$)。

2. 缓解期

缓解期治本为主，或扶正祛邪并用。邓氏等将221例支气管哮喘非急性发作期患者随机分成2组，治疗组116例，口服温阳平喘胶囊(川附片、小白附子、麻黄、黄芩等)治疗，对照组105例，口服桂龙咳喘宁胶囊，30日为一个疗程。结果：治疗组总有效率为93.1%，与对照组比较有显著性差异($P<0.05$)；且能明显降低血清IgE、外周血嗜酸粒细胞的水平，改善FEV的指标。李氏等选择55例非急性发作期哮喘患者，随机分2组，治疗组29例，口服宣肺定喘胶囊；对照组26例，口服桂龙咳喘宁胶囊；治疗4星期后2组症状、体征均有明显改善($P<0.01$)，治疗组改善喘息、哮鸣音更明显($P<0.05$)。两组肺功能均有明显提高($P<0.01$)，治疗组疗效高于对照组($P<0.01$)。郑氏等将80例支气管哮喘缓解期患者随机分为2组，每组40例，分别治以喘舒颗粒(党参、补骨脂、白芥子、细辛等)和氨茶碱片口服，连用8星期，治疗组总有效率为87.5%，对照组总有效率为65%。胡氏自拟喘舒汤治疗缓解期难治性支气管哮喘，治疗组60例，对照组60例，2组均常规给予解痉平喘、抗感染和祛痰等治疗。治疗组在此基础上予自拟喘舒汤(蛤蚧粉、紫河车粉、熟地、红参、核桃仁、山药、桃仁)，每天1剂，1个月为一个疗程，结果治疗组总有效率为90%，对照组总有效率为55%，两组比较有显著性差异。

(四)外治疗法

外治法是中医传统治疗方法。包括穴位敷贴、针灸、穴位埋藏法等，在临床治疗哮喘有广泛的应用和广阔的前景。陶氏等根据中医阴病取阳理论，自制贴敷药饼(白芥子、细辛、生甘遂、莪术、延胡索、硫黄、麝香、姜汁、冰片)贴敷于大椎、定喘(双)、肺俞(双)、膏肓(双)、心俞(双)穴，夏日三伏为治疗时机，对70例哮喘患者连续3年治疗，总有效率为91.4%。陈氏等采用白芥子散(白芥子、细辛、甘遂、延胡索)穴位敷贴治疗支气管哮喘130例，分别敷贴在百劳、肺俞、膏肓穴上；并设对照组35例，采用西药抗生素配合口服氨茶碱常规治疗，均以6天为一个疗程。治疗组总有效率为88%，对照组总有效率为53%。李氏等比较化脓灸与针刺治疗的疗效，将支气管哮喘患者随机分成2组，灸治组30例，用麻黄、桂枝、麝香等药物研粉与陈年艾绒拌匀装瓶，施灸于肺俞、大抒、定喘等穴位，灸后贴自制化脓灸药膏，30天为一个疗程。针刺组30例，取穴、疗程与灸治组相同。灸治组总有效率为100%，针刺组总有效率为66.7%。陆氏以定喘方(制附子、党参、白术、茯苓、制半夏、款冬花、白芥子、细辛、甘草)浸泡羊肠线，埋于肺俞、定喘、肾俞等穴中，共治疗哮喘68例，总有效率为93%，对虚喘型患者疗效优于实喘型。

十、小结

哮病以呼吸喘促、喉间哮鸣有声为特征。多系痰浊内伏、遇新邪引动而触发。往往反复发作，短期很难治愈。

哮病在发作期以治标为急，缓解期以治本为主。冷哮治以宣肺散寒、豁痰平喘；热哮治以宣肺清热、涤痰利气。治本当区别肺脾气虚和肺肾两虚，分别予以补益脾肺和肺肾双补。至于哮病屡发，正气亏虚，出现阳气暴脱，又当急予回阳固脱之剂。此外，治疗此病要注意寒热虚实之间的转化，明辨证候寒热、虚实之兼夹，方能切中病机。

第九节 喘 证

一、定义

喘即气喘、喘息，以气息迫急为其主要临床表现，可见呼吸困难，甚至张口抬肩，鼻翼翕动，不能平卧，严重者每致喘脱。作为一个症状，喘可以出现在许多急、慢性疾病过程中，如咳嗽、肺胀、悬饮、哮证等。但喘不仅是肺系病的主要证候之一，也可因其他脏腑病变影响于肺所致，如水肿、鼓胀、虚劳等。当喘成为这些疾病某一阶段的主证时，即称作喘证。

二、历史沿革

《内经》一书最早记载了喘的名称、症状表现和病因病机。如《灵枢·五阅五使》说："肺病者，喘息鼻张。"《灵枢·本脏》也说："肺高则上气，肩息咳。"提示喘证以肺为主病之脏。《素问·脏气 法时论篇》说："肾病者，腹大胫肿，喘咳身重。"《灵枢·经脉》亦谓："肾足少阴之脉……是动则病饥不欲食……咳唾则有血，喝喝而喘。"认为喘证的病位除肺之外，还与肾有关。至其病因，则与"风热""水气""虚邪贼风"（泛指六淫之邪）、"岁火太过""岁水太过""气有余"等有关。

汉代张仲景除在《伤寒论》中记载了麻黄汤证之风寒束肺、小青龙汤证之外寒内饮、桂枝加厚朴杏子汤证之"下之微喘者，表未解"、麻杏石甘汤证之余热迫肺等致喘外，其在《金匮要略》的"肺痿肺痈""虚劳""胸痹""痰饮咳嗽上气""水气""黄疸""吐血"以及妇人篇等许多篇章里，也都有关于喘这一症状的论述。尤其可贵的是，还记载了有因医而喘的现象，告诫"误下、误汗"等均可致喘。他在喘证的辨证、立法和方药运用方面的经验，一直为后世所尊奉。

隋代巢元方所著《诸病源候论》一书，认为喘有虚、实之异。如"虚劳上气候"描述："虚劳之病，或阴阳俱伤，或血气偏损，今是阴不足，阳有余，故上气也。"即是论虚喘；又"上气鸣息候"表现："邪乘于肺……故气上喘逆……"即是论实喘。宋代《圣济总录》明确提出"下虚上实"的病机："盖肺为五脏之华盖，肾之脉入肺中，故下虚上实，则气道奔迫，肺叶高举，上焦不通，故喘急不得安卧。"唐代王焘《外台秘要》记载"肘后疗咳上气，喘息便欲绝，以人参末之，方寸匕，日五次"，是肺虚气脱之喘，为后世治肺虚气脱之独参汤的起源。

其后，医家又充实了内伤致喘的证治。如宋代严用和《济生方》论及："将理失宜，六淫所伤，七情所感，或因坠堕惊恐，渡水跌仆，饱食过伤，动作用力，遂使脏气不和，营卫失其常度，不能随阴阳出入以成息，促迫于肺，不得宣通而为喘也……更有产后喘急，为病尤亟，因产所下过多，营血暴竭，卫气无所主，独聚于肺，故令喘急。"喘可由于多种原因诱发，故治喘必求其本。如宋代张锐《鸡峰普济方》指出："因他疾而发喘者，当只从本病治之，则喘证自已。"宋代杨士瀛《仁斋直指方》明确指出喘之由"肺虚肺寒……法当温补；肺实肺热……法当清利；水气者……与之逐水利小便；惊扰者……与之宽中下气；真阳虚惫以金石镇坠、助阳接真而愈者……至若伤寒发喘，表汗里下，脚气喘满，疏导收功，此则但疗本病，其喘自安"。唯此期著作，仍都把哮病与喘证混论，统称为喘；虽然南宋王执中《针灸资生经》中已经有了哮与喘的病名，宋代许叔微《普济本事方》另有"齁喘"（即哮病）之说，但由于哮必兼喘，所以一直未能做出明确的分证论述。

金元时期的医家著书立说多各明一义，因此互有发明，亦互有短长。如刘完素论喘因于火热；但张子和则认为亦有"寒乘肺者，或因形寒饮冷，冬月坐湿地，或冒冷风寒，秋冬水中感之，嗽急而喘"。这些论述，对于后世影响很大。元代朱丹溪《丹溪心法•喘》说："六淫七情之所感伤，饱食动作，脏气不和，呼吸之息，不得宣畅而为喘急，亦有脾肾俱虚，体弱之人，皆能发喘。"明代秦景明《脉因证治》则谓喘有虚实，"实喘气实肺盛"，与痰、火、水气有关；"虚喘由肾虚"，亦有肺虚者；实喘宜泻肺为主，虚喘宜补肾为主。

至明代，诸医家对喘证的症状特点、喘与哮和短气的鉴别、喘证的分类与治疗、喘证的预后等各个方面的描述，都更加深入细致。如明代王肯堂《证治准绳•杂病•喘》描述喘证的临床特点云："喘者，促促气急，喝喝息数，张口抬肩，摇身撷肚。"《症因脉治》中对喘证进行证候分类，分作外感3条(风寒、暑湿、燥火)，内伤6条(内火、痰饮、食积、气虚、阴虚、伤损)，产后2条；陈文治的《诸症提纲》则分作10类(肺虚挟寒、水气乘肺、惊忧气郁、肺胀、阴虚、气虚、痰、食积、胃虚、火炎上)。张景岳则主张以虚喘、实喘分之以扼其要，曰："实喘者有邪，邪气实也；虚喘者无邪，元气虚也；实喘者，气长而有余；虚喘者，气短而不续。实喘者，胸胀气粗，声高息涌，膨膨然若不能容，惟呼出而快也；虚喘者，慌张气怯，声低息短，惶惶然若气欲断……劳动则甚。"这些对临床辨证是很有指导意义的。

清代叶天士《临证指南医案》在前人基础上进一步把哮喘的证治纲领扼要总结为"在肺为实，在肾为虚"。张聿青、蒋宝素、方仁渊对此又有补充。方氏说："实喘治肺，须兼治胃；虚喘治肾，宜兼治肺。"张、蒋二氏则对治痰加以强调，指出"喘因痰作""欲降肺气，莫如治痰"，也均颇有见地。

综上所述，从《内经》以后，历汉唐宋元而至明清，历代医家在《内经》有关喘证论述的基础上，通过实践，不断有所丰富和发展，并且积累了许多治疗经验。近年来，在对肺、脾、肾等脏腑实质的研究方面以及老年性慢性气管炎、肺气肿、肺心病的防治方面，做了大量工作，有一定成绩，促进了喘证论治的发展。

三、范围

西医学中的急、慢性支气管炎及肺炎、肺气肿、慢性肺源性心脏病、心力衰竭等疾病过程中所出现的呼吸困难，均可参照喘证辨证论治。

四、病因病机

六淫外感、七情所伤、水饮潴留、痰热内蕴以及饮食劳倦都可以引起喘证，而喘证发生的根本原因又在于人体肺、脾、肾等脏的功能失调，或者由于上述致病因素作用这些脏器所引起，或者因为这些脏器本身虚损而发病。兹分述如下：

1. 六淫外感

六淫之邪或侵犯人的肌表肺卫，或从口鼻而入。皮毛为肺之合，肺开窍于鼻，外邪袭入，表卫闭塞，肺气失于宣发，气壅于肺，肃降不行，因而奔迫为喘。六淫之邪侵犯人体时常相合致病，主要为风寒与燥热两端，如《简易方》说："形寒饮冷则伤肺……重则为喘，轻则为嗽。"素体阳虚者皮毛不固、脾运不健，既易受外寒，又易内蓄水饮寒痰，外内相引而病作，临床所见甚多；素有痰热内蕴，或感受风热、燥热之邪，或风寒入里化热，而致肺胃热盛，火灼肺金，炼液为痰，阻塞气道，清肃失司，亦在所常见。

2. 水饮、痰热内蓄

痰和水饮都是人体病理产物之一，两者之间往往互为因果，即所谓"即煎炼之饮，饮即稀薄之痰"。饮邪迫肺，可使肺气上逆而为喘，如《素问•平人气象论篇》"颈取喘疾咳，曰水"，《伤寒论》小青龙汤证"伤寒表不解，心下有水气"，皆指水饮为患作喘。水饮久蓄体内，受阳气煎熬，或阴虚火旺，或肺有蓄热，或饮食厚味积热，皆能蒸炼津液为痰，而形成痰火，胶结于肺，阻闭肺络，使肺气的宣降失常。正如清代何梦瑶《医碥》所记："食味酸咸太过，渗透气管，痰入结聚，一遇风寒，气郁痰壅即发。"

3. 七情所伤

因七情关乎内脏，故气喘的发生，与精神因素亦有关系。而七情之病，多从肝，七情太过，气迫于肺，不得宣通而为喘，《病机汇论》就指出："若暴怒所加，上焦郁闭，则呼吸奔迫而为喘。"此外，七情太过也是痰饮产生的原因之一。如，郁怒伤肝，肝气横逆能乘脾土，影响脾运化功能；肝郁化火，或肝阴虚而肝火亢盛，又可炼液为痰，甚至反侮肺金，暗耗肾水，如南宋张从正《儒门事亲》所说："愤郁不得伸，则肝气乘脾，脾气不化，故为留饮。"

4. 饮食不节

《素问•痹论篇》指出："饮食自倍，肠胃乃伤。"唐代孙思邈《备急千金要方》反复道及"临盆大饱，贪味多餐"之害。饮食不节，特别是多食膏粱厚味，积而不化，影响脾胃功能变生痰浊，闭阻肺络；且因积食化热，熏蒸清道，影响人体气机的正常升降，而成为喘证的内在病因。

5. 肺肾亏虚

肺主气，司呼吸，肺气不足则呼吸失司。平素劳倦汗出，或久咳不已；或痰热久或水饮内停；或频感外邪；或久病不愈等，皆能引起肺气、肺阴不足，令气失所主，而为短气、喘促。如《素问•玉机真脏论篇》说："秋脉……不及则令人喘，呼吸少气而咳。"《证治准绳》亦谓"肺虚则少气而喘"。肾居下焦，为气之根，主纳气。如房劳伤肾，或久病及肾，肾虚摄纳无权，则呼多吸少，动则喘急。如明代赵献可《医贯•喘》说："真元耗损，喘出于肾气之上奔……及气不归元也又肾主水，主命门火，火衰不能暖土，水失其制，上泛而为痰饮。"此外，心阳式微，不能下归于肾而致心肾阳虚，则水失其制，皆可随肺气上逆，凌心射肺，而致喘促、心悸。明代李梴《医学入门》则认识到本病与瘀血有一定关系，指出"肺胀满，即痰与瘀血碍气，所以动作喘息"。

综上所述，喘证的发病虽在肺、肾，但与五脏相关。肺为气之主，司呼吸，外合皮毛，内为五脏华盖，若外邪侵袭，或他脏病气上犯，可使肺气失于宣肃而致喘促；肾为气之根，主纳气，肾元不固，摄纳无权，则气不归元而为喘。此外，心阳虚衰，不能下归于肾可致阳虚水泛、凌心射肺之喘；脾虚痰阻、上干于肺，或肝失疏泄、逆乘于肺等均可致喘。

喘证的病机可分为虚实两类。实喘在肺，以肺气宣肃失常为病机要点，因外邪（风寒燥热）、痰浊、水饮或肝郁气逆、壅塞肺气而宣降不利；虚喘在肾，或在肺肾两脏，以肺气失肃、肾失摄纳为其病机要点；因精气不足，或气阴亏耗，而致肺肾出纳失常。病情错杂者，可下虚上实并见，即叶天士所谓"在肺为实，在肾为虚"。

五、诊断与鉴别诊断

(一)诊断

1.发病特点

喘证可见于所有人群，在呼吸、心血管等多个系统的常见疾病中均可出现。呼吸疾病发生喘证常因感染诱发，大多表现为实喘，而虚喘则主要见于阻塞性肺气肿；循环系统疾病喘证则多发生于慢性心衰患者，急性加重(肺水肿)时可表现为喘脱，出现亡阳、亡阴的危候。

2.临床表现

发病主要表现为呼吸困难的临床症状。实喘病势急骤，声粗息高，甚则张口抬肩；虚喘病势徐缓，慌张急促，呼多吸少，动则加剧。喘脱则不仅喘逆剧甚，端坐不能平卧，还见烦躁不安、面青唇紫、汗出如珠、肢冷、脉浮大无根，或模糊不清，为肺气欲绝、心肾阳衰危象。

(二)鉴别诊断

1.哮病

喘证应与哮病相鉴别。喘证是一个临床症状，可见于多种急、慢性疾病过程中；哮病作为一个独立的疾病，哮必兼喘，故称哮喘，以反复发作、喉间哮鸣有声的特点区别于喘证。

2.短气

喘证还应与短气相鉴别。短气即呼吸微弱而浅促，状若不能接续，似喘而无声，亦不抬肩，但卧为快。但喘证有时为短气之渐，故既有区别又有联系。

六、辨证论治

(一)辨证

1.辨证要点

(1)辨虚实：可从病史、临床表现(症状、体征)、舌象、脉象等方面来辨别。病史方面应注意了解患者的年龄、性别、既往健康状况及有关病史。青壮年发生喘证多为实证，中、老年则多见虚证；既往体健，多属于实；平素多病，喘证遇劳、遇寒即发，多属于虚。妇女产后失血，突发气喘，多属虚证，甚至是元气败绝的危候。从发病诱因而论，一般受寒或饮食不当而喘者，多属于实；精神紧张，或因疲劳而喘者，多属于虚。临床表现方面，喘而呼吸深长，面赤身热，舌质红，舌苔厚腻或黄燥，无浮肿，脉象浮大滑数者为实证；呼吸微弱浅表，呼多吸少，慌张气怯，面色苍白或青灰，额有冷汗，舌质淡，舌上无苔或有苔而白滑或黑润，明显消瘦或浮肿，脉象微弱或浮大中空者为虚证。如气喘痰鸣，张口抬肩，不得卧，四肢厥冷，面色苍白，汗出如珠如油，六脉似有似无，为元气欲脱的危候。

(2)辨寒热：属寒者咯痰清稀如水或痰白有沫，面色青灰，口不渴或渴喜热饮，舌质淡、苔白滑，脉象浮紧或弦迟；属热者咳痰色黄、稠黏或色白而黏，咯吐不利，面赤，口渴引饮或腹胀便秘，舌质红、苔黄腻或黄燥，脉象滑数。

2.证候

1)实喘，具体如下：

(1)风寒束肺：

症状：咳嗽、气喘，胸闷，痰色白而清稀，口不渴；初起多兼恶寒、发热、无汗、头痛、身痛、喉痒、鼻痒等症。舌质不红，舌苔薄白，脉象浮紧。

病机分析：风寒表证以恶寒、发热、无汗、苔白脉浮为特点。肺合皮毛、主气、司呼吸，风寒袭表，肺气不宣，故咳嗽气喘。寒主收引，故初起兼见恶寒、发热、无汗、头痛等表证；鼻痒、喉痒，是风邪干于清道的表现。舌、脉亦均系风寒外束之象。

（2）外寒内饮：

症状：喘息、咳嗽、痰多稀薄，恶寒、发热无汗，形寒肢冷，背冷，面色青晦，口不渴或渴喜热饮。舌苔白滑，脉弦紧。

病机分析：饮邪内伏故背冷、痰多而清稀，并见有腹中辘辘有声、小便不利等。为脾肾之阳不足，不能制水，化为痰饮内停。感受风寒，外寒引动内饮，阻塞气道，肺气不得宣降，遂发气喘。饮邪内停，津液受阻，不能上承则无口渴，而渴喜热饮是风寒外束所致。

（3）痰湿蕴肺：

症状：气喘，咳嗽，痰多而黏，咯吐不利，胸中满闷，恶心。舌苔白腻，脉滑。

病机分析：湿痰上壅于肺，肺气不得宣畅，故为喘、嗽、胸闷、恶心诸症。湿痰留恋体内，既影响脾的健运，又成为喘证的内在病因，一受风寒或因疲劳汗出、饮食不当则喘息加剧。

（4）风热犯肺：

症状：发热、恶风、有汗，口渴欲饮，咳喘气粗，甚则鼻张肩息，痰黄而黏稠。舌尖红，苔薄黄或薄白而干，脉浮数。

病机分析：风热之邪外袭，肺气郁闭，发为咳喘。邪热迫肺，灼津为痰，故痰黄而黏稠；热灼津伤，故口渴欲饮。舌尖红、苔薄黄或薄白而干、脉浮数，均为风热犯肺之象。

（5）燥热伤肺：

症状：发热、恶风，咳喘气急，痰少而咯吐不易，胸膺疼痛，痰中带血，口干，鼻干，大便干结。舌尖红，苔薄黄而干，脉浮数。

病机分析：此证多系感受秋令燥热之邪所致，燥热伤肺，清肃失司，咳喘作矣。燥热耗伤肺阴，故痰少而咯吐不易；灼伤肺络，则痰中带血。所见口鼻干燥等症状，均为燥热之征。

（6）痰热壅肺：

症状：喘急面红，胸闷炽热，口干，痰黄而稠，或虽白而黏，咯吐不利。舌红，苔黄腻而干，脉滑数。

病机分析：风寒入里化热，或肺胃素有蕴热，或饮食厚味积热，或湿痰蕴久化热，皆可成为痰热，胶结于肺，壅塞气道，而为咳嗽、喘息。舌红、苔黄腻而干、脉滑数皆为痰热之象。

（7）外寒里热：

症状：恶寒发热，无汗或有汗不多，喘急烦闷，痰黄而稠、咳吐不利，口渴。舌尖红，舌苔薄白微黄，脉浮数。

病机分析：风寒之邪，在表未解，却已入里化热；或里有蕴热，复受风寒，则寒束于外，热郁于内，肺气既不得宣散，又不得清肃下行，因而喘急奔迫，证见恶寒发热、喘急烦闷。痰热内蕴而症见痰黄而稠、咳吐不利；口渴、舌红、舌苔白微黄、脉浮数皆里热外寒之象。

(8)肺气郁闭：

症状：每遇情志郁怒而诱发喘促，发时突然呼吸短促，但喉中痰声不著，气憋，胸闷胸痛，咽中如窒，或伴失眠、心悸。苔薄，脉弦。

病机分析：郁怒伤肝，肝气冲逆犯肺，肺气不降，则喘促气憋、咽中如窒。肝肺络气不和而胸闷胸痛。心肝气郁则失眠、心悸、脉弦。

2)虚喘，具体如下：

(1)脾肺两虚：

症状：喘促短气，乏力，咳痰稀薄，自汗畏风，面色苍白，舌不红，脉细弱；或见面红、口干、咽喉不利、盗汗、舌红苔少或剥，脉细数。或兼食少、食后腹胀不舒、便溏或食后即便，或大便不尽感，消瘦，痰多。

病机分析：肺气不足，故短气而喘，言语无力，咳声低弱；肺气虚弱则卫外不固，故自汗畏风；肺阴不足则虚火上炎，故见面红、口干、盗汗、舌红苔少、脉细数等象；脾气虚弱，则食少、消瘦，脾虚生痰上干于肺则喘息痰多。

(2)肾阳虚衰：

症状：喘促日久，呼多吸少，稍一活动则其喘更甚，呼吸不能接续，汗出肢冷，面浮，胫肿，腰酸，夜尿频多，精神委顿，痰多清稀。舌淡，脉沉细无力或弦大而虚。

病机分析：病由房劳伤肾，或大病久病之后，精气内亏，肾为气之根，肾虚则气失摄纳，故喘促甚而气不接续、呼多吸少，动辄益甚；阳虚内寒，不能温煦、固摄，故汗出肢冷、夜尿频多、精神委顿。舌淡，脉沉细无力或弦大而虚，皆肾阳虚衰之候。如病情进一步发展，可致心肾之阳暴脱，而见喘促加剧，冷汗如珠如油、肢冷、脉微、烦躁不安、脉浮大无根、面唇青紫等危候。

(3)肾阴不足：

症状：喘促气短，动则喘甚，口干，心烦，手足心热，面赤，潮热，盗汗，尿黄。舌红，脉细数。

病机分析：肾阴不足，则耳鸣、腰酸；精气不能互生，气不归元，故喘促乏力；阴虚火旺，故五心烦热、面赤咽干、盗汗潮热。尿黄、舌质红、脉细数亦为阴虚内热之象。阴阳互根，故若阴虚日久，必损阳气，进而成为阴阳两虚之证。

(二)治疗

1.治疗原则

(1)平喘：实喘治肺为主，以祛邪为急；在表解之，在里清之；寒痰则温化宣肺，热痰则清化肃肺，湿痰则燥湿理气。虚喘治在肺肾，以扶正培本为主：或补肺、或健脾、或补肾；阳虚则温补之，阴虚则滋养之。至于虚实夹杂、上实下虚、寒热兼见者，又当分清虚实，权衡标本，根据具体情况辨证选方用药。

(2)积极防治原发病：由于喘证常继发于多种急、慢性疾病过程中，所以还应当积极治疗原发病，不能不问原因，见喘平喘。如因产后大失血引起的喘息，久病、重病突然出现呼吸迫促等，皆属正虚气脱的危候，亟应明辨。

2.治法方药

1)实喘，具体如下：

(1)风寒束肺。

治法：辛温解表，宣肺平喘。

方药：麻黄汤加减。麻黄、桂枝辛温发汗，杏仁下气平喘，甘草调和诸药。外感风寒，体实无汗者服药后往往汗出喘平。

若表证不重，可去桂枝，即为宣肺平喘之三拗汤；喘甚加苏子、前胡降气平喘，痰多加半夏、橘红，或制天南星、白芥子燥湿化痰，胸闷加枳壳、桔梗、苏梗。

若发热恶风、汗出而喘、脉浮缓者，可用桂枝加厚朴杏子汤调营卫而兼下气平喘。高龄、气虚之体，恐麻、桂过汗伤气，可选用参苏饮。

(2)外寒内饮。

治法：温肺散寒，解表化饮。

方药：小青龙汤加减。方中麻黄、桂枝解表散寒；细辛、干姜辛散寒饮；五味子收敛肺气；半夏降逆化痰。如咳喘重者，加杏仁、射干、前胡、紫菀。

若痰鸣、咳喘不得息，可合葶苈大枣泻肺汤。兼烦躁面赤、呛咳内热者，小青龙汤加生石膏、芦根，煎取药汁，稍凉服。

内饮每因脾肾阳虚而生，故药后喘证缓解即当健脾益肾，以治其本，常用苓桂术甘汤、六君子汤、《金匮》肾气丸等，脾肾双补，温阳化饮。

素体阳虚而患外寒内饮者，不任发越，可用小青龙汤去麻黄、细辛，或以六君子汤加干姜、细辛、五味子。阳虚水泛、阴寒内盛，证见恶寒肢冷、面目虚浮、口唇青紫、脉细微、苔白滑者，宜选真武汤或四逆汤加人参、肉桂、茯苓、麻黄等。

(3)痰湿壅肺。

治法：祛痰降逆，宣肺平喘。

方药：三子养亲汤合二陈汤。三子养亲汤化痰、平喘；痰多湿盛，合二陈汤、平胃散、小萝皂丸；兼寒加温化之品，或用苏子降气汤，除寒温中，降逆定喘；兼热宜加清化之品，如黄芩、瓜蒌仁、胆南星、海蛤壳、桑白皮等。

(4)风热犯肺。

治法：祛风清热宣肺。

方药：桑菊饮加味。常加金银花、连翘、板蓝根、桑白皮、黄芩、鱼腥草、射干、瓜蒌等味。

若肺热较甚，口渴欲冷饮，舌燥唇红，面赤，加生石膏、知母清热泻火；有热结便秘者，加凉膈散泻火清金；若喘促较甚，改用麻杏石甘汤加味，宣肺清热平喘。

(5)燥热伤肺。

治法：清金润燥，宣肺平喘。

方药：桑杏汤、清燥救肺汤。桑杏汤用桑叶、杏仁宣肺润燥；豆豉发表散邪；沙参、梨皮润肺生金；栀子皮清热；象贝母化痰。辛甘凉润共济，喘促自平。若病情较重者，用清燥救肺汤，方用桑叶、石膏清金润肺；阿胶、胡麻仁、麦门冬养阴增液；杏仁、枇杷叶降气平喘；人参、甘草兼益肺气，若嫌其性温，可改用西洋参、沙参、玉竹之类。燥热化火而迫肺者，治宜泻火清金，常用泻白散、黛蛤散加竹茹、浙贝母、马兜铃、杏仁、石膏、寒水石等。若喘咳痰稠、大便不通、苔黄脉实者，可加莱菔子、葶苈子、大黄，或礞石滚痰丸等以清下痰热。

(6)痰热壅肺。

治法：清热化痰，宣肺平喘。

方药：麻杏石甘汤加味。麻黄与杏仁配伍可宣肺平喘，与石膏配伍能发散郁热；常加薏苡仁、冬瓜仁、苇茎、地龙等，清热化痰定喘。若里热重，可加黄芩、大青叶、板蓝根、七叶一枝花以清热解毒；若喘甚痰多，可加射干、桑白皮、葶苈子；便秘腹胀加决明子、瓜蒌仁、大黄或青礞石。

(7)外寒里热。

治法：解表清里，化痰平喘。

方药：定喘汤加减。方中麻黄、杏仁宣肺平喘；黄芩、桑白皮清热泻肺；苏子、半夏降气化痰；白果、款冬花敛肺气之耗散；甘草调和诸药。全方清中有散，散中有收，配伍精当可法。此外，大青龙汤、越婢加半夏汤亦可因证选用。

若因饮食积滞而喘者，当消导食滞、化痰平喘，常用保和丸加减。方中神曲、山楂消食健胃；半夏、茯苓、陈皮、莱菔子化痰降逆；连翘清积滞之热。若气喘、大便不通，或见腹胀拒按者，必下之，腑气得通，其喘始平，用大承气汤。若伴发热烦躁、腹泻不爽、肛门灼热者，用葛根芩连汤加桑白皮、瓜蒌、杏仁等清热平喘。

(8)肺气郁闭。

治法：行气开郁，降逆平喘。

方药：五磨饮子加减。本方用沉香、木香、槟榔、乌药、枳壳、白酒等开郁降气平喘。伴心悸、失眠者加百合、合欢花、酸枣仁、远志等宁心安神。并劝慰患者心情开朗，配合治疗。

若由气郁化火、上冲于肺而发哮喘者，治宜清肝达郁，方用丹栀逍遥散去白术加郁金、香附、川芎。方中当归、白芍养血活血；柴胡疏郁升阳；茯苓健脾渗湿；生姜温胃祛痰；薄荷疏肝泻肺；郁金合香附、川芎调理气血；栀子、丹皮以清郁火。肝复条达，气机舒畅，哮喘自已。

2)虚喘，具体如下：

(1)脾肺两虚。

治法：健脾益气，补土生金。

方药：补中益气汤合生脉散，方中人参、黄芪、炙甘草补益肺气；五味子敛气平喘；升麻、柴胡升阳，麦门冬养阴，白术健脾，当归活血，陈皮理气，共奏脾肺并调、阴阳兼理之功。

若咳痰稀薄，形寒、口不渴，为肺虚有寒，可去麦门冬加干姜以温肺祛寒；肺阴虚者，生脉散加百合、南北沙参、玉竹或用百合固金汤；脾虚湿痰内聚之哮喘，用六君子汤加干姜、细辛、五味子，平时可常服六君子丸。

妇女产后、月经后期、慢性失血，或大病之后见喘促气短者，应以大补气血为主，不能见喘平喘。可选用生脉散、当归补血汤、归脾汤、十全大补汤等。

若肺肾气虚，喘促欲脱，急需峻补固脱，先用独参汤，继进大剂生脉散合六味地黄丸。

(2)肾阳虚衰。

治法：温肾纳气。

方药：金匮肾气丸。本方温肾纳气，缓者用丸，急重者用汤。根据前人"虚喘治肾宜兼治肺"之论，本方尚可加用人参，以补益肺气。若喘甚而烦躁不安、惊悸、肢冷、汗出如油、脉浮大无根或疾数模糊，为阴阳欲绝之危候，急用参附汤合龙骨、牡蛎、桂心、蛤蚧、紫石英、五味子、麦门冬等味配合黑锡丹以扶阳救脱、镇摄肾气。

若阳虚饮停、上凌心肺致喘，可用真武汤合苓桂术甘汤，并重用附子以温阳利水。兼痰多壅盛，上实下虚，可酌加苏子、前胡、海蛤壳、杏仁、橘红、车前子等以降气豁痰。

(3)肾阴不足。

治法：滋阴填精，纳气平喘。

方药：七味都气丸、河车大造丸。七味都气丸滋阴敛肺补肾，收涩精气，适用于肺肾阴虚而咳喘二证；如正气不支，气喘较甚，可配用人参胡桃汤、参蛤散或紫河车粉；兼肺阴虚者，合生脉散、百合固金汤。若虚损劳伤，咳喘痨热，选用河车大造丸滋阴降火、益肺补肾而平喘。

肾阴肾阳两虚者，用左归丸合右归丸，或用金匮肾气丸合河车大造丸二方，平时常服。

3.其他治法

1)单方验方。

(1)麻黄、五味子、甘草各30g，研细末，分作30包，每天2次，每次1包。用于寒喘实喘。

(2)代赭石研末醋汤调服（《普济方》）：用于上逆之咳喘。张锡纯认为："生赭石压力最胜，能镇胃气、冲气上逆，开胸膈、坠痰涎、止呕吐、通燥结，用之得当，诚有捷效。"

(3)艾灰香油鸡蛋：艾叶10g，点燃成白灰，搓成细末，打入鸡蛋1枚，加入香油10g，打匀后加热，炒成絮状离火，即可食用。睡前食用，服后忌饮水。用于小儿寒喘。

(4)莱菔子(蒸)，皂角(烧存性)，姜汁和蜜丸如梧子大，每服50丸，每天2～3次。用于实喘、痰喘。

(5)桑白皮、苦葶苈各等份，炒黄，捣为粗末，水煎9g，去渣，食后温服。用于痰喘、热喘（《圣济总录》）。

(6)人参胡桃汤（《济生方》）：人参10g切成片，胡桃5个去壳取肉，生姜5片。加清水武火煮沸，改用文火煮约20分钟，去渣取汁。用于肾虚型喘证。

2)针灸。

(1)"老十针"：针刺上脘、中脘、下脘、气海、天枢、内关、足三里共7穴10针。

(2)梅花针叩刺：急性期取大椎、风门、肺俞为主穴，缓解期取肺俞、脾俞、肾俞为主穴。治疗小儿咳喘。

(3)天灸疗法：用白芥子10g、葶苈子10g、细辛6g、杏仁10g、肉桂皮10g、前胡10g等研细成末，用姜汁、陈醋调制成0.5cm×0.5cm大小颗粒，置于1.5cm×1.5cm胶布中间贴在穴位上留置2～3天。取穴：A组取大椎、定喘(双)、肺俞(双)；B组取脾俞(双)、肾俞(双)、足三里(双)。两组穴位交替应用，每星期治疗1次，4次为一个疗程，第1疗程后改为10日治疗1次。

3)穴位贴敷。

(1)温肺化痰膏：白芥子、细辛、甘遂、细麻黄、麝香(比例为10：3：3：4：0.1)，烘干、研末、过筛、装瓶加盖存。使用前以生姜适量煎水取汁，调成膏状，取指甲大小涂于敷料，然后胶布固定在穴位上。于每年夏季的初、中、末3个伏天，选患者背部俞穴定喘(双)、肺俞(双)、心俞(双)及前胸天突穴各贴敷1次，每次2～4小时取下。

(2)白芥子散：敷贴药物为白芥子、延胡索、细辛、甘遂各等份共研细粉。方法：用新鲜姜汁调制成药饼6只，分别敷贴在百劳、肺俞、膏肓穴上，并用胶布固定，0.5～2小时后取下，每天1次，6天为一个疗程，有温肺化痰、止咳平喘之功效。

4.食疗

(1)白果桑葚饮(《中医营养学》)：白果10g，人参3g，桑葚20g，冰糖适量。白果炒熟，去壳，与人参、桑葚加水煎煮20分钟后调入冰糖适量，煮沸片刻即可。用于肾虚型喘证。

(2)杏仁煮雪梨(《饮食疗法》)：取杏仁10g，雪梨1个放入盅内，隔水炖1小时，然后以冰糖调味，食雪梨饮汤。用于风热犯肺型喘证。

(3)贝母粥(《资生录》)：将贝母10g去心研末，备用；粳米100g，洗净，加清水，煮至米熟时，投入贝母末，继续煮10分钟，待米烂粥稠供食用。用于痰热遏肺型喘证。

(4)杏仁饼(《丹溪赛要》)：将杏仁10g炒黄研为泥状，与青黛10g搅拌均匀，放入10个掰开的柿饼中，以湿黄泥巴包裹，煨干后取柿饼食用。用于痰热遏肺型喘证。

(5)柚子皮茶(《食物疗法精萃》)：柚子皮切成细条，晒干备用。每次取20g，放入茶杯内，用开水冲泡，温浸10分钟即可代茶饮。用于气郁乘肺型喘证。

(6)山药甘蔗汁(《简单便方》)：将山药250g放入锅中，煮取汁液；甘蔗250g榨汁。用于肺脾气虚型喘证。

(7)参枣汤(《十药神书》)：人参6g，大枣10枚洗净，加清水以武火煮沸后改用文火继续煎煮15分钟即可。用于肺脾气虚型喘证。

七、转归及预后

喘证有虚实寒热之异，一般初起多为实喘，其病位主要在肺，治疗以祛邪为主，邪去则喘自平，预后一般良好；部分患者上气身热，不得平卧，喘急鼻煽，张口抬肩，烦躁不安，病情为重，但仍尚易于治疗。如延误治疗，以至病邪羁留，久咳久喘，既伤肺气，又可影响脾肺功能，而至脾虚生痰，肾不纳气，由实转虚，治疗上就比较困难。如喘息陡作，特别是急、慢性疾病危重阶段出现呼吸迫促、气不接续、烦躁不安、头汗如珠如油、四末不温、面赤躁扰、便溏、脉象浮大无根者，为阴阳离绝之危象，预后不良。

若因寒入肺俞，津液不行而为痰，遂为宿根，一遇风寒、风热之邪外袭，新邪宿邪相引，痰气相击，哮鸣有声，即由喘证而发展为哮病，经常发作，以至终生受累。如久喘不愈，肺脾肾虚损，气道滞塞不利，出现胸中胀满、痰涎壅盛、上气咳喘、动后尤显，甚则面色晦暗、唇舌发绀、颜面四肢浮肿，则成肺胀，病程缠绵，经久难愈。

八、预防与护理

本病发作时有外感引发，故重在预防。未病要慎风寒，适寒温，节饮食，薄滋味，并积极参加体育活动增强体质；青年、中年人，可试行冷水浴，以增强机体对寒冷的适应能力。

已病则应注意早期治疗,力求及早根治,避免受凉,冬季要特别注意背部和颈部的保暖;有吸烟嗜好者应坚决戒烟;房事应有节制。在护理方而,饮食宜清淡而富有营养,忌油腻、荤腥,保持大便通畅;室内空气要新鲜,避免烟尘刺激;痰多者要注意排痰,使呼吸通畅。

九、现代研究

(一)关于慢性支气管炎病因和发病机制认识

喘证主要见于慢性支气管炎患者,关于慢支的病因和发病机制研究,近年来有一定进展,认为可能与以下因素有关:

1.吸烟

吸烟可导致支气管上皮纤毛变短、不规则,纤毛运动发生障碍;支气管杯状细胞增生,黏液分泌增加,气管净化能力减弱;支气管黏膜充血、水肿,黏液积聚,削弱吞噬细胞的吞噬、杀菌作用;平滑肌收缩,引起支气管痉挛,增加气道阻力。

2.空气污染

空气中刺激性烟雾和一些有害气体如氯、二氧化氮、二氧化硫等能直接刺激支气管黏膜,并产生细胞毒作用。二氧化硫能刺激腺体分泌,增加痰量;二氧化氮可诱导实验动物的小气管阻塞。空气中的烟尘和二氧化硫超过 $1000\mu m/m^3$ 时,慢性支气管炎的发病显著增多。

3.感染

呼吸道感染是慢性支气管炎发生、发展的重要因素。慢性支气管炎急性发作期呼吸道病毒感染的发生率为 7%~64%。呼吸道上皮因病毒感染造成损害,又容易继发细菌感染。

4.其他

喘息性慢支与过敏因素也有一定关系。慢支的发生还可能有机体内在因素的参与,如:①自主神经功能失调,副交感神经功能亢进,气管反应增高。②年老体弱,呼吸道防御功能下降,喉头反射减弱,慢支的发病增加。③维生素 A、维生素 C 等营养物质缺乏,影响支气管黏膜上皮的修复。④遗传可能也是慢支发病的因素之一。

(二)中医药防治喘证临床研究进展

1.喘息性支气管炎(射干麻黄汤)

选 154 例确诊为喘息性支气管炎患儿随机分为治疗组 84 例和对照组 70 例,两组常规治疗相同,治疗组加用射干麻黄汤,观察两组咳嗽、哮喘变化及治愈时间。结果发现,治疗组显效 48 例,有效 32 例,无效 4 例,总有效率为 95.24%;对照组显效 21 例,有效 22 例,无效 27 例,总有效率为 61.43%;两组综合疗效有显著性差异(U=4.2692,P<0.0001)。应用射干麻黄汤治疗小儿喘息性支气管炎,可较快改善临床症状,缩短病程,提高疗效。

2.毛细支气管炎(三拗汤加味)

毛细支气管炎 78 例,以三拗汤加味(炙麻黄 2g,杏仁 5g,葶苈子 4g,僵蚕 3g,薏苡仁8g,甘草 2g)治疗,全部治愈,症状缓解时间平均为 4~6 天。

3.慢性支气管炎急性发作(小青龙汤加地龙)

慢性支气管炎急性发作期患者 100 例,以小青龙汤加地龙(麻黄、法半夏、白芍各 10g,细辛、干姜各 3g,桂枝、炙甘草、五味子各 6g,地龙 15g)治疗,每天 1 剂,水煎服。显效49 例,好转 41 例,无效 10 例,总有效率为 90%。另有小青龙汤加味(麻黄、桂枝、法半夏、干姜、赤芍药、白芍、炙甘草各 10g，细辛、五味子各 5g)治疗急、慢性支气管炎 140 例。急性支气管炎 60 例，临床控制 8 例，显效 17 例，有效 27 例，无效 8 例，总有效率为 86.7%；慢性支气管炎 80 例，临床控制 10 例，显效 14 例，有效 48 例，无效 8 例，总有效率 90.0%。

(三)喘证常用方剂的现代药理研究

1. 射干麻黄汤

能够降低血清及支气管肺泡灌洗液(BALF)中 NO 的含量，能有效改善肺通气功能，且有减轻气管炎症、降低气管高反应性的作用，达到控制哮喘症状、减少哮喘发作的双重治疗目的。黄氏等观察了射干麻黄汤对卵蛋白喷雾吸入所致过敏性哮喘豚鼠肺超微结构的影响。在停止卵蛋白喷雾吸入后的第 8 日，Ⅱ型肺泡细胞增生。而用射干麻黄汤治疗 8 天后，过敏性哮喘豚鼠的肺部组织则没有Ⅱ型肺泡细胞增多，其分泌正常；毛细血管无充血，基底膜无增厚，胶原纤维无增多，肺泡腔见不到嗜酸性粒细胞。刘氏等用放免法对实验各组肺部组织的环磷酸腺苷(CAMP)、环磷酸鸟苷(cGMP)含量的变化进行比较研究发现：治疗后中药组和西药组的 cAMP、cAMP/cGMP 均较模型组提高，cGMP 降低。也有实验表明：射干麻黄汤可明显促进 IL-2 的产生，抑制肥大细胞脱颗粒和血清 IgE 的产生，从而增强机体的免疫功能，抑制和预防Ⅰ型变态反应的发生。

2. 苏子降气汤

苏子降气汤对小鼠及豚鼠均有镇咳作用，对组胺引起的豚鼠离体气管条收缩有明显的抑制作用。汪氏等观察苏子降气汤对哮喘大鼠气管高反应性(AHR)及肺组织形态学的影响，发现苏子降气汤能显著降低哮喘大鼠的气管反应性，并明显改善哮喘大鼠肺组织病理形态学。光学显微镜下观察，苏子降气汤组大鼠支气管纤维组织及肺泡间质灶性炎性细胞浸润减轻。

3. 定喘汤

有人发现，定喘汤对豚鼠离体气管平滑肌皆有较泼尼松更好的松弛作用，与氨茶碱组比较差异无显著性($P>0.05$)；其镇咳作用与可待因组比较差异无显著性($P>0.05$)。有研究发现定喘汤具有化痰、平喘、抗炎作用，能上调 6-酮前列环素 1α(6-K-PGF1α)，下调血栓素-2(TXB2)；能拮抗组胺所致的豚鼠离体气管平滑肌收缩($P<0.01$)；并能促进小鼠呼吸道苯酚红的分泌量($P<0.01$)，从药理学角度证明定喘汤有较好的平喘、化痰作用。

4. 小青龙汤

用放射性配基竞争结合法测定连续激发哮喘和小青龙汤治疗后各时点大鼠肺组织糖皮质激素受体(GCR)和β受体(βAR)含量，结果发现，小青龙汤治疗后，肺组织 GCR、βAR 与哮喘第 7 日组相比均显著增高，提示小青龙汤具有上调大鼠肺组织 GCR 及βAR 水平的作用。

十、小结

喘证主要临床表现是呼吸迫促，可出现在多种急、慢性疾病病程中。

由于肺主气，肾主纳气，所以喘证多属肺、肾二脏的病变。喘证的病因有虚实、寒热之异，虚则以肺肾之虚为主，或脾虚生痰；实则水湿、痰饮、食滞；寒热则主要是指外感风寒、燥热之邪。在病邪作用下，失宣降之常，或精气内虚，不能纳气归元，是喘证的常见病机。

喘证的治疗，大法不外虚则补之，实者泄之，寒则热之，热则寒之。一般实喘其治在肺，解其外邪，则其喘自平；虚喘其治在肾，或益肾填精，或温肾壮阳，纳气归元，亦可逐渐向愈。唯喘可由多种疾病引起，故又应特别注意处理原发病，以求其本，如气随血脱之喘，当益气固脱；瘀血上冲之喘，当活血化瘀；气郁不舒、肝气横逆之喘，当疏肝理气；饮食积滞之喘，当消导攻下之类，不可一见气喘，便漫投平喘套方，延误病情。特别是大失血或疾病后期出现呼吸迫促、似断似续，兼见汗出如油、四肢厥冷者，是脱证危候，应积极抢救，否则立致危殆。

喘证之属实证者，一般易于见效；虚证之喘，则因精气亏损，难以速愈，故治之较难。应予以细致正确的辨证，守方治疗，巩固疗效。同时，患者还应积极配合治疗，注意摄生，以增强体质和祛除诱因。

第十节　痰　饮

一、概述

痰饮是指水液在体内输布、运化失常，停积于某些部位的一类病证。其中，饮留胃肠者为痰饮（狭义），饮留胁下者为悬饮，饮溢四肢肌肤者为溢饮，饮停胸肺者为支饮。西医学的慢性支气管炎、支气管哮喘、渗出性胸膜炎、慢性胃炎、胃下垂、胃扩张、胃肠功能紊乱、幽门梗阻、肾炎水肿等疾病的某一阶段具有相应临床表现者，可参照本证进行辨证论治。

二、临床表现

痰饮病多是久病宿根，反复发作，有脾肾阳虚，痰饮壅盛的本虚标实证。根据饮留部位的不同而出现相应的症状。饮停胸胁的悬饮以咳唾引胸胁疼痛为主症；饮留胸膈的支饮以咳逆倚息不得卧为主症；饮溢四肢的溢饮以肢体浮肿为主症；饮留肠胃的痰饮以胃肠中沥沥有声为主症。畏寒肢冷、胸背部恶寒，舌质胖嫩，舌苔白滑，脉弦滑等。

三、鉴别诊断

由于痰与饮干犯停滞部位不同，及体内阴阳二气偏盛偏衰，故临床表现相当复杂，可根据下列九条进行诊断：

痰病：①喘咳痰多，喉中痰鸣。②胸闷呕恶，眩晕心悸。③胸胁满闷，咽喉梗塞。④四肢麻木，关节漫肿、疼痛，或皮起包块。⑤眼周黑如烟灰色。⑥苔腻，脉滑。临床凡具备第一项或其他任何二项者，一般即可诊为痰病。

饮病：①胸满水肿，肠鸣食减。②咳逆。③舌白，脉弦。临床凡具备第一项与其他二项之一者，一般即可诊为饮病。

四、辨证论治

本病治疗当以温化为原则，即《金匮要略》提出"病痰饮者，当以温药和之"。因痰饮总属阳虚阴盛，本虚标实之证，故健脾、温肾为其正治，发汗、利水、攻逐，乃属治标的权宜之法，待水饮渐去，仍当温补脾肾，扶正固本，以杜水饮生成之源。

1. 痰饮

主症：形体消瘦，胸脘胀满，纳呆呕吐，胃中振水音或肠鸣辘辘，便溏或背部寒冷，头昏目眩，心悸气短。舌苔白润，脉弦滑。

治法：温阳化饮。

方药：苓桂术甘汤加减。

茯苓 20g，桂枝 15g，白术 12g，炙甘草 6g，法半夏 12g，生姜 10g。水煎服。

若小便不利者，加猪苓 15g，泽泻 12g。脘部冷痛、背寒者，加干姜 10g，吴茱萸 9g，肉桂 6g。饮郁化热者，可改用已椒苈黄丸（张仲景《金匮要略》）。

2. 悬饮

主症：病侧胁间胀满刺痛，转侧及咳唾尤甚，气短息促。舌苔白，脉沉弦。

治法：宣利逐饮。

方药：柴枳半夏汤和葶苈大枣泻肺汤加减。

柴胡 12g，黄芩 10g，枳实 12g，法半夏 12g，瓜蒌仁 10g，桔梗 12g，赤芍 12g，葶苈子 15g，桑白皮 12g，白芥子 10g，茯苓 15g，泽泻 12g，大枣 5 枚。水煎服。

3. 支饮

主症：咳逆喘满不得卧，痰吐白沫量多，颜面浮肿。舌苔白腻，脉弦紧。

治法：温肺化饮。

方药：苓甘五味姜辛汤加减。

茯苓 18g，干姜 10g，细辛 5g，法半夏 15g，紫菀 12g，款冬花 12g，五味子 6g，北杏仁 12g，炙甘草 6g。水煎服。

4. 溢饮

主症：四肢沉重或关节重，甚则微肿，恶寒，无汗或有喘咳，痰多白沫，胸闷，干呕，口不渴。舌苔白，脉弦紧。

治法：发表化饮。

方药：小青龙汤加减。

麻黄 10g，桂枝 12g，北杏仁 12g，生姜 10g，茯苓 12g，细辛 5g，法半夏 12g，五味子 6g，白芍 12g，紫菀 12g，甘草 6g。水煎服。

五、预后预防

(一)预后

痰饮病是脏伤阳虚，三焦通调输布失司，水湿津液不从正化，停积浸渍而成。致病之后，又多伤阳损正，造成邪实正虚之候。推断痰饮病的预后，应着重正邪两个方面，尤其是久病，应从症、脉、神来判断。饮病虽久，若正虚而脉弱者，是证脉相符，可治。正虚而脉实者，是正衰邪盛，难治。饮为阴邪，其脉当沉，如见弦数实大之脉，此时饮邪尚盛，正气已竭，当属死候。痰病虽久，若正虚而脉亦弱，神气不败，是证脉相符，可治。若见黄稠成块，咯之难出或吐臭痰，绿色痰，或喉中痰鸣如拽锯，是痰气灼津，正气已虚，为难治。若痰喘声高，喉中辘辘有声，不能咯出，精神昏愦，面色晦暗，脉散汗出如油，通身冰冷者，为邪盛，脉气欲竭，神气溃散之症，当属死候。临证可做参考。

(二)预防调护

(1)凡有痰饮病史者，平时应注意保暖，避免感受风寒湿邪。

(2)饮食宜清淡，忌生冷、甘肥、油腻。

(3)加强体质锻炼，保持劳逸适度，以防诱发。

六、病案选录

阎某，男，63 岁，1973 年 1 月 13 日初诊。

病史：咳嗽吐痰五六年，近半月加重。患者每当遇冷受凉或冬季容易犯病。半月前感冒，此后咳嗽，吐痰缠绵不尽，日益加重，咳嗽以早晚较重，痰多，色白，犹如稀涎，三五分钟即吐一次，上午吐多半茶缸(800～1000mL)，呼吸气短，喜热怕冷，纳呆脘闷，脉弦滑稍数，舌质暗，舌体胖，苔白腻。

曾服土霉素、四环素、麻黄碱、氨茶碱、棕色合剂等无效。

检查：慢性病容，面色晦暗，胸部叩响增强，肝浊音界第七肋间，两肺可闻散在干鸣，心音弱，心率速，律齐，腹部未见异常，胸透为肺气肿。

西医诊断：慢性支气管炎、肺气肿。

辨证施治：脾肺气虚，痰饮凌肺。治以温肺化饮。止咳平喘，佐以补益脾肺之法。

处方：麻黄 8g，桂枝 9g，党参 9g，细辛 8g，半夏 9g，干姜 9g，茯苓 9g，赤芍 12g，紫菀 9g，款冬花 9g，五味子 3g，甘草 6g。

二诊：服上方 2 剂，呼吸气短好转，咳嗽减轻，吐痰亦少，脉不数，舌苔微黄。

照上方改干姜 6g，杏仁 9g。

三诊：又服上方 6 剂，诸症显著好转，气不喘，咳嗽吐痰均明显减少，脘腹也较舒适，唯食欲尚差，舌质已恢复正常，舌体不胖，苔稍腻，脉滑。

原方去细辛、赤芍，改干姜 6g，加麦芽 24g。

四诊：一般情况良好，现已上班。脉平缓，苔薄白。予以调理脾胃，以巩固之。

党参 9g，茯苓 9g，白术 9g，桂枝 6g，山药 15g，陈皮 9g，半夏 9g，麦芽 15g，神曲 12g，甘草 6g。

第八章 肾系病症

第一节 淋 证

一、定义

淋证是指由于肾虚，膀胱湿热，气化失司导致。以小便频急，滴沥不尽，尿道涩痛，小腹拘急，痛引腰腹为主要临床表现的一类病证。

二、病因病机

病机关键：湿热蕴结下焦，肾与膀胱气化不利。

1.膀胱湿热

多食辛热肥甘之品或嗜酒过度，酿成湿热，下注膀胱；或下阴不洁，湿热秽浊毒邪侵入膀胱，酿成湿热；或肝胆湿热下注皆可使湿热蕴结下焦，膀胱气化不利，而见热淋、血淋、石淋、膏淋诸证。

2.肝郁气滞

恼怒伤肝，肝失疏泄或气滞不宣，郁于下焦，致肝气郁结，膀胱气化不利，发为气淋。

3.脾肾亏虚

久淋不愈，湿热耗伤正气，或劳累过度，房事不节；或年老、久病、体弱，皆可致脾肾亏虚，发为气淋、膏淋、血淋、劳淋等。

总之，淋证的病位在肾与膀胱，且与肝脾有关。其病机主要是肾虚，膀胱湿热，气化失司。肾与膀胱相表里，肾气的盛衰，直接影响膀胱的气化与开合。淋证日久不愈，热伤阴，湿伤阳，易致肾虚；肾虚日久，湿热秽浊邪毒容易侵入膀胱，引起淋证的反复发作。因此，肾虚与膀胱湿热在淋证的发生、发展及病机转化中具有重要的意义。淋证有虚有实，初病多实，久病多虚，初病体弱及久病患者，亦可虚实并见。实证多在膀胱和肝，虚证多在肾和脾。

三、诊断与鉴别诊断

(一)诊断

1.发病特点

多见于已婚女性，多因疲劳、情志变化、不洁房事而诱发。

2.临床表现

小便频急，滴沥不尽，尿道涩痛，小腹拘急，痛引腰腹，为各种淋证的主症，是诊断淋证的主要依据。根据各种淋证的不同临床特征，确定不同的淋证。病久或反复发作后，常伴有低热、腰痛、小腹坠胀、疲劳等症。

3.理化检查

尿常规、尿细菌培养、X 线腹部摄片、肾盂造影、双肾以及膀胱 B 超、膀胱镜。

（二）鉴别诊断

1.癃闭

二者均可见小便短涩量少，排尿困难。但癃闭以排尿困难，全日总尿量明显减少，点滴而出，甚则小便闭塞不通为临床特征，排尿时不痛，每天小便总量远远低于正常，甚至无尿排出；而淋证以小便频急、滴沥不尽、尿道涩痛、小腹拘急、痛引腰腹为特征，排尿时疼痛，每天小便总量基本正常。

2.尿血

二者均可见小便出血，尿色红赤，甚至尿出纯血等症状。尿血多无疼痛之感，虽亦间有轻微的胀痛或热痛；而血淋则小便滴沥而疼痛难忍。其鉴别的要点是有无尿痛。《丹溪心法•淋》曰："痛者为血淋，不痛者为尿血。"

3.尿浊

二者均可见小便浑浊。但尿浊排尿时尿出自如，无疼痛滞涩感；而淋证小便频急，滴沥不尽，尿道涩痛，小腹拘急，痛引腰腹。以有无疼痛为鉴别要点。

四、辨证论治

（一）辨证要点

1.辨明淋证类别

由于每种淋证都有不同的病机，其演变规律和治法也不尽相同，在此需要辨明淋证类别。辨识的要点是每种淋证的各自特征。起病急，症见发热，小便热赤，尿时热痛，小便频急症状明显，每天小便可达数十次，每次尿量少者为热淋；小便排出沙石或尿道中积有砂石，致排尿时尿流突然中断，尿道窘迫疼痛，或砂石阻塞于输尿管或肾盂中，常致腰腹绞痛难忍者为石淋；小腹胀满明显，小便艰涩疼痛，尿后余沥不尽者为气淋；尿中带血或夹有血块，并有尿路疼痛者为血淋；淋证则为小便浑浊如米泔或滑腻如脂膏者为膏淋；久淋表现为小便淋沥不已，时作时止，遇劳即发者为劳淋。

2.辨虚实

在区别各种不同淋证的基础上，还需辨识症状的虚实。一般而言，初起或在急性发作阶段，因膀胱湿热、沙石结聚、气滞不利所致，尿路疼痛较甚，小便浑浊黄赤者，多为实证；淋久不愈，尿路疼痛轻微，溺色清白见有肾气不足，脾气虚弱之证，遇劳即发者，多属虚证。气淋、血淋、膏淋皆有虚、实及虚实并见之证，石淋日久，伤及正气，阴血亏耗，亦可表现为正虚邪实并见之证。

3.辨标本缓急

各种淋证之间可以相互转化，也可以同时并存，所以辨证上应区别标本缓急。一般是本着正气为本，邪气为标；病因为本，证候为标；旧病为本，新病为标等标本关系进行分析判断。以劳淋转为热淋为例，从邪与正的关系看，劳淋正虚是本，热淋邪实为标；从病因与证候的关系看，热淋的湿热蕴结膀胱为本，而热淋的证候为标，根据急则治标，缓则治本的原则，当以治热淋为急务，从而确立清热通淋利尿的治法，先用相应的方药，待湿热渐清，转以扶正为主。同样在石淋并发热淋时，则新病热淋为标，旧病石淋为本，如尿道无阻塞等紧急病情，应先治热淋，后治石淋，治愈热淋后，再治石淋。

(二)治疗原则

实则清利，虚则补益，是治疗淋证的基本原则。实证有膀胱湿热者，治宜清热利湿；有热邪灼伤血络者，治宜凉血止血；有沙石结聚者，治宜通淋排石；有气滞不利者，治宜利气疏导。虚证以脾虚为主者，治宜健脾益气；以肾虚为主者，治宜补虚益肾。

(三)分证论治

1. 热淋

症状：小便频急短涩，尿道灼热刺痛，尿色黄赤，少腹拘急胀痛或有寒热，口苦，呕恶，或腰痛拒按，或有大便秘结，苔黄腻，脉滑数。

病机：湿热毒邪，客于膀胱，气化失司，水道不利；盖火性急迫，故溲频而急；湿热壅遏，气机失宣，故尿出艰涩，灼热刺痛；湿热蕴结，故尿黄赤；腰为肾之府，若湿热之邪侵于肾，则腰痛而拒按；上犯少阳，而见寒热起伏，口苦呕恶；热甚波及大肠，则大便秘结；苔黄腻，脉滑数，均为湿热为病之象。

治法：清热利湿通淋。

方药：八正散。大便秘结，腹胀，重用生大黄，加枳实；腹满便溏，去大黄；伴见寒热，口苦，呕恶，用小柴胡汤；湿热伤阴，去大黄，加生地、牛膝、白茅根；小腹胀满，加乌药、川楝子；热毒弥漫三焦，入营入血，用黄连解毒汤合五味消毒饮；头身疼痛，恶寒发热，鼻塞流涕，加柴胡、金银花、连翘。

2. 石淋

症状：实证者尿中时夹沙石，小便艰涩或排尿时突然中断，尿道窘迫疼痛，少腹拘急，或腰腹绞痛难忍，痛引少腹，连及外阴，尿中带血，舌红，苔薄黄；虚证者病久沙石不去，可伴见面色少华，精神委顿，少气乏力，舌淡边有齿印，脉细而弱，或腰腹隐痛，手足心热，舌红少苔，脉细带数。

病机：湿热下注，化火灼阴，煎熬尿液，结为沙石，瘀积水道，而为石淋；积于下则膀胱气化失司，尿出不利，甚则欲出不能，窘迫难受，痛引少腹；滞留于上，则影响肾脏司小便之职，郁结不得下泄，气血滞涩，不通则痛，由肾而波及膀胱、阴部；沙石伤络则尿血；沙石滞留，病久耗气伤阴，但终因有形之邪未去，而呈虚实夹杂之证。

治法：实证宜清热利湿，通淋排石；虚证宜益肾消坚，攻补兼施。

方药：石韦散。排石，加金钱草、海金沙、鸡内金；腰腹绞痛，加芍药、甘草；尿中带血，加小蓟、生地、藕节；尿中有血条血块，加川牛膝、赤芍、血竭；小腹胀痛，加木香、乌药；兼有发热，加蒲公英、黄檗、大黄；石淋日久，用二神散合八珍汤；阴液耗伤，用六味地黄丸合石韦散；肾阳不足，用金匮肾气丸合石韦散。

3. 气淋

症状：实证表现为小便涩痛，淋漓不宜，小腹胀满疼痛，苔薄白，脉多沉弦；虚证表现为尿时涩滞，小腹坠胀，尿有余沥，面白不华，舌质淡，脉虚细无力。

病机：肝主疏泄，其脉循少腹，络阴器，绕廷孔；肝郁气滞，郁久化火，气火郁于下焦，或兼湿热侵袭膀胱，壅遏不能宣通，故脐腹满闷，胀痛难受，小便滞涩淋漓，此为实证；年高体衰，病久不愈或过用苦寒、疏利之剂，耗气伤中，脾虚气陷，故小腹坠胀，空痛喜按；气虚不能摄纳，故溲频尿清而有余沥，小便涩滞不甚，是属气淋之虚者。

治法：实证宜利气疏导，虚证宜补中益气。

方药：实证用沉香散，虚证用补中益气汤。胸闷胁胀，加青皮、乌药、小茴香，日久气滞血瘀，加红花、赤芍、川牛膝；小便涩痛，服补益药后，反增小腹胀满，加车前草、白茅根、滑石；兼血虚肾亏，用八珍汤配茯苓加杜仲、枸杞、怀牛膝。

4. 血淋

症状：实证表现为小便热涩刺痛，尿色深红或夹有血块，疼痛满急加剧，或见心烦，舌苔黄，脉滑数，虚证表现为尿色淡红，尿痛涩滞不明显，腰酸膝软，神疲乏力，舌淡红，脉细数。

病机：湿热下注膀胱，热伤阴络，迫血妄行，以致小便涩滞而尿中带血；或心火炽盛，移于小肠，热迫膀胱，血热伤络，故血与溲俱下，血淋乃作；若热甚煎熬，血结成瘀，则溲血成块，色紫而黯，壅塞膀胱，见小腹急满硬痛，舌苔黄，脉滑数，均为实热表现；若素体阴虚，或淋久湿热伤阴，或素患痨疾，乃至肾阴不足，虚火亢盛，损伤阴络，溢入膀胱，则为血淋之虚症。

治法：实证宜清热通淋，凉血止血；虚证宜滋阴清热，补虚止血。

方药：实证用小蓟饮子，虚证用知柏地黄丸。热重出血多，加黄芩、白茅根，重用生地；血多痛甚，另服参三七、琥珀粉；便秘，加大黄；虚证，用知柏地黄丸加旱莲草、阿胶、小蓟、地榆；久病神疲乏力，面色少华，用归脾汤加仙鹤草，泽泻，滑石。

5. 膏淋

症状：实证表现为小便浑浊如米泔水，置之沉淀如絮状，上有浮油如脂，或夹有凝块，或混有血液，尿道热涩疼痛，舌红，苔黄腻，脉濡数；虚证表现为病久不已，反复发作，淋出如脂，小便涩痛反见减轻，但形体日渐消瘦，头昏无力，腰酸膝软，舌淡，苔腻，脉细弱无力。

病机：下焦湿热，阻于络脉，脂液失其常道，流注膀胱，气化不利，不能分清泌浊，因此尿液混浊如脂膏，便时不畅，属于实证；病久肾气受损，下元不固，不能摄纳脂液，故淋出如脂，伴见形瘦乏力，腰膝酸软等虚象。

治法：实证宜清热利湿，分清泄浊；虚证宜补虚固涩。

方药：实证用程氏萆薢分清饮，虚证用膏淋汤。小腹胀，尿涩不畅，加乌药、青皮；小便夹血，加小蓟、蒲黄、藕节、白茅根；中气下陷，用补中益气汤合七味都气丸。

6. 劳淋

症状：小便不甚赤涩，但淋漓不已，时作时止，遇劳即发，腰酸膝软，神疲乏力，舌质淡，脉细弱。

病机：淋证日久或病情反复，邪气伤正，或过用苦寒清利，损伤正气，转为劳淋；而思虑劳倦日久，损伤心脾肾诸脏，正气益虚，遂使病情加重；肾虚则小便失其所主，脾虚气陷则小便无以摄纳；心虚则水火失济，心肾不交，虚火下移，膀胱失约，劳淋诸证由之而作。

治法：健脾益肾。

方药：无比山药丸。小腹坠胀，小便点滴而出，可与补中益气汤同用；面色潮红，五心烦热，舌红少苔，脉细数，可与知柏地黄丸同用；低热，加青蒿、鳖甲；面色少华，畏寒怯冷，四肢欠温，舌淡，苔薄白，脉沉细者，用右归丸或用鹿角粉 3g，分 2 次吞服。

五、其他

1. 单验方

(1) 生白果 7 枚，去壳去心存衣，捣碎；用豆浆 1 碗，煮沸，放入白果，搅匀即可食用，每天 1 次。适用于淋证的虚证。

(2) 生鸡内金粉、琥珀末各 1.5g，每天 2 次吞服。适用于石淋。

(3) 金钱草 6g，水煎代茶饮，每天 1 剂饮用。适用于石淋。

(4) 大小蓟、白茅根、荠菜花各 30～60g，水煎服，每天 1 剂口服。适于血淋及膏淋。

(5) 菟丝子 10g，水煎服，每天 3 次口服。适用于劳淋。

(6) 冬葵子为末，每次 5g，每天 3 次口服。适用于气淋。

2. 中成药

(1) 热淋清颗粒：每次 4g，每天 3 次开水冲服。适用于热淋。

(2) 八正合剂：每次 15～20mL，每天 3 次口服。适用于热淋、石淋。

(3) 尿感宁冲剂：每次 15g，每天 3～4 次口服。适用于热淋。

(4) 金钱草冲剂：每次 1 袋，每天 3 次冲服。适用于石淋。

(5) 三金片：每次 5 片，每天 3 次口服。适用于各种淋证。

(6) 清开灵注射液 40～60mL，加 5%葡萄糖注射液或 0.9%氯化钠注射液 250mL，每天 1 次静点。适用于淋证热毒较甚，热象明显者。

3. 针刺

主穴：肾俞、膀胱俞、京门、照海、天枢。

配穴：中级、三焦俞、阴陵泉、阳陵泉、交信、水道、足三里。

手法：中强刺激，留针 15～30 分钟，每天 1～2 次。适用于治疗肾结石、输尿管上段结石，促进通淋排石，缓解疼痛。

第二节 癃 闭

一、定义

癃闭是指由于肾和膀胱气化失司而导致小便量少，点滴而出，甚则小便闭塞不通为主症的一种病证。其中又以小便不利，点滴而短少，病势较缓者称为"癃"，以小便闭塞，点滴不通，病势较急者称为"闭"。

二、病因病机

病机关键：膀胱气化不利。

1. 湿热蕴结

中焦湿热不解，下注膀胱或肾热移于膀胱，膀胱湿热阻滞，导致气化不利，小便不通，而成癃闭。

2. 肺热气壅

肺为水之上源，热壅于肺，肺气不能肃降，津液输布失常，水道通调不利，不能下输膀胱；又因热气过盛，下移膀胱以致上、下焦均为热气闭阻，而成癃闭。

3. 脾气不升

劳倦伤脾，饮食不节或久病体弱，致脾虚而清气不能上升，则浊阴就难以下降，小便因而不利。

4. 肾元亏虚

年老体弱或久病体虚，肾阳不足，命门火衰，所谓"无阳则阴无以生"，致膀胱气化无权，而溺不得出；或因下焦积热，日久不愈，津液耗损，导致肾阴不足，所谓"无阴则阳无以化"，也可产生癃闭。

5. 肝郁气滞

七情内伤，引起肝气郁结，疏泄不及，从而影响三焦水液的运行及气化功能，致使水道的通调受阻，形成癃闭。

6. 尿路阻塞

瘀血败精或肿块结石，阻塞尿路，小便难以排出，因而形成癃闭。

总之，本病的病位，虽在膀胱，但与三焦、肺、脾、肾的关系最为密切，上焦之气不化，当责之于肺；中焦之气不化，当责之于脾；下焦之气不化，当责之于肾。肝郁气滞，使三焦气化不利，也会发生癃闭。此外，各种原因引起的尿路阻塞，均可引起癃闭。

三、诊断与鉴别诊断

(一)诊断

1. 发病特点

多由忧思恼怒，忍尿，压迫会阴部，过食肥甘辛辣及饮酒、贪凉、纵欲过度等引发本病。多见于老年男性或产后妇女及手术后患者。常有淋证、水肿病病史。

2. 临床表现

以排尿困难，排尿次数增多或减少，全日总尿量明显减少，排尿无疼痛感觉，点滴而出或小便闭塞不通，点滴全无为临床特征。

3. 理化检查

肛门指诊、B超、腹部X线摄片、膀胱镜、肾功能检查。

(二)鉴别诊断

1. 淋证

二者均属膀胱气化不利，故皆有排尿困难，点滴不畅的证候。但癃闭则无刺痛，每天排出的小便总量低于正常，甚则无尿排出，癃闭感受外邪，常可并发淋证；而淋证小便频数短涩、滴沥刺痛，欲出未尽，每天排出小便的总量多为正常，淋证日久不愈，可发展成癃闭。《医学心悟·小便不通》："癃闭与淋证不同，淋则便数而茎痛，癃闭则小便短涩而难通。"

2. 关格

二者均可见小便量少或闭塞不通。但关格常由水肿、淋证、癃闭等经久不愈发展而来，是小便不通与呕吐并见的病证，常伴有皮肤瘙痒，口有尿味，四肢抽搐，甚或昏迷等症状，而癃闭不伴有呕吐，部分患者有水蓄膀胱之症候，但癃闭进一步恶化，可转变为关格。

3. 水肿

二者均可表现为小便不利，小便量少。但水肿是指体内水液滞留，泛滥肌肤，引起头面、眼睑、四肢浮肿，甚者胸、腹腔积液，并无水蓄膀胱之症候；而癃闭多不伴有浮肿，部分患者还兼有小腹胀满膨隆，小便欲解不能或点滴而出的水蓄膀胱之症。

四、辨证论治

(一) 辨证要点

1. 细审主症

(1) 小便短赤灼热、苔黄、舌红、脉数者属热；若口渴欲饮、咽干、气促者，为热壅于肺；若口渴不欲饮，小腹胀满者，为热积膀胱。

(2) 时欲小便而不得出，神疲乏力者属虚；若老年排尿无力腰膝酸冷，为肾虚命门火衰；若小便不利兼有少腹坠胀、肛门下坠，为中气不足。

(3) 若尿线变细或排尿中断：腰腹疼痛，舌质紫暗者，属浊瘀阻滞。

2. 详辨虚实

癃闭有虚实的不同，因湿热蕴结、属浊瘀阻滞、肝郁气滞、肺热气壅所致者，多属实症；因脾气不升、肾阳不足、命门火衰、气化不及州都者，多属虚证。若起病急，病程较短，体质较好，尿道窘迫，赤热或短涩，苔黄腻或薄黄，脉弦涩或数，属于实证。若起病缓，病程较长，体质较差，尿流无力，舌质淡，脉沉细弱，属于虚证。

(二) 治疗原则

癃闭的治疗应根据"六腑以通为用"的原则，着眼于通，即通利小便。但在具体应用时，又因证候的虚实而各异。实证治宜清湿热，散瘀结，利气机而通利水道；虚证治宜补脾肾，助气化，使气化得行，小便自通。同时，还要根据病因，审因论治，根据病变在肺、在脾、在肾的不同，进行辨证论治，不可滥用通利小便之品。此外，尚可根据"上窍开则下窍自通"的理论，用开提肺气法，开上以通下，即所谓"提壶揭盖"之法治疗。

(三) 分证论治

1. 膀胱湿热

症状：小便点滴不通或量少而短赤灼热，小腹胀满，口苦口黏，或口渴不欲多饮，或大便不畅，舌质红，苔黄腻，脉沉数。

病机：湿热壅积于膀胱，故小便不利而热赤，甚则闭而不通；湿热互结，膀胱气化不利，故小腹胀满；湿热内盛，故口苦口黏；舌质红，苔黄腻，脉沉数或大便不畅，均因下焦湿热所致。

治法：清热利湿，通利小便。

方法：八正散。舌苔厚黄腻，加苍术、黄檗；心烦、口舌生疮糜烂，合导赤散；大便通畅，去大黄；口干咽燥，潮热盗汗，手足心热，舌尖红，用滋肾通关丸加生地、车前子、牛膝。

2. 肺热壅盛

症状：小便不畅或点滴不通，咽干涩，烦渴欲饮，呼吸急促或咳嗽，舌红，苔薄黄，脉数。

病机：肺热壅盛，失于肃降，不能通调水道，下输膀胱，故小便点滴不通；肺热上壅，气逆不降，故呼吸急促或咳嗽；咽干，烦渴，舌红，苔薄黄，脉数，都是里热内郁之征。

治法：清肺热，利水道。

方药：清肺饮。心烦，舌尖红或口舌生疮等症，加黄连、竹叶；大便不通，加杏仁、大黄；头痛、鼻塞、脉浮，加薄荷、桔梗。

3.肝郁气滞

症状：小便不通或通而不爽，胁腹胀满，多烦善怒，舌红，苔薄黄，脉弦。

病机：七情内伤，气机郁滞，肝气失于疏泄，水液排出受阻，故小便不通或通而不爽；胁腹胀满，为肝气不舒之故。脉弦，多烦善怒，是肝旺之象；舌红，苔薄黄，是肝郁化火之势。

治法：疏利气机，通利小便。

方药：沉香散。肝郁气滞症状较重，合六磨汤；气郁化火，苔薄黄，舌质红，加丹皮、山栀。

4.尿道阻塞

症状：小便点滴而下或尿如细线，甚则阻塞不通，小腹胀满疼痛，舌质紫暗或有瘀点，脉细涩。

病机：瘀血败精阻塞于内或瘀结成块，阻塞于膀胱尿道之间，故小便点滴而下或尿如细线，甚则阻塞不通，小腹胀满疼痛，舌质紫暗或有瘀点，脉涩，都是瘀阻气滞的征象。

治法：行瘀散结，清利水道。

方药：代抵当丸。瘀血现象较重，加丹参、红花；病久面色不华，加黄芪、丹参；小便不通，加用金钱草、海金沙、鸡内金、冬葵子、瞿麦。

5.脾气不升

症状：时欲小便而不得出或量少而不爽利，气短，语声低微，小腹坠胀，精神疲乏，食欲不振；舌质淡，苔薄白，脉细弱。

病机：清气不升则浊阴不降，故小便不利；中气不足，故气短语低；中气下陷，升提无力，故小腹坠胀；脾气虚弱，运化无力，故精神疲乏，食欲不振；舌质淡，脉弱细，均为气虚之征。

治法：升清降浊，化气利水。

方药：补中益气汤合春泽汤。舌质红，加补阴益气煎；兼肾虚证候，加用济生肾气丸。

6.肾阳衰惫

症状：小便不通或点滴不爽，排出无力，面色㿠白，神气怯弱，畏寒怕冷，腰膝冷而酸软无力，舌质淡，苔白，脉沉细而弱。

病机：命门火衰，气化不及州都，故小便不通或点滴不爽，排出无力；面色㿠白，神气怯弱，是元气衰惫之征；畏寒怕冷，腰膝酸软无力，脉沉细而弱，都是肾阳不足之征兆。

治法：温阳益气，补肾利尿。

方药：济生肾气丸。兼有脾虚证候，可合补中益气汤或春泽汤同用；形神委顿，腰脊酸痛，宜用香茸丸。

五、其他

1. 单验方

生大黄 12g，荆芥穗 12g，晒干后(不宜火焙，否则药力减弱)共研末，分 2 次服，每间隔 4 小时用温水调服 1 次，每天 2 次。适用于癃闭之肺热壅盛证。

2. 中成药

(1)参麦注射液 60mL，加 5%葡萄糖注射液或 0.9%氯化钠注射液 100mL，每天 1 次静点。适用于癃闭气阴两虚证。

(2)注射红花黄色素氯化钠注射液 100mL，每天 1 次静点。适用于癃闭之血瘀阻络证。

3. 针灸

选穴：足三里、中极、三阴交、阴陵泉。

刺法：反复捻转提插，强刺激。体虚者，灸关元、气海。

第三节　遗　精

一、定义

遗精是指不因性交而精液自行泄出，甚至频繁遗泄的病证。有梦而遗者，名为梦遗。无梦而遗，甚至清醒时精自滑出者，名为滑精，是遗精的两种轻重不同的证候。此外中医又有失精、精时自下、漏精、溢精、精漏、梦泄精、梦失精、梦泄、精滑等名称。

二、病因病机

本病病因较多，病机复杂，但其基本病机可概括为两点：一是火热或湿热之邪循经下扰精室，开合失度，以致精液因邪扰而外泄，病变与心肝脾关系最为密切；二是因脾肾本身亏虚，失于封藏固摄之职，以致精关失守，精不能闭藏，因虚而精液滑脱不固，病变主要涉及脾肾。

1. 肾虚不藏

恣情纵欲：青年早婚，房事过度或少年频犯手淫，导致肾精亏耗。肾阴虚者，多因阴虚火旺，相火偏盛，扰动精室，使封藏失职；肾气虚者，多因肾气不能固摄，精关失约而出现自遗。

2. 君相火旺

劳心过度：劳神太过，心阴暗耗，心阳独亢，心火不能下交于肾，肾水不能上济于心，心肾不交，水亏火旺，扰动精室而遗。

3. 气不摄精

思虑过度，损伤心脾，或饮食不节，脾虚气陷，失于固摄，精关不固，精液遗泄。

4. 湿热痰火下注

饮食不节，醇酒厚味，损伤脾胃，酿湿生热或蕴痰化火，湿热痰火，流注于下，扰动精室，亦可发生精液自遗。

综上所述，遗精的发病机制，主要责之于心、肝、脾、肾四脏。且多由于房事不节，先天不足，用心过度，思欲不遂，饮食不节等原因引起。

三、诊断与鉴别诊断

（一）诊断

每星期两次以上或一日数次，在睡梦中发生遗泄或在清醒时精自滑出，并有头昏、耳鸣、精神萎靡、腰酸腿软等症状，即可诊断为遗精。

（二）鉴别诊断

1. 生理性溢精

一般未婚成年男子或婚后长期分居者，平均每月遗精 1～2 次或偶有次数稍增多，但不伴有其他症状者，均为生理性溢精。此时无须进行治疗，应多了解性知识，消除不必要的紧张恐惧心理。病理性遗精则为每星期两次以上，甚则每晚遗精数次。

2. 早泄

早泄是男子在性交时阴茎刚插入阴道或尚未进入阴道即泄精，以致不能完成正常性交过程。其诊断要点在于性交时过早射精。而遗精则是在非人为情况下频繁出现精液遗泄，当进行性交时，却可能是完全正常的。其诊断要点在于非人为情况下精液遗泄，但以睡眠梦中多见。有时临床上两者可同时并存。

3. 小便尿精

小便尿精是精液随尿排出或排尿结束后又流出精液，尿色正常而不混浊，古人将本症归于"便池""白池""白淫""淋浊"等疾病。其诊断要点是精液和尿同时排出或尿后流出精液。多因酒色无度、阴虚阳亢、湿热扰动精室、脾肾气虚等引起。

4. 尿道球腺分泌物

当性兴奋时尿道外口排出少量黏稠无色的分泌物。其镜下虽偶见有精子，但并非精液，故要与遗精相鉴别。

5. 前列腺溢液

某些中青年，因纵欲、酗酒、禁欲、手淫等，致使前列腺充血，腺泡分泌增加，腺管松弛扩张，在搬重物、惊吓、大便用力时，腹压增加，会阴肌肉松弛，会有数量不等的白色分泌物流出，称为前列腺溢液，亦称前列腺漏。

四、辨证论治

（一）辨证要点

1. 审察病位

一般认为用心过度或杂念妄想，君相火旺，引起遗精的多为心病；精关不固，无梦遗泄的多为肾病；故前人有"有梦为心病，无梦为肾病"之说。但还须结合发病的新久以及脉证的表现等，才能正确地辨别病位。

2. 分清虚实

初起以实证为多，日久则以虚证为多。实证以君相火旺及湿热痰火下注，扰动精室者为主；虚证则属肾虚不固，脾虚气不摄精，封藏失职。若虚而有热象者，多为阴虚火旺。

3. 辨别阴阳

遗精属于肾虚不藏者，又当辨别偏于阴虚，还是偏于阳虚。偏于阴虚者，多见头昏目眩，腰酸耳鸣，舌质红，脉细数；偏于阳虚者，多见面白少华，畏寒肢冷，舌质淡，脉沉细。

4.洞察转归

遗精的发生发展与体质、病程、治疗恰当与否有密切关系。病变初期及青壮年患者多为火盛或湿热所致，此时若及时清泻则可邪退病愈；遗精日久必耗伤肾阴，甚则阴损及阳，阴阳俱虚，此时可导致阳痿、早泄、男子不育等。故对遗精日久不愈、有明显虚象或年老体衰者，治疗又当以补血为主。若治疗后遗精次数减少，体质渐强，全身症状减轻，则为病势好转，病将痊愈之象。

(二)治疗原则

遗精的基本病机包括两个方面，一是火邪或湿热之邪，扰及精室；二是正气亏虚，精关不固。治疗遗精切忌只用固肾涩精一法，而应该分清虚实，实证以清泄为主；虚证方可补肾固精。同时，还应区分阴虚阳虚的不同情况，而分别采用滋养肾阴及温补肾阳的治法。至于虚而有热者，又当予以养阴清火，审证施治。

(三)分证论治

1.心肾不交

症状：每多梦中遗精，次日呈头昏且晕，心悸，精神不振，体倦无力，小便短黄而有热感。舌质红，脉细数。

病机：君火亢盛、心阴暗耗，心火不能下交于肾、肾水不能上济于心，水亏火旺，扰动精室，致精液走泄；心火偏亢，火热耗伤心营，营虚不能养心则心悸；外不能充养肌体，则体倦无力，精神不振；上不能奉养于脑，则头昏且晕；小便短黄而有热感，乃属心火下移小肠，热入膀胱之征；舌质红，脉细数，均为心营被耗，阴血不足之象。

治法：清心滋肾，交通心肾。

方药：三才封髓丹加黄连、灯芯草之类。方中天门冬补肺，地黄滋肾，金水相生也；黄檗泻相火，黄连、灯芯草清心泻火，俾水升火降，心肾交泰，则遗泄自止。若所欲不遂，心神不安，君火偏亢，相火妄动，干扰精室，而精液泄出者，宜养心安神，以安神定志丸治之。

2.肾阴亏虚

症状：遗精，头昏目眩，耳鸣腰酸，神疲乏力，形体瘦弱。舌红少津，脉弦细代数。

病机：恣情纵欲，耗伤肾阴，肾阴虚则相火妄动，干扰精室，致使封藏失职，精液泄出；肾虚于下，真阴暗耗，则精气营血俱不足，不能上承，故见头昏、目眩；不能充养肌肉，则形体瘦弱，神疲乏力；腰为肾之府，肾虚则腰酸；肾开窍于耳，肾亏则耳鸣；舌红少津，脉弦细带数，均为阴虚内热之象。

治法：壮水制火，佐以固涩。

方药：知柏地黄丸合水陆二仙丹化裁。方中知母、黄檗泻火，丹皮清热，地黄、山药、山茱萸、芡实、金樱子填精止遗。若遗精频作，日久不愈者，用金锁固精丸以固肾摄精。

3.肾气不固

症状：滑精频作，面白少华，精神萎靡，畏寒肢冷。舌质淡，苔白，脉沉细而弱。

病机：病久不愈，阴精内涸，阴伤及阳，以致下元虚惫，气失所摄，相关因而不固，故滑精频作；其真阴亏耗，元阳虚衰，五脏之精华不能上荣于面，则面白少华，精神萎靡，畏寒肢冷；舌淡、苔白，脉沉细而弱，均为元阳已虚，气血不足之征。

治法：补肾固精。

方药：偏于阴虚者，用六味地黄丸，以滋养肾阴；偏于阳虚者，用《济生》秘精丸和斑龙丸主之。前方偏于温涩，后者温补之力尤胜。

4. 脾虚不摄

症状：遗精频作，劳则加重，甚则滑精，精液清稀，伴食少便溏，少气懒言，面色少华，身倦乏力。舌淡，苔薄白，脉虚无力。

病机：脾气亏虚，精失固摄，而见遗精频作；劳则更伤中气，气虚不摄，精关不固，则见滑精；频繁遗滑，故精液清稀；脾气亏虚，不能化成气血，心脉失养故心悸，气短，面色无华；脾虚气陷，无力升举故食少便溏，少气懒言；舌淡苔薄白，脉虚无力，均为脾气亏虚之象。

治法：益气健脾，摄精止遗。

方药：妙香散合水陆二仙丹或补中益气汤加减。方中人参、黄芪益气健脾生精；山药、茯苓健脾补中，兼以安神，远志、辰砂清心调神；木香调气；桔梗升清；芡实、金樱子摄精止遗。若以中气下陷为主用补中益气汤加减。

5. 肝火偏盛

症状：多为梦中遗泄，阳物易举，烦躁易怒，胸胁不舒，面红目赤，口苦咽干，小便短赤。舌红，苔黄，脉弦数。

病机：肝胆经绕阴器，肾脉上贯肝，两脏经络相连，如情志不遂，肝失条达，气郁化火，扰动精室，则引起遗精；肝火亢盛，则阳物易举，烦躁易怒，胸胁不舒；肝火上逆则面红目赤，口苦咽干；小便短赤，舌红苔黄，脉来弦数，均为肝火偏盛之征。

治法：清肝泻火。

方药：龙胆泻肝汤为主。方中龙胆草直折肝火，栀子、黄芩清肝，柴胡疏肝，当归、生地滋养肝血，泽泻、车前子、木通导湿热下行，肝火平则精宫自宁。久病肝肾阴虚者，可去木通、泽泻、车前子、柴胡等，酌加何首乌、女贞子、白芍等滋养肝肾之品。

6. 湿热下注

症状：遗精频作或尿时有精液外流，口苦或渴，小便热赤。苔黄腻，脉濡数。

病机：湿热下注，扰动精室，则遗精频作，甚则尿时流精；湿热上蒸，则口苦而渴；湿热下注膀胱，则小便热赤；苔黄腻，脉濡数，均为内有湿热之象。

治法：清热化湿。

方药：猪肚丸。猪肚益胃，白术健脾，苦参、牡蛎清热固涩，尚可酌加车前子、泽泻、猪苓、黄檗、萆薢等，以增强清热化湿之力。

7. 痰火内蕴

症状：遗精频作，胸闷脘胀，口苦痰多，小便热赤不爽，少腹及阴部作胀。苔黄腻，脉滑数。

病机：痰火扰动精室，故见遗精频作；痰火郁结中焦，故见胸闷脘胀，口苦痰多；痰火互结下焦，故见小便热赤不爽，少腹及阴部作胀；苔黄腻，脉滑数，均为痰火内蕴之征。

治法：化痰清火。

方药：猪苓丸加味。方中半夏化痰，猪苓利湿。还可加黄檗、黄连、蛤粉等泻火豁痰之品。如患者尿时不爽，少腹及阴部作胀，为病久夹有瘀热之征，可加败酱草、赤芍以化瘀清热。

第四节 阳 痿

一、定义

阳痿是指青壮年男子由于虚损、惊恐或湿热等原因，致使宗筋弛纵，引起阴茎萎软不举或临房举而不坚的病证。

二、病因病机

病机关键：宗筋弛纵。

1. 命门火衰

多因房劳过度、或少年频犯手淫、或过早婚育，以致精气虚损、命门火衰，引起阳事不举。

2. 心脾受损

思虑忧郁，损伤心脾，则病及阳明冲脉，而胃为水谷气血之海，以致气血两虚，宗筋失养，而成阳痿。

3. 恐惧伤肾

恐则伤肾，恐则气下，渐至阳痿不振，举而不刚，而导致阳痿。

4. 肝郁不舒

肝主筋，阴器为宗筋之汇，若情志不遂，忧思郁怒，肝失疏泄条达，则宗筋所聚无能。

5. 湿热下注

湿热下注，宗筋弛纵，可导致阳痿，经所谓壮火食气是也。

总之，就临床所见，本病以命门火衰较为多见，而湿热下注较为少见，所以《景岳全书•阳痿》说："火衰者十居七八，火盛者，仅有之耳。"主要病位在宗筋与肾，与心、肝、脾关系密切。

三、诊断与鉴别诊断

(一)诊断

1. 发病特点

多有房事太过，久病体虚或青少年频犯手淫史，常伴有神疲乏力，腰酸膝软，畏寒肢冷或小便不畅，滴沥不尽等症。

2. 临床表现

青壮年男子性交时，由于阴茎不能有效地勃起，无法进行正常的性生活，即可诊断本病。

3. 理化检查

血、尿常规，前列腺液，夜间阴茎勃起试验，阴茎动脉测压等检查。同时排除性器官发育不全或药物引起的阳痿。

（二）鉴别诊断

1.早泄

二者均可出现阴茎萎软，但早泄是指在性交之始，阴茎虽能勃起，但随即过早排精，排精之后因阴茎萎软遂不能进行正常的性交。阳痿是指性交时阴茎不能勃起，二者在临床表现上有明显差别，但在病因病机上有相同之处。若早泄日久，可进一步导致阳痿的发生。

2.生理性功能减退

二者均可出现阳事不举，但男子 64 岁后肾气衰减，若老年人而见阳事不举，此为生理性功能减退，与病理性阳痿应予以区别。

四、辨证论治

（一）辨证要点

1.辨别有火无火

阳痿而兼见面色㿠白，畏寒肢冷，阴囊阴茎冷缩或局部冷湿，精液清稀冰冷，舌淡，苔薄白，脉沉细者，为无火；阳痿而兼见烦躁易怒，口苦咽干，小便黄赤，舌质红，苔黄腻，脉濡数或弦数者，为有火。其中以脉象和舌苔辨证为主。

2.分清脏腑虚实

由于恣情纵欲、思虑忧郁、惊恐所伤者，多为脾肾亏虚，命门火衰，属脏腑虚证；由于肝郁化火，湿热下注，而致宗筋弛纵者，属脏腑实证。

（二）治疗原则

阳痿的治疗主要从病因病机入手，属虚者宜补，属实者宜泻，有火者宜清，无火者宜温。命门火衰者，温补忌纯用刚热燥涩之剂，宜选用血肉有情温润之品；心脾受损者，补益心脾；恐惧伤肾者，益肾宁神；肝郁不舒者，疏肝解郁；湿热下注者，苦寒坚阴，清热利湿，即《素问·脏气法时论》所谓"肾欲坚，急食苦以坚之"的原则。

（三）分证论治

1.命门火衰

症状：阳事不举或举而不坚，精薄清冷，腰酸膝软，精神萎靡，面色㿠白，头晕耳鸣，畏寒肢冷，夜尿清长，舌淡胖，苔薄白，脉沉细。

病机：恣情纵欲，耗损太过，精气亏虚，命门火衰，故见阳事不举，精薄清冷；肾精亏耗，髓海空虚，故见头晕耳鸣；腰为肾之府，精气亏乏，故见腰酸膝软，精神萎靡；畏寒肢冷，舌淡胖，苔薄白，脉沉细，均为命门火衰之象。

治法：温补下元。

方药：右归丸合或赞育丹。阳痿日久不愈，加韭菜籽、阳起石、淫羊藿、补骨脂；寒湿，加苍术、蔻仁；气血薄弱明显，加人参、龟甲胶、黄精。

2.心脾受损

症状：阳事不举，精神不振，夜寐不安，健忘，胃纳不佳，面色少华，舌淡，苔薄白，脉细弱。

病机：思虑忧郁，损伤心脾，病及阳明冲脉，而阳明总宗筋之会，气血亏虚，则可导致阳事不举，面色少华，精神不振；脾虚运化不健，故胃纳不佳，心虚神不守舍，故夜寐不安；

舌淡，脉细弱，为气血亏虚之象。

治法：补益心脾。

方药：归脾汤。肾阳虚：加淫羊藿、补骨脂、菟丝子；血虚：加何首乌、鹿角霜；脾虚湿滞：加木香、枳壳；胃纳不佳：加神曲、麦芽；心悸失眠，加麦冬、珍珠母。

3.恐惧伤肾

症状：阳痿不举或有举而不坚，胆怯多疑，心悸易惊，夜寐不安，易醒，苔薄白，脉弦细。

病机：恐则伤肾，恐则气下，可导致阳痿不举或举而不坚；情志所伤，胆伤则不能决断，故见胆怯多疑；心伤则神不守舍，故见心悸易惊，夜寐不安。

治法：益肾宁神。

方药：大补元煎或启阳娱心丹。肾虚明显，加淫羊藿、补骨脂、枸杞子；惊悸不安，梦中惊叫，加青龙齿、灵磁石。

4.肝郁不舒

症状：阳痿不举，情绪抑郁或有烦躁易怒，胸脘不适，胁肋胀闷，食少便溏，苔薄，脉弦。

病机：暴怒伤肝，气机逆乱，宗筋不用则阳痿不举。肝主疏泄，肝为刚脏，其性躁烈，肝气郁结，则情绪抑郁或烦躁易怒；气机紊乱则胸脘不适，胁肋胀闷；气机逆乱于血脉，则脉象弦。

治法：疏肝解郁。

方药：逍遥散。肝郁化火，加丹皮、山栀子；气滞日久，而见血瘀证，加川芎、丹参、赤芍。

5.湿热下注

症状：阴茎萎软，阴囊湿痒臊臭，睾丸坠胀作痛，小便赤涩灼痛，肢体困倦，泛恶口苦，舌苔黄腻，脉濡数。

病机：湿热下注，宗筋弛纵，故见阴茎萎软；湿阻下焦，故见阴囊湿痒，肢体困倦；热蕴于内，故见小便赤涩灼痛，阴囊臊臭；苔黄腻，脉濡数，均为湿热内阻之征。

治法：清热利湿。

方药：龙胆泻肝汤。大便燥结，加大黄；阴部有瘙痒，潮湿重，加地肤子、苦参、蛇床子。

五、其他

1.单验方

牛鞭1根，韭菜子25g，淫羊藿15g，将牛鞭置于瓦上文火焙干、磨细，淫羊藿加少许羊油，在文火上用铁锅炒黄(不要炒焦)，再和韭子磨成细面，将上药共和混匀。每晚用黄酒冲服1匙或将1匙粉用蜂蜜和成丸，用黄酒冲服。

2.中成药

(1)参附注射液20～40mL，加5%葡萄糖注射液或0.9%氯化钠注射液100mL，每天1次静点。适用于阳虚重症。

（2）参麦注射液 60mL，加 5%葡萄糖注射液或 0.9%氯化钠注射液 100mL，每天 1 次静点。适用于阳痿气阴两虚证。

（3）六味地黄丸：每次 1 丸，每天 2 次口服。适用于阳痿之肝肾阴虚证。

（4）逍遥丸：每次 1 丸，每天 2 次口服。适用于阳痿之肝气郁结证。

（5）龙胆泻肝丸：每次 1 丸，每天 2 次口服。适用于阳痿之肝经湿热证。

3. 针灸

（1）针刺，具体如下：

太溪、次髎、曲骨、阴廉。

刺法：针刺得气后留针，并温针灸 3～5 壮。

（2）灸法：取会阴、大敦、神阙，艾条温和灸与雀啄灸交替使用。

（3）耳针：取耳穴肾、皮质下、外生殖器，以 0.6cm×0.6cm 胶布中央粘上王不留行籽贴于上述 3 穴，然后用指稍加压。两耳交替进行，每周 2 次，10 次为 1 个疗程。

参 考 文 献

[1] 王再谟. 中医内科学[M]. 成都：四川科学技术出版社，2007.

[2] 王严冬，丁晓军，吴帆. 实用中医内科诊疗[M]. 北京：化学工业出版社，2009.

[3] 陈利国，纪立金. 中医基础理论[M]. 广州：暨南大学出版社，2010.

[4] 王建. 中医药学概论[M]. 北京：人民卫生出版社，2011.

[5] 孙立. 新编中医诊断学精要[M]. 广州：暨南大学出版社，2010.

[6] 石学敏，戴锡孟，王键. 中医内科学[M]. 北京：中国医药出版社，2009.

[7] 刘克龙. 中医外科学[M]. 北京：中国中医药出版社，2006.

[8] 刘忠德，张鸥. 中医外科学[M]. 北京：中国医药出版社，2009.

[9] 杨云松. 传统中医文化与中医现代化[M]. 哈尔滨：黑龙江人民出版社，2011.

[10] 刘炎. 中医内科治疗[M]. 北京：世界图书出版公司北京公司，2008.

[11] 余甘霖. 中医内科学[M]. 北京：中国中医药出版社，2006.

[12] 陆德铭，陆金根. 实用中医外科学[M]. 上海：上海科学技术出版社，2010.

[13] 吴恒亚. 中医外科学[M]. 北京：人民卫生出版社，2010.

[14] 肖振辉. 中医内科学[M]. 北京：人民卫生出版社，2010.

[15] 吴整军，马朱红. 老年病中医针灸防治专家谈[M]. 北京：人民军医出版社，2011.

[16] 张秋雨. 中医常用诊疗技术[M]. 北京：人民军医出版社，2010.

[17] 陈少宗，巩昌镇. 现代针灸学[M]. 郑州：郑州大学出版社，2011.

[18] 陈可冀. 中医经络穴位[M]. 南京：江苏科学技术出版社，2011.

[19] 陈红风. 中医外科学[M]. 上海：上海科学技术出版社，2007.

[20] 王永炎. 中国现代名中医医案精粹[M]. 北京：人民卫生出版社，2010.

[21] 马拴全，蔡国良. 中医外科学[M]. 北京：化学工业出版社，2007.